U0199627

中国肝癌诊疗发展历程

THE DEVELOPMENT OF DIAGNOSIS AND TREATMENT OF LIVER CANCER IN CHINA

名誉主编　吴孟超　汤钊猷

主　　编　陈孝平

副 主 编　樊　嘉　董家鸿　沈　锋

　　　　　滕皋军　张必翔　秦叔逵

编写秘书　朱　鹏　张斌豪

人民卫生出版社
·北京·

图书在版编目（CIP）数据

中国肝癌诊疗发展历程/陈孝平主编. —北京：
人民卫生出版社，2021. 2
　　ISBN 978-7-117-31262-2

　　Ⅰ.①中… Ⅱ.①陈… Ⅲ.①肝癌-诊疗 Ⅳ.
①R735.7

　　中国版本图书馆 CIP 数据核字（2021）第 027429 号

人卫智网	www. ipmph. com	医学教育、学术、考试、健康， 购书智慧智能综合服务平台
人卫官网	www. pmph. com	人卫官方资讯发布平台

中国肝癌诊疗发展历程

Zhongguo Gan'ai Zhenliao Fazhan Licheng

主　　编：陈孝平
出版发行：人民卫生出版社（中继线 010-59780011）
地　　址：北京市朝阳区潘家园南里 19 号
邮　　编：100021
E - mail：pmph @ pmph. com
购书热线：010-59787592　010-59787584　010-65264830
印　　刷：北京汇林印务有限公司
经　　销：新华书店
开　　本：787×1092　1/16　　印张：15
字　　数：374 千字
版　　次：2021 年 2 月第 1 版
印　　次：2021 年 6 月第 1 次印刷
标准书号：ISBN 978-7-117-31262-2
定　　价：238. 00 元

打击盗版举报电话：010-59787491　E-mail：WQ @ pmph. com
质量问题联系电话：010-59787234　E-mail：zhiliang @ pmph. com

编委名单 （以姓氏笔画为序）

陈　佳　中国人民解放军海军军医大学第三附属医院(东方肝胆外科医院)
陈　琳　华中科技大学同济医学院附属同济医院
陈孝平　华中科技大学同济医学院附属同济医院
周　俭　复旦大学附属中山医院
项　帅　华中科技大学同济医学院附属同济医院
胡　捷　复旦大学附属中山医院
胡　博　复旦大学附属中山医院
秦叔逵　中国人民解放军东部战区总医院
殷　欣　复旦大学附属中山医院
高　强　复旦大学附属中山医院
董家鸿　北京清华长庚医院
程　超　中国人民解放军海军军医大学第一附属医院(上海长海医院)
程张军　东南大学附属中大医院
曾蒙苏　复旦大学附属中山医院
蔡加彬　复旦大学附属中山医院
谭碧波　中国人民解放军海军军医大学第三附属医院(东方肝胆外科医院)
樊　嘉　复旦大学附属中山医院
滕皋军　东南大学附属中大医院

1922 年 8 月生，福建闽清人。1991 年当选为中国科学院院士，1996 年被中央军委授予"模范医学专家"荣誉称号，2006 年荣获 2005 年度国家最高科学技术奖。作为中国肝脏外科的开拓者和创始人之一，吴孟超院士为中国肝脏外科的发展做出了重要贡献：翻译出版第一部中文版《肝脏外科入门》专著；制作出第一具完整的肝脏血管铸型标本；成功完成第一例肝脏外科手术；创造了常温下间歇性肝门阻断切肝法和常温下无血切肝法：成功完成世界第一例中肝叶切除术；成功进行世界第一例腹腔镜下的肝癌切除手术；率先提出巨大肝癌先经综合治疗再行手术切除的"二期手术"概念；率先提出"肝癌复发再手术"观点等，他以这些创造性的贡献和成就成为国际肝胆外科界的杰出人物。

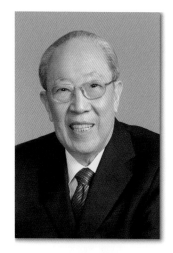

吴孟超

1996 年，吴孟超创建了我国第一所肝胆外科专科医院和肝胆外科研究所。建院以来，先后培养博士生导师 16 名，硕士生导师 33 名，中国工程院院士 1 名，18 人成为"国家杰出青年""长江奖励计划特聘教授""973 首席科学家"、总后"伯乐奖"、总后"科技金星"、上海市"科技精英"、上海市"曙光学者"、上海市"科技启明星"等。吴孟超率领团队先后获得国家最高科学技术奖 1 项，国家科学技术进步奖一等奖 1 项，国家自然科学奖二等奖 1 项，国家科学技术进步奖二等奖 3 项，军队和上海市科学技术进步奖、医疗成果二等奖 31 项；他本人还获得何梁何利基金奖 2 项，陈嘉庚医学奖 1 项。先后在国内外期刊上发表学术论文 1 200 余篇，主编专著 21 部。

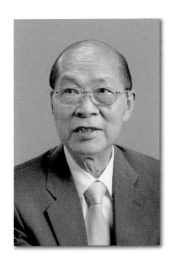

汤钊猷

1930年12月生,广东新会人。中国工程院院士,主任医师,教授,博士生导师。复旦大学肝癌研究所荣誉所长,曾任上海医科大学(现为复旦大学上海医学院)校长、国际抗癌联盟(UICC)理事,国家教委科学技术委员会副主任,中国工程院医药卫生学部主任,中华医学会副会长,中国抗癌协会肝癌专业委员会主任委员、上海市医学会副会长。

长期致力于肝癌的临床诊治和基础研究,首次提出"亚临床肝癌"概念,攻克早诊、早治的关键技术,大幅度提高临床疗效;首次建成"高转移人肝癌模型系统",并提出肝癌转移新理论,这两项研究成果显著提高了我国肝癌诊治水平,挽救了大批患者的生命,并以第一完成人获得1985年和2006年国家科学技术进步奖一等奖。积极推进国际和国内肿瘤学术交流,曾2次担任国际癌症大会肝癌会议主席,主办7届上海国际肝癌肝炎会议并任主席,成为亚太地区最有影响力的肝病会议。主编《现代肿瘤学》等9本专著,参编《临床肿瘤学手册》等10本专著,发表SCI论文400余篇。热心科普,执笔撰写了多部关于肿瘤和"控癌"思想的科普书籍,并多次获得全国和上海市优秀科普图书一等奖。

从医60余年,获得何梁何利基金科学与技术进步奖、中国医学科学奖、中国工程科技奖、吴阶平医学奖、陈嘉庚生命科学奖和上海市科技功臣奖、"上海市教育功臣"荣誉称号和全国五一劳动奖章、白求恩奖章。

1953 年 6 月生，安徽阜南人。中国科学院院士，教授、博士生导师，中共党员。现任华中科技大学同济医学院附属同济医院外科学系主任、肝脏外科中心主任，肝胆胰外科研究所所长，器官移植教育部重点实验室主任，国家卫健委器官移植重点实验室主任。亚太腹腔镜肝切除推广与发展专家委员会主席，国际肝胆胰协会中国分会主席，美国外科学会荣誉会员，美国外科学院院士，国际外科专家组（ISG）成员，中华医学会外科学分会常务委员兼肝脏学组组长，中国医师协会外科医师分会副会长和器官移植分会副会长；国家科技部 973 计划咨询组专家。

从事外科教学和研究工作 40 余年，在教学方面敢于且善于改革和创新，曾获国家级教学成果奖二等奖。历任全国高等医药院校教材 5 年制《外科学》第 5 版编委兼编写秘书，第 8 版、第 9 版主编；全国高等学校 7 年制及 8 年制教材《外科学》第 1～3 版主编。主编辅助教材和学术专著 34 部。

陈孝平同志被评为国家级教学名师、"卫生部有突出贡献中青年专家"、全国医德标兵。2008 年获中国肝胆胰外科领域杰出成就金质奖章，2011 年获得全国五一劳动奖章，2017 年获得"全国卫生计生系统先进工作者"荣誉称号及亚太肝胆胰协会突出贡献金质奖章，2019 年获得"最美科技工作者"荣誉称号，2020 年获得全国创新争先奖。

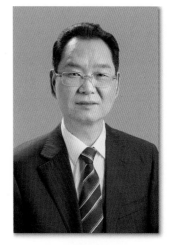

陈孝平

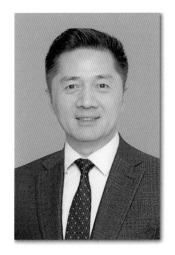

樊　嘉

1958 年 3 月生,江苏昆山人。中国科学院院士,博士生导师,教授,主任医师。现任复旦大学附属中山医院院长,上海市肝病研究所所长、上海市肝脏肿瘤临床医学中心主任,复旦大学肝癌研究所所长。中国医师协会外科医师分会会长及肝脏外科医师委员会主任委员,中国临床肿瘤学会副理事长,中华医学会常务理事,美国外科医师学院会员,美国临床肿瘤学会会员,美国肿瘤外科学会会员。

从事肝肿瘤外科临床诊疗与基础研究 30 余年,提出我国肝癌肝移植适应证"上海复旦标准"。近年来承担国家科技支撑计划等国家及省部级课题 30 余项。以第一作者或通讯作者在国际知名期刊发表论著 178 篇。作为第一完成人获得教育部自然科学奖一等奖,国家科学技术进步奖二等奖。荣获谈家桢生命科学奖、何梁何利基金科学与技术进步奖、吴阶平-保罗·杨森医学药学奖、中国医师奖、世界杰出华人医师霍英东奖,以及十佳全国优秀科技工作者、全国十大"我最喜爱的健康卫士"、全国劳动模范等荣誉称号。

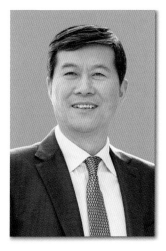

董家鸿

1960 年 3 月生,江苏淮安人。中国工程院院士,医学博士,教授,主任医师。现任清华大学临床医学院院长,北京清华长庚医院院长,清华大学精准医学研究院院长。中国医师协会常务副会长,法国国家外科学院荣誉院士、美国外科协会和欧洲外科协会荣誉会士。

董家鸿教授是国际著名肝胆外科专家和肝脏移植专家,在国际上首次提出"精准外科"新理念,创立了精准肝胆外科范式。这一理念已被广泛应用于诸多临床专科领域,促进了当代外科理念和范式的革新。以第一作者或通讯作者发表 SCI 论文 60 余篇,主持制定 15 部行业指南。主编出版专著 6 部。主持国家科技支撑计划等项目 20 余项;作为第一完成人获得国家科学技术进步奖二等奖 1 项和省部级一等奖 3 项,作为合作完成人获得国家科学技术进步奖一等奖 1 项。

1962 年 3 月生,江苏常熟人。现任中国人民解放军海军军医大学第三附属医院(东方肝胆外科医院)主任医师、教授。担任国际肝胆胰协会(IHPBA)理事、亚太肝胆胰协会(A-PHPBA)理事兼秘书长、中国临床肿瘤学会肝癌专家委员会主任委员、全军肝胆外科专业委员会主任委员等。

长期从事肝胆恶性肿瘤外科治疗和临床研究,发表 SCI 论文 250 余篇;主编《肝癌》,副主编《黄家驷外科学》第 8 版,参编全国医学高等院校《外科学》等各类教材 10 余部;牵头承担国家科技重大专项课题"原发性肝癌外科治疗的规范化、个体化和新策略"。获国家科学技术进步创新团队奖、国家科学技术进步奖二等奖、上海市科学技术进步奖一等奖、何梁何利基金科学与技术进步奖等各类科技奖 20 余项。被评为军队高层次科技创新人才工程领军人才和上海市领军人才。

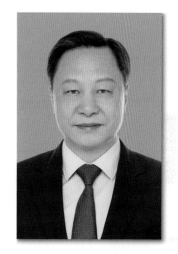

沈　锋

1962 年 8 月生,浙江金华人。主任医师、教授、博士生导师。现任东南大学附属中大医院院长、介入治疗中心主任。中国医师协会介入医师分会会长、亚太心血管与介入放射学会(APSCVIR)主席(2016—2018)。

自 1982 年开始从事医学影像与介入诊疗工作,1995 年 7 月至 1999 年 3 月在美国 Dartmouth-Hitchcock 医学中心从事介入研究,在多个领域有创新,包括发明放射性粒子支架与技术、发现胆汁漏出是经颈静脉肝内门腔分流术(TIPS)分流道再狭窄的主要原因等。主持 973 计划项目(首席科学家)等。发表 SCI 论文 200 余篇,包括 *The Lancet Oncology* 等国际知名期刊。获得国家科学技术进步奖二等奖 3 项,中国医师奖(2018),以及欧洲心血管与介入放射学会(2015)、美国介入放射学会(2017)、亚太心血管与介入放射学会(2019)的最高荣誉奖。被评为"卫生部有突出贡献中青年专家"(2006)。

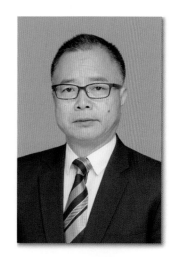

滕皋军

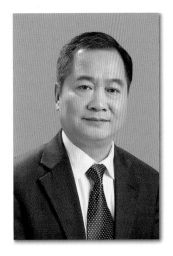

张必翔

1964 年 8 月生,湖北鄂州人。教授,博士生导师。现任华中科技大学同济医学院附属同济医院普通外科主任,肝脏外科中心副主任。中国抗癌协会肝癌专业委员会常委,中国医师协会外科医师分会肝脏外科医师委员会副主任委员,中国腹腔镜肝切除推广与发展委员会副主任委员。

主要研究方向:肿瘤器官特异性转移的分子机制及靶向干预。擅长复杂困难的肝癌切除术、肝门胆管癌根治术、胰十二指肠切除术及临床肝移植。主持国家自然科学基金面上项目 5 项,国家科技部重大专项子课题 1 项、国家重点研发计划子课题 1 项、湖北省技术创新专项(重大项目)1 项。在 *Gastroenterology*、*Hepatology*、*Journal of Hepatology* 等国际知名期刊发表 SCI 论文 120 余篇。作为第一完成人获湖北省科学技术进步奖一等奖 1 项、作为主要完成人获中国抗癌协会科学技术进步奖一等奖等多项。

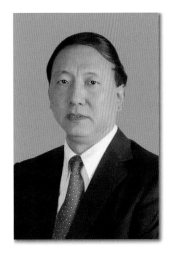

秦叔逵

1958 年 2 月生,山西临猗人。现任中国人民解放军东部战区总医院肿瘤中心主任医师,兼任南京中医药大学和南京医科大学特聘教授,博士生导师。亚洲临床肿瘤学联盟(FACO)前任主席和现任常务理事,中国临床肿瘤学会(CSCO)前任理事长和现任副理事长,北京市希思科临床肿瘤学研究基金会前任理事长和现任副监事长,中国抗癌协会癌症康复与姑息治疗专业委员会主任委员和胃肠间质瘤专业委员会副主任委员,中国人民解放军医学科学技术委员会理事和肿瘤专科学会副主任委员,国家药监局血液和肿瘤药物咨询委员会核心专家,国家卫健委肿瘤学能力建设和继续教育专家委员会主任委员等;《临床肿瘤学杂志》主编。

长期从事肿瘤内科临床和科研工作,擅长消化系统肿瘤(特别是肝胆癌)的诊治和研究。在国内外核心期刊上发表论文 800 余篇,其中 SCI 论文 180 余篇;主编和参编学术专著 110 部。获得国家科学技术进步奖一等奖和二等奖各 1 项,省部级科技成果一等奖 7 项、二等奖 4 项、三等奖 10 项及四等奖 2 项。

　　肝癌是一种常见的恶性肿瘤,每年全球新发病例约50%在中国,其中80%以上基础肝病为慢性乙型肝炎。2018年我国国家癌症中心公布数据显示,2014年实际肝癌发病人数为36.5万,居恶性肿瘤第四位;因肝癌死亡病例数高达31.9万,在肿瘤致死病因中居第二位,严重威胁我国人民的生命和健康。经过几代人的努力,肝癌的临床治疗效果取得了长足进步。1958年,武汉医学院第二附属医院(现为华中科技大学同济医学院附属同济医院)在国内首次报告肝切除术治疗肝癌,标志着我国手术治疗肝癌的开始。肝脏五叶四段解剖理论的提出、甲胎蛋白应用于肝癌筛查以及大肝癌外科切除理论和技术的不断进步,使越来越多的病人得以早期发现并从手术切除中获益。华中科技大学同济医学院附属同济医院牵头,依托中华医学会外科学分会肝脏外科学组组织的全国112家医疗机构,统计了全国42 573例肝切除病例的流行病学资料,结果表明我国肝癌肝切除术后5年总体生存率为19.6%(2018年2月,*Life Sciences*)。目前,以外科治疗为主的综合治疗已成为大家对于肝癌治疗的共识。客观来讲,2008年以前更多的是外科手段联合应用的综合治疗,比如肝切除、消融治疗、肝动脉栓塞治疗等。而2008年以后,随着索拉非尼的问世,肝癌才真正迈入了全身药物治疗时代。随着对肝癌生物学研究的不断深入,靶向药物和肿瘤免疫治疗药物相继问世,肝癌的综合治疗模式得到快速发展,越来越多的病人从中获益。

　　为了全面回顾肝癌综合治疗的发展历程并展望未来发展方向,与广大临床同道分享肝癌诊疗经验,提升我国的肝癌整体诊疗水平,国内肝癌诊疗领域的多位著名专家一起编写了这本《中国肝癌诊疗发展历程》。全书共分八章:前六章主要涵盖我国肝癌诊疗发展概述和肝癌的临床诊断与分期、外科治疗、介入治疗、分子靶向药物、放射治疗的发展历程;后两章主要综述近十年肝癌综合治疗的快速发展与进步,并展望未来的前景。

　　本书参编人员均为临床经验丰富的一线医疗工作者,临床经验丰富,他们在完成繁重临床工作的同时,为本书的顺利出版倾注了大量心血。另外,本书编写过程也得到了人民卫生出版社和中国医学论坛报社的大力支持,在此一并致以诚挚的感谢。希望通过本书,可以与国内同道一起分享肝癌治疗的经验、心得,提高我国肝癌诊疗水平。

2020 年 12 月 15 日

目　录

第一章 中国肝癌诊疗发展概述

第一节 中国肝癌的流行病学概况

一、中国肝癌的特色发病及流行病学情况

（一）流行病学特点

肝癌是我国常见恶性肿瘤之一，占所有肝脏肿瘤的85%~90%。中国国家癌症中心和中国疾病预防控制中心（CDC）的档案数据显示，过去15年来中国的肝癌新发病例和死亡人数已趋于稳定，但发病率仍维持在相对高水平。2018年国际癌症研究机构（IARC）的研究报告显示，虽然中国肝癌的发病率居世界第九位，但由于人口基数大，仍然面临着世界上最多的肝癌病人。据估计，中国约有700万人患有肝硬化，每年新发肝癌病例46万例，5年相对生存率仅为12.1%；在常见的恶性肿瘤中，总体发病率居第五位，死亡率居第二位，死亡发病比仅次于胰腺癌；在男性恶性肿瘤中发病率居第四位，死亡率居第二位；在女性恶性肿瘤中发病率居第七位，但死亡率居第二位；城市和农村地区肿瘤相关死亡率均位于第二位。肝癌好发于男性，男女性别比约为3.5:1。

（二）病因学特点

肝癌病因和发病机制尚未确定，与多种因素综合作用有关。任何原因导致的慢性肝病都可能在肝癌发生和发展过程中发挥重要作用。据估计，我国超过1/5的居民患有某种类型肝病，尤其是乙型肝炎病毒（hepatitis B virus，HBV）和丙型肝炎病毒（hepatitis C virus，HCV）感染者。其他危险因素包括肝硬化、肝腺瘤、长期摄入黄曲霉素、吸烟、非酒精性脂肪性肝炎（non-alcoholic fatty liver disease，NAFLD）、酒精性肝病（alcoholic liver disease，ALD）和药物性肝损伤（drug-induced liver injury，DILD）等。

病毒性肝炎仍是我国肝癌发生的主要病因。我国肝癌病人中约90%有HBV感染背景，HBV的总体流行率为6.52%，HCV总体流行率为0.72%，慢性乙型肝炎（chronic hepatitis B，CHB）和慢性丙型肝炎（chronic hepatitis C，CHC）分别影响着9 000万人和1 000万人。HBV感染导致大量肝癌病人死亡（63.9%，男性65.9%，女性58.4%）；HCV引起的肝癌病人病死率（27.7%，男性27.3%，女性28.6%）低于HBV，但仍高于黄曲霉毒素暴露（25.0%）、饮酒（15.7%）和吸烟（13.9%）。由于自1992年开始实施的全国乙型病毒性肝炎免疫规划，以及2005年以来为所有新生儿免费接种乙肝疫苗，HBV感染率和由HBV导致的死亡率一直在稳步下降。不过，令人惊讶的是，从2003年到2017年，HCV感染的年发病率急剧增加了近10倍。

病毒性肝炎虽然仍是我国肝癌的主要病因，但与此同时，代谢性肝病患病率在稳步上升。如NAFLD（1.73亿至3.38亿人受到影响）和ALD（约6 200万人受到影响），同样对癌症病例的增加影响深远。国内11家具有代表性的三级公立医院不同类型肝病住院病例的

患病率和分布情况数据表明:因肝脏疾病住院的人数在过去几年间显著增加(从 2009 年的 24 375 例增加到 2017 年的 62 711 例)。虽然病毒性肝炎仍然是最重要的肝病之一,但在 2009—2016 年,需要住院治疗的 NAFLD 病例数已经超过了慢性病毒性肝炎病例数。肝纤维化、肝硬化以及肝癌/胆管癌也是肝脏相关疾病入院的重要原因。其他常见肝病,如急性肝炎、ALD、药物/中毒性肝病和自身免疫性肝炎(autoimmune hepatitis, AIH)住院病人的比例相对较小。

二、近十年肝癌切除术及肝癌术后生存情况

肝切除术目前仍然是肝癌病人获得长期生存最重要的治疗方法,尤其是对于早期肝癌病人;对于部分中期或局部晚期病人,手术切除仍有可能获得比其他治疗方式更好的效果。

近年来,我国肝癌切除术后 5 年生存率呈显著上升趋势,总体上达到 30%~50%,微小肝癌(<2cm)切除术后 5 年生存率可达 90%,小肝癌(2~5cm)约为 75%,大肝癌(>5cm 且 ≤10cm)约为 40%,巨大肝癌(>10cm)约为 30%。对于符合米兰标准的肝癌切除,我国香港大学玛丽医院报道术后 5 年生存率从过去的 62.7%提高到 72.5%,我国其他多个中心报道的术后 5 年生存率也达 70%,国外亦有相似报道术后 5 年生存率从 36%上升到 61%。肝癌术后生存率的提高,与近年来围手术期管理的不断优化、肝脏外科技术的不断改良以及多模式综合治疗策略的发展紧密相关。

肝癌的早诊、早治仍是提高手术疗效的关键。复旦大学肝癌研究所曾报道 1958—1987 年肝癌切除术后 5 年生存率随着小肝癌比例增加而呈逐渐上升趋势。四川大学华西医院 1997 年前后小肝癌病人比例从 7.1%增至 19.9%,术后 5 年生存率从 34%增至 40.2%。实现肝癌早期诊断的有效措施就是对高危人群进行监测筛查,但我国目前仍没有普及定期筛查规范,而且现有的筛查手段(超声联合甲胎蛋白)在检测敏感度上也存在一定的局限,电子计算机断层扫描(computed tomography, CT)、磁共振成像(magnetic resonance imaging, MRI)等技术虽有更高的检测敏感度和特异度,但因花费高、操作复杂,并不适用于常规筛查。所以,大多数肝癌在中晚期被发现,总体上仅有 30%左右的病人能在早期被诊断。建立针对肝炎肝硬化高危人群的有效筛查机制和规范,并发展更敏感的早诊标志物或检测方法,是进一步提高早期肝癌检出率的关键。

在手术适应证上,对于直径>5cm 的大肝癌和多结节、合并癌栓的中晚期肝癌,欧美的肝癌治疗指南并不推荐肝切除治疗。然而,在目前的临床实践中多数肝病中心包括部分欧美中心并不完全同意。2010 年中华医学会外科学分会肝脏学组和《原发性肝癌诊疗规范(2017 年版)》对于肝功能储备良好、边界清楚的大肝癌或巨大肝癌,在保证手术安全的条件下,仍推荐手术切除;对于多发性肝癌,3 个以内且局限在肝段或肝叶内,可根治性切除,若位置散在,余肝体积>40%,也可分别做局部切除;对合并门静脉癌栓者,在做好术前评估的前提下,若肿瘤局限在半肝,且预期可以把癌栓取净,仍主张积极手术,取净癌栓,术后结合经导管肝动脉化疗栓塞术(transcatheter arterial chemoembolization, TACE)、门静脉化疗或其他全身治疗;若肝门部有淋巴结转移,可在切除肿瘤的同时行淋巴结清扫术,并结合术后放疗;对有单发转移性病灶者,也可同时将原发灶和转移灶一起切除。据中国人民解放军第二军医大学附属东方肝胆外科医院[现为中国人民解放军海军军医大学第三附属医院(东方肝胆外科医院),以下简称为上海东方肝胆外科医院]报道,2001—2007 年的肝癌切除病例中,巴塞罗那分期(Barcelona clinic liver cancer, BCLC)C 期占 43.9%,5 年生存率达 30.5%;另一报道 2001—2014 年 BCLC B 期和 C 期肝癌切除分别占 46.1%和 12.7%,5 年生存率分别达 32.8%和 10.6%。广西医科大学附属肿瘤医院 2000—2007 年 BCLC B/C 期肝癌切除病例的

术后 5 年生存率达 39%。2013 年一项对全球 10 个中心 1990—2009 年肝癌切除的数据分析显示,BCLC B 期(包含单个>5cm)和 C 期中晚期肝癌切除占比达 50%,术后 5 年生存率分别为 57% 和 38%。2018 年一项对 1999—2014 年发表的中晚期肝癌切除数据的系统分析显示,BCLC B 期肝癌切除病例术后 5 年中位生存率为 38.7%,BCLC C 期为 20%,>10cm 肝癌为 33%,多结节肝癌为 54%。同年国内一项类似研究分析了 2000—2017 年全球共 14 808 例单发大肝癌和多结节肝癌切除的数据,发现亚洲国家中此类病人切除术后 5 年生存率明显高于非亚洲国家(42% vs 32%),并且近年来病人术后 5 年总生存率和无瘤生存率均呈显著上升趋势。①对于单发大肝癌(>5cm),多项研究已表明只要病人全身情况和肝功能许可,肝切除术仍是安全可靠的治疗方式。中南大学湘雅医院 1992—2002 年共切除了 260 例孤立性大肝癌,中位总生存期和无瘤生存期接近小肝癌切除,术后 5 年生存率达 38.2%。四川大学华西医院 2009—2013 年 268 例单个大肝细胞癌肝切除术后 5 年生存率为 25.4% ~ 52.1%。②对于多发性肝癌,也已有多项研究证实行手术切除仍能获得优于其他治疗的生存效果。日本 2008 年曾报道,多发性肝癌行肝切除术后 5 年生存率为 58%。有研究分析了国内 8 家医院 2006—2015 年的全部肝癌切除数据,结果显示≥3 个结节的肝癌切除占比 15%,术后 5 年生存率和无瘤生存率分别为 34.6% 和 24.7%。③对于合并癌栓的肝癌,以往是手术的绝对禁忌证,但近年来有越来越多的证据提示合并癌栓的病人也有部分可以从手术中获益。日本东京大学 2016 年开展了一项全国多中心合并门静脉癌栓肝癌的倾向匹配分析,结果证明只要不侵犯门静脉主干或对侧分支,肝切除治疗组的中位生存期明显优于非手术治疗组(2.45 年 vs 1.57 年)。上海东方肝胆外科医院 2018 年报道对合并门静脉、肝静脉、胆管癌栓病例行肝癌切除的中位生存期分别达 26.4 个月、30.4 个月和 37.6 个月。天津市肿瘤医院(天津医科大学肿瘤医院)2016 年报道对合并门静脉癌栓的病例行肝癌切除的中位生存期为 18 个月。可以看出,各个中心对于中晚期肝癌的治疗选择和治疗效果存在较大差异。现在有更多研究关注通过构建评分系统或新的分期方法对这类病人进行再细分,以筛选出适合手术的亚组。此外,随着联合肝脏分隔和门静脉结扎的二步肝切除术的开展,许多原来不能切除的肝癌也得到了根治性切除的机会。总体来说,与过去相比,肝癌切除的"禁区"已基本攻克,但对于中晚期肝癌的手术治疗仍然存在许多争议,仍然没有形成统一的治疗规范和指南,需要更多高等级的循证医学证据来确立和夯实。

目前,肝癌手术切除的安全性有很大提高,许多中心的围手术期死亡率已降到 5% 以下,有些中心已低于 2%,这主要得益于近年来围手术期管理的不断加强和手术技术的不断改良。在围手术期的管理上,更加重视术前利用 Child-Pugh 改良分级评分、吲哚菁绿排泄试验或计算机辅助的三维模拟成像等方法对病人肝储备功能进行精确评估,应用 CT 影像学检查对剩余肝脏体积进行测定。在手术方法上,微创和精准是新的理念,腹腔镜肝切除术在临床上得到越来越多的应用,但进一步普及仍有待有效的风险评估系统和规范手术培训系统的建立。精准治疗已成为目前肝脏外科的发展趋势,但关键技术仍有待统一和标准化。

有效的术后辅助治疗和复发后多种手段的序贯或联合应用对于延长病人生存也有很重要的作用。①术后辅助性 TACE 和系统治疗已被多项研究证实能够延长病人生存、阻止复发,尤其是对于高复发风险或合并微血管转移的病人。近来还有研究发现,对于有微血管转移的病人,术前 TACE 治疗也同样有改善术后生存作用。②术后抗病毒治疗有利于肝癌病人预后的作用近年来不断被证实。最近周伟平教授研究组又发现,即使对于术前低水平 HBV DNA 病人,术后抗病毒治疗也有明显的降低复发和延长生存的效果。香港中文大学 2015 年的一项研究提示,术后使用抗病毒治疗的病人在复发时能够有更好的肝功能状态和更多接受根治性治疗的机会。因此,规范化实施抗病毒治疗是提高肝癌术后疗效的有效途径。③中西医结合治疗肝癌是我国独有的治疗方法。2018年由全国39个中心参与的Ⅳ期临床试验再次证实了,术后服用槐耳颗粒能够显著延长病人的无瘤生存、降低肝外转移。④临床实践已证明任何针对肝癌的治疗都能应用于肝癌复发的治疗。再切除是其中最为有效的手段之一,近年来也逐渐成为肝癌外科治疗的成熟模式。广西医科大学附属肿瘤医院1998—2008年对复发性肝癌病例行再切除的术后5年生存率为35%。上海东方肝胆外科医院2007—2011年再切除术后5年生存率达51%。有研究发现早期(2年内)复发行再切除的效果明显低于晚期(2年后)复发者,故提出再次切除需严格掌握适应证,谨慎筛选病人。近年来一些有效的系统治疗药物(如索拉非尼、仑伐替尼、瑞戈非尼)开始陆续进入临床,成为中晚期肝癌的一、二线药物;免疫治疗(如免疫检查点阻断剂)与其他手段的联合应用也正成为新的研究热点。

复发转移是影响肝癌病人术后长期生存的最大障碍。尽管在抗复发转移方面已开展了很多基础和临床研究,目前仍未有确切降低术后复发的有效措施,术后5年复发率仍高达60%~70%,小肝癌的5年复发率也达50%,绝大多数术后复发治疗还是局限于有效延长病人的生存时间。复发率的降低仍有赖对肿瘤复发生物学机制的深入阐释和理解,开发可能的有效治疗靶点。

三、结语

推广对高危人群的定期筛查监测,发展更敏感的早诊标志物是进一步提高肝癌早诊率的关键。肝癌手术切除已基本无"禁区",但对于中晚期肝癌的治疗选择仍没有形成统一的规范,需要更高级别循证医学证据的支持。抗复发转移仍是肝癌手术治疗的重点和难点,有赖对肿瘤复发转移生物学机制的进一步阐释和理解。术后辅助治疗、定期监测复发和采用综合治疗策略是延长病人生存的有效途径。

(沈英皓　李岩　孙惠川　周俭)

参考文献

[1] WANG F S,FAN J G,ZHANG Z,et al. The global burden of liver disease:the major impact of China[J]. Hepatology,2014,60(6):2099-2108.

[2] ZHOU J,SUN H C,WANG Z,et al. Guidelines for diagnosis and treatment of primary liver cancer in China (2017 Edition)[J]. Liver Cancer,2018,7(3):235-260.

[3] BRAY F,FERLAY J,SOERJOMATARAM I,et al. Global cancer statistics 2018:GLOBOCAN estimates of incidence and mortality worldwide for 36 cancers in 185 countries[J]. CA Cancer J Clin,2018,68(6):394-424.

[4] WU J,YANG S,XU K,et al. Patterns and trends of liver cancer incidence rates in eastern and southeastern asian countries(1983-2007)and predictions to 2030[J]. Gastroenterology,2018,154(6):1719-1728.

[5] PAN R,ZHU M,YU C,et al. Cancer incidence and mortality:A cohort study in China,2008-2013[J]. Int J Cancer,2017,141(7):1315-1323.

[6] 陈万青. 中国肝癌一级预防专家共识(2018)[J]. 临床肝胆病杂志,2018,34(10):2090-2097.

[7] CHEN W,ZHENG R,BAADE P D,et al. Cancer statistics in China,2015[J]. CA Cancer J Clin,2016,66 (2):115-132.

[8] 陈建国. 中国肝癌发病趋势和一级预防[J]. 临床肝胆病杂志,2012,28(4):256-260.

[9] 格桑旺姆. 2001—2017年我院原发性肝癌流行病学特征分析[J]. 中华介入放射学电子杂志,2019,7 (3):206-210.

[10] XIAO J,WANG F,WONG N K,et al. Global liver disease burdens and research trends:Analysis from a Chi-

nese perspective[J]. J Hepatol,2019,71(1):212-221.

[11] Prevention of Infection Related Cancer Group. Strategies of primary prevention of liver cancer in China:expert consensus(2018)[J]. Zhonghua Yu Fang Yi Xue Za Zhi,2019,53(1):36-44.

[12] KOWDLEY K V,WANG C C,WELCH S,et al. Prevalence of chronic hepatitis B among foreign-born persons living in the United States by country of origin[J]. Hepatology,2012,56(2):422-433.

[13] LIU G G,DIBONAVENTURA M D,YUAN Y,et al. The burden of illness for patients with viral hepatitis C:evidence from a national survey in Japan[J]. Value Health,2012,15(1 Suppl):S65-S71.

[14] EDLIN B R,ECKHARDT B J,SHU M A,et al. Toward a more accurate estimate of the prevalence of hepatitis C in the United States[J]. Hepatology,2015,62(5):1353-1363.

[15] ZHU R X,SETO W K,LAI C L,et al. Epidemiology of hepatocellular carcinoma in the asia-pacific region[J]. Gut Liver,2016,10(3):332-339.

[16] RAO H,WEI L,LOPEZ-TALAVERA J C,et al. Distribution and clinical correlates of viral and host genotypes in Chinese patients with chronic hepatitis C virus infection[J]. J Gastroenterol Hepatol,2014,29(3):545-553.

[17] FENG R N,DU S S,WANG C,et al. Lean-non-alcoholic fatty liver disease increases risk for metabolic disorders in a normal weight Chinese population[J]. World J Gastroenterol,2014,20(47):17932-17940.

[18] FAN J G. Epidemiology of alcoholic and nonalcoholic fatty liver disease in China[J]. J Gastroenterol Hepatol,2013,28(Suppl 1):11-17.

[19] 毛一雷. 肝癌——答疑解问[M]. 北京:科学技术文献出版社,2018.

[20] FAN S T,MAU L O C,POON R T,et al. Continuous improvement of survival outcomes of resection of hepatocellular carcinoma:a 20-year experience[J]. Ann Surg,2011,253(4):745-758.

[21] 张世超. 术前辅助性 TACE 对米兰标准内乙肝相关肝癌切除术后远期生存影响的回顾性研究[D]. 上海:中国人民解放军海军军医大学,2018.

[22] 陈祥,李川,文天夫,等. 符合米兰标准的肝细胞癌肝切除术后预后影响因素分析[J]. 中国普外基础与临床杂志,2015,22(10):1175-1178.

[23] KRENZIEN F,SCHMELZLE M,STRUECKER B,et al. Liver transplantation and liver resection for cirrhotic patients with hepatocellular carcinoma:comparison of long-term survivals[J]. J Gastrointest Surg,2018,22(5):840-848.

[24] 汤钊猷,余业勤,林芷英,等. 近三十年来提高原发性肝癌远期疗效的努力[J]. 癌症,1987,6(3):187-191.

[25] 严律南. 原发性肝癌的外科治疗(附 1038 例报告)[C]. 北京:2000 全国肿瘤学术大会,2000.

[26] 钱相君,曲春枫,鲁凤民. 肝癌肿瘤标记物在超声筛查监测早期肝细胞癌中的作用不可或缺[J]. 肝脏,2019,24(8):851-853.

[27] YARCHOAN M,AGARWAL P,VILLANUEVA A,et al. Recent developments and therapeutic strategies against hepatocellular carcinoma[J]. Cancer Res,2019,79(17):4326-4330.

[28] 中华人民共和国卫生和计划生育委员会医政医管局. 原发性肝癌诊疗规范(2017 年版)[J]. 中华消化外科杂志,2017,16(7):635-647.

[29] YANG T,LIN C,ZHAI J,et al. Surgical resection for advanced hepatocellular carcinoma according to Barcelona Clinic Liver Cancer(BCLC)staging[J]. J Cancer Res Clin Oncol,2012,138(7):1121-1129.

[30] LI J,HUANG L,YAN J,et al. Liver resection for hepatocellular carcinoma:personal experiences in a series of 1330 consecutive cases in China[J]. ANZ J Surg,2018,88(10):E713-E717.

[31] 陈洁. BCLC-B/C 期肝细胞癌患者肝切除术生存受益评价及预后影响因素分析[D]. 南宁:广西医科大学,2014.

[32] TORZILLI G,BELGHITI J,KOKUDO N,et al. A snapshot of the effective indications and results of surgery for hepatocellular carcinoma in tertiary referral centers:is it adherent to the EASL/AASLD recommendations:an observational study of the HCC East-West study group[J]. Ann Surg,2013,257(5):929-937.

［33］ KOH Y X,TAN H L,LYE W K,et al. Systematic review of the outcomes of surgical resection for intermediate and advanced Barcelona Clinic Liver Cancer stage hepatocellular carcinoma：A critical appraisal of the evidence ［J］. World J Hepatol,2018,10(6)：433-447.

［34］ 刘雷.从肝切除术的角度优化 BCLC B 期 HCC 的再分期［D］.南宁：广西医科大学,2018.

［35］ YANG L Y,FANG F,OU D P,et al. Solitary large hepatocellular carcinoma：a specific subtype of hepatocellular carcinoma with good outcome after hepatic resection［J］. Ann Surg,2009,249(1)：118-123.

［36］ 沈俊颐,李川,文天夫,等.单个大肝细胞癌肝切除术后预后评分系统的建立［J］.中华肝脏外科手术学电子杂志,2018,7(3)：197-201.

［37］ ISHIZAWA T,HASEGAWA K,AOKI T,et al. Neither multiple tumors nor portal hypertension are surgical contraindications for hepatocellular carcinoma［J］. Gastroenterology,2008,134(7)：1908-1916.

［38］ LI Z L,YU J J,GUO J W,et al. Liver resection is justified for multinodular hepatocellular carcinoma in selected patients with cirrhosis：A multicenter analysis of 1,066 patients［J］. Eur J Surg Oncol,2019,45(5)：800-807.

［39］ KOKUDO T,HASEGAWA K,MATSUYAMA Y,et al. Survival benefit of liver resection for hepatocellular carcinoma associated with portal vein invasion［J］. J Hepatol,2016,65(5)：938-943.

［40］ 崔云龙,李强,张倜,等.肝细胞癌合并门静脉癌栓患者手术治疗预后影响因素［J］.中华肝脏外科手术学电子杂志,2016,5(4)：249-253.

［41］ KOKUDO T,HASEGAWA K,MATSUYAMA Y,et al. A prognostic scoring system for patients with multiple hepatocellular carcinomas treated by hepatectomy［J］. Ann Surg Oncol,2015,22(3)：826-833.

［42］ KOKUDO T,HASEGAWA K,MATSUYAMA Y,et al. Development of Hong Kong Liver Cancer staging system with treatment stratification for patients with hepatocellular carcinoma［J］. Gastroenterology,2014,146(7)：1691-700,e3.

［43］ 李强,郝希山.原发性肝癌外科治疗进展［J］.中国中西医结合外科杂志,2010,16(2)：130-133.

［44］ LU S D,LI L,LIANG X M,et al. Updates and advancements in the management of hepatocellular carcinoma patients after hepatectomy［J］. Expert Rev Gastroenterol Hepatol,2019,13(11)：1077-1088.

［45］ ZHONG J H,MA L,LI L Q. Postoperative therapy options for hepatocellular carcinoma［J］. Scand J Gastroenterol,2014,49(6)：649-661.

［46］ HUANG G,LI P P,LAU W Y,et al. Antiviral therapy reduces hepatocellular carcinoma recurrence in patients with low hbv-dna levels a randomized controlled trial［J］. Ann Surg,2018,268(6)：943-954.

［47］ CHONG C C,WONG G L,WONG V W,et al. Antiviral therapy improves post-hepatectomy survival in patients with hepatitis B virus-related hepatocellular carcinoma：a prospective-retrospective study［J］. Aliment Pharmacol Ther,2015,41(2)：199-208.

［48］ CHEN Q,SHU C,LAURENCE A D,et al. Effect of Huaier granule on recurrence after curative resection of HCC：a multicentre,randomised clinical trial［J］. Gut,2018,67(11)：2006-2016.

［49］ 向邦德,黎乐群,赵荫农,等.复发性肝癌再切除术患者预后因素分析［J］.中国肿瘤临床,2010,37(17)：994-997.

［50］ 许赟,沈强,王能,等.肝细胞癌切除术后复发行二次手术切除疗效研究［J］.中国实用外科杂志,2016,36(6)：652-655.

［51］ 许继凡,戴珏,郭涛,等.再次肝切除治疗复发性肝癌疗效及预后因素分析［J］.中国普通外科杂志,2014,23(7)：873-877.

［52］ FORNER A,REIG M,BRUIX J. Hepatocellular carcinoma［J］. Lancet,2018,391(10127)：1301-1314.

［53］ MOTOYAMA H,KOBAYASHI A,YOKOYAMA T,et al. Impact of advanced age on the short- and long-term outcomes in patients undergoing hepatectomy for hepatocellular carcinoma：a single-center analysis over a 20-year period［J］. Am J Surg,2015,209(4)：733-741.

第二节　肝癌的早期诊断和复发转移机制探索与技术创新

早期诊断是改善肝癌预后的最重要手段。20 世纪 70 年代,我国上海、江苏等地就已成功应用甲胎蛋白(alpha-fetoprotein,AFP)进行普查,发现大批早期肝癌病人;90 年代,杨秉辉教授等指出 40 岁以上的乙型肝炎表面抗原(HBsAg)阳性或慢性肝炎病人为肝癌的高危对象。在该人群中进行肝癌普查的检出率较自然人群中高 34.5 倍,并推荐每年进行两次 AFP 结合 B 超检查。近年来,随着以磁共振成像(magnetic resonance imaging,MRI)为代表的医学影像学的快速发展,诸多肝癌早期诊断分子标志物如甲胎蛋白异质体 3(AFP-L3)、异常凝血酶原(DCP/PIVKA-Ⅱ)、高尔基体蛋白 73(GP73)等被广泛接受,以及以循环肿瘤细胞(circulating tumor cell,CTC)、循环微 RNA(miRNA)、循环肿瘤 DNA(ctDNA)为代表的液体活检技术飞速发展,肝癌的早诊水平又向前迈进了一大步。

肝癌的转移复发是进一步提高肝癌临床疗效的最主要障碍,近年来,对其机制进行了深入广泛的探索,以人源异种小鼠移植瘤模型等为代表的一系列新技术也获得了广泛应用,使人们对肝癌的转移复发机制有了更深一步的认识。

可以预期,在不久的将来,随着肝癌早期诊断水平的不断提高以及对肝癌复发转移机制认识的不断深化,肝癌的临床治疗水平和预后将会有明显提高,越多的病人会更加受益于科学的进步,获得更好的疗效。

一、肝癌高危人群及其监测模式

国家癌症中心报告,2014 年我国肝癌新发病例数约为 36.5 万,发病率 26.92/10 万(排名第四),死亡率 23.72/10 万(排名第二)。男性风险为女性的 2~3 倍,且好发于 40 岁以上人群。肝癌可分为肝细胞癌(hepatocellular carcinoma,HCC)、肝内胆管癌(intrahepatic cholangiocarcinoma,ICC)以及肝细胞-胆管细胞混合性癌(combined hepatocellular and cholangiocarcinoma,cHCC-CC)等,其中肝细胞癌占 75%~85%。

HCC 的危险因素主要有慢性肝炎病毒(HBV、HCV)感染、黄曲霉素、自身免疫性肝病、非酒精性脂肪性肝炎、乙醇摄入过量、各种原因引起的肝硬化、肥胖、吸烟、2 型糖尿病及肝癌家族史等。ICC 的危险因素主要有肝内胆管结石以及反复胆道感染、原发性硬化性胆管炎、先天性胆道异常、寄生虫感染、毒素暴露等,肝炎病毒感染与胆管癌发生亦存在一定联系。

由于肝癌的早期诊断和治疗是提高疗效的关键,这就需要对肝癌高危人群进行定期监测,以期早期发现肿瘤,从而提高病人接受根治性治疗的机会,最终降低死亡率、延长病人生存期。一般来说,具有上述危险因素的人群都被称为肝癌高危人群,应定期进行检查。血液学检测[如血常规、肝功能、AFP、糖类抗原 19-9(CA19-9)、异常凝血酶原(DCP)、甲胎蛋白异质体 3(AFP-L3)]和超声诊断是目前肝癌筛查的主要手段,对于部分不能够有效明确诊断的病人可行电子计算机断层扫描(computed tomography,CT)、MRI、数字减影血管造影(digital subtraction angiography,DSA)以及核医学影像检查等进一步明确病灶性质。现有资料表明,针对高危人群每半年一次筛查能有效地早期发现肿瘤,对肝癌的早诊、早治起到了非常关键性的作用。

因此,针对肝癌高危人群的定期监测是提高肝癌疗效的主要手段。但未来仍需探索更多、更加精准的肝癌早期筛查手段,以便更早、更准确地发现肝癌,进一步提高肝癌的早诊、早治比例,从而更好地改善病人的预后和生存。

二、肝癌复发转移机制探索与防治策略创新

手术仍是目前肝癌最有效的治疗手段,但即使接受根治性切除的病人,其5年复发转移率仍高达60%~70%,远期疗效令人沮丧。术后复发转移已成为阻碍肝癌病人长期生存的瓶颈与关键,临床上迫切需要探索肝癌复发转移的分子机制,寻找有效的干预靶点,提出预防肝癌复发转移的新策略。

肝癌的复发转移是一个多环节、多步骤的复杂过程。目前已知的机制包括:细胞基因和表面结构改变、局部血管生成能力增强、细胞黏附能力增强、肿瘤内局部缺氧和代谢功能改变以及肝癌细胞与局部免疫、炎症等细胞和细胞外间质之间的相互作用等。因此,肝癌的复发转移不仅与癌细胞自身高侵袭转移的生物学特性有关,肝癌微环境亦起到十分重要的促进作用。值得一提的是,通过对转移复发始动细胞的系统深入研究发现,CTC和肿瘤干细胞(cancer stem cell,CSC)作为"种子细胞"在肝癌复发转移中扮演着极其重要的角色。

本部分重点探讨肝癌复发转移的机制,并从肝癌个体化治疗角度出发,基于肿瘤测序筛选抗肝癌药物和病人来源肿瘤移植瘤模型(patient derived xenograft,PDX)验证两大技术,进行病人精准用药领域的初步探索。

(一)免疫微环境与肝癌复发转移

2011年 *Cell* 杂志将肿瘤的"六大标志性特征"扩展为包括微环境因素在内的"十大标志性特征",并强调肿瘤是一种"微环境疾病",因此肝癌微环境的重要性得到进一步提升。肝癌与慢性肝炎、肝纤维硬化等微环境因素显著相关,是最典型的"微环境"相关恶性肿瘤。肝癌侵袭转移能力不仅取决于癌细胞本身,更是"机体-微环境-癌细胞"三者互动的结果,其中微环境在肝癌发生发展中起着至关重要的作用。关于这一点,微环境免疫炎症细胞,如Treg、Th17、巨噬细胞、中性粒细胞、成纤维细胞和内皮细胞,以及各种小分子和细胞外基质,对肝癌发生发展的促进作用得到了广泛的认同。随着流式细胞术、单细胞测序等技术的进步,对微环境免疫细胞亚群的鉴定和分类变得更加精确。一项肝癌的单细胞组学研究发现,肝癌微环境中T细胞的异质性和可塑性空前复杂,至少存在11种T细胞亚群。众多研究发现,肝癌微环境免疫炎症细胞在多方面存在显著的瘤间、瘤内异质性:①肝癌微环境的可塑性:肝癌细胞通过对在组织中迁移和分化的免疫细胞进行动态编辑和驯化导致局部免疫抑制。②肝癌微环境的精确调控:个体差异明显的趋化因子及其受体表达谱决定了微环境中免疫炎症细胞的种类、浸润分布以及特异性空间分布,甚至临床预后。

肝癌术后复发转移中,80%~90%为肝内复发。不容置疑,肿瘤本身是肝癌肝内复发的主要危险因素之一,而癌周肝脏作为"土壤",其特殊的理化性质、组织结构和免疫炎症反应,在肝癌细胞的癌周肝组织定向转移中起着重要作用。研究证实,癌周肝脏免疫炎症微环境状态影响肝癌肝内播散,癌周肝脏微环境分子病理特征可预测肝癌肝内播散;此外,肝癌细胞也可特异性诱导癌周肝组织中的肝星状细胞和免疫炎症细胞向着促癌方向发展和异常激活。根据Kaplan等提出的"转移前微环境"理论,肝癌细胞对癌周肝脏微环境可能存在一定程度的预调控。目前关于"转移前微环境"的研究大多数针对肿瘤的肺转移,这需要设计合理严密的实验来明确癌周肝组织"转移前微环境"的基因及蛋白水平的变化、骨髓干细胞聚集、炎症信号激活等一系列核心因素,来证实这一假说在肝癌肝内转移的正确性。随着单细胞组学等的技术进步和广泛应用,必将为深入理解肝癌微环境的异质性、可塑性及其促癌作用带来新的突破。

（二）循环肿瘤细胞及肿瘤干细胞与肝癌复发转移

以高复发转移潜能为核心的肿瘤生物学特性是肝癌预后差的最主要根源,是21世纪进一步提高肝癌疗效必需攻克的难题。近年来随着分子生物和细胞分选技术的发展,肝癌复发转移研究已从传统的单基因、单分子调控研究,进一步拓展为对复发转移始动细胞的系统深入研究,即CSC和CTC,这些细胞在肝癌复发转移过程中扮演着重要的"种子细胞"角色。

目前中国学者已发现并鉴定了多种肝癌CSC亚群,其中包括侧群细胞、CD133$^+$、CD90$^+$、OV6$^+$、CD24$^+$和ICAM$^+$肝癌CSC。虽然肝癌CSC占整个肝癌细胞群体的比例不超过5%,但致瘤性极强,且具有明确的自我更新、多向分化以及更强的迁移侵袭能力。不同肝癌病人肿瘤组织内的CSC亚群存在高度异质性,其分子标志物表达可作为肝癌复发转移独立预测因子。复旦大学附属中山医院通过深入研究肝癌CSC亚群,取得了一系列成果:①鉴定了可用于预测肝癌病人预后的肿瘤分子标志物。②发现使用Hedgehog信号通路抑制剂NanoHHI或钙通道靶向单抗1B50-1可有效抑制肝癌细胞的自我更新、分化、增殖、侵袭转移以及肝癌CSC在小鼠体内的成瘤能力,为肝癌CSC的靶向治疗提供了实验和理论依据。③首次从肝癌病人外周血中成功分离出具有干细胞样特性的CTC并证明了其高致瘤性。肝癌病人术前外周血中的CTC数量是肝癌根治性切除术后的早期复发独立预后因子,而监测术后CTC数量动态变化可提前预警肝癌复发转移的发生。④首次报道全身免疫炎症状态可促进CTC播散转移,揭示了系统炎症和免疫平衡状态与肝癌复发转移的内在联系。此外,复旦大学附属中山医院最新研发的CTC分子检测试剂盒已获得国家发明专利(ZL201410081508.9),该试剂盒能够富集循环中异质性CTC、实现外周血微量CTC多基因和分子的检测。使用该试剂盒结合CTC多标志物,复旦大学附属中山医院肝肿瘤外科团队完成近千例肝癌CTC检测,结果证明该试剂盒检测CTC可实现肝癌的早期诊断和转移复发预测;可对肝癌手术切除后、经导管肝动脉化疗栓塞术(transcatheter arterial chemoembolization,TACE)治疗后及放疗后肿瘤复发和进展的预测;动态监测CTC变化相比传统影像学检查能够更好地反映抗肿瘤治疗的效果,具有更高临床价值。值得说明的是,CTC异质性的检测仍是目前CTC研究中需要重点解决的问题,而核酸适配体纳米芯片、纳米磁珠和微流控抗体芯片等CTC富集新方法为高效的肝癌CTC分选提供了创新的技术思路。

（三）肝癌病人来源的异种移植瘤小鼠模型及其构建

近年来,虽然抗肿瘤药物研究不断取得新进展。但不幸的是,尽管超过90%的新药在动物模型上展示出喜人的抗癌效果,但Ⅲ期临床试验却未达主要终点。这提示抗肝癌新药研发需更深入了解肝癌的生物学特性。现有细胞系肿瘤模型(cell line-derived xenografts,CDX)无法满足这一要求的主要原因在于:①CDX无法代表病人的个体多样性。②经过长期体外处理和传代,细胞系组织及遗传学特征发生较大改变。③细胞系无法反应肿瘤异质性与微环境。

PDX是将手术或活检等方式获得的病人肿瘤组织接种于免疫缺陷小鼠所建立的肿瘤动物模型。2016年初,美国国家癌症研究所(NCI)宣布用PDX代替NCI-60细胞系用于癌症研究,其优势可见一斑。首先,PDX不经体外培养过程的筛选,能最大限度地保留复杂的瘤内生物学特性及完整的肿瘤异质性,同时可以再现肿瘤细胞与肿瘤微环境相互作用。其次,PDX能准确反映临床药效。PDX模型和与其对应的肿瘤病人对照研究显示,两者药效一致性高达90%。最后,PDX模型能再现肿瘤进化演变过程。克隆演变是连续性过程,PDX模型肿瘤生长、传代过程恰好可以反映肿瘤复杂的克隆动力学,为研究肿瘤复发转移提供了绝佳对象。当然PDX模型也有药敏检测通量低、价格高、时间长等缺点。此外,由于PDX模型缺少人源免疫系统,无法应用于免疫药物的基础及临床研究。

近年来,复旦大学附属中山医院从不同角度聚焦 PDX 研究,创造性建立了肝癌 PDX 模型标准化构建流程(授权专利:ZL201410100264.4),大幅度提高了成瘤率;同时确定最优冻存液配伍方案,使得冻存后复苏率达 98% 以上。将上述模型及 PubMed 数据库可查肝癌 PDX 相关信息逐步录入自主建立的数据库。该数据库是目前可查的最大的肝癌 PDX 数据库:涵盖 116 例肝癌 PDX 临床、病理、药敏、基因表达、种系突变、体细胞突变和拷贝数改变等信息并可预测索拉非尼药物敏感情况。该数据库契合大数据时代信息共享理念,为国内外 PDX 研究者、药物研发人员提供一种有效的查询、分析工具。利用上述 PDX 模型,复旦大学附属中山医院樊嘉院士和中国人民解放军军事医学科学院贺福初院士团队共同证明固醇 O-酰基转移酶(SOAT1)的一种小分子抑制剂阿伐麦布(avasimibe)具有良好的抗肿瘤效果,有望成为治疗预后较差肝细胞癌病人的药物,该研究结果于 2019 年发表在 *Nature* 上。

三、肝癌早期诊断技术的研发与探索

肝癌的早诊、早治是提高病人长期生存的关键。肝癌的早期诊断主要依靠影像学、血液学检测 AFP 和组织检测,但早期肝癌诊断的特异度和灵敏度仍待提高。目前我国对早期诊断的研究与探索主要集中在影像学检查及分子标志物检测两个方向。

影像学早期诊断的方法主要包括超声检查、磁共振成像和 X 线计算机断层成像。超声检查简便、无创,是目前临床上最常用的肝癌诊断方法。而超声造影术,腹部磁共振及 CT 成像在鉴别和诊断肝癌的良、恶性方面具有较普通超声检查更高的准确度。通过各种影像学检查的综合应用,大大提高了早期肝癌的检出率。

近年来,肝癌早期诊断分子标志物的研究特别是液体活检取得较大的进展。相对于传统组织活检而言,液体活检技术更全面、更便捷,并且可以实现肿瘤的动态监测和早期筛查。特别是 cfDNA 甲基化/羟甲基化(5hmC)及微小核糖核酸,在肝癌的早期诊断中已显示出超越甲胎蛋白,有更高的敏感度和特异度,更适合肝癌的筛查和早期诊断。

迄今为止,甲胎蛋白仍是临床中诊断肝细胞癌重要的标志物之一。除此之外,还有许多有前景的肝癌早期诊断分子标志物,如甲胎蛋白异质体 3(AFP-L3)、异常凝血酶原(DCP)和高尔基体蛋白 73(GP73)等诊断的敏感度或特异度甚至超过了 AFP。

AFP-L3 是肝癌细胞特异性蛋白,常用 AFP-L3 与 AFP 的百分比作为 HCC 早期诊断的标志物。肝癌病人 AFP-L3 占总 AFP 的比例常常超过 20%,而良性肝病 AFP-L3 与 AFP 的比例则较低。在一些亚洲国家(如日本、韩国及印度),DCP 也被作为 HCC 的常规分子标志物。

正常人的肝细胞中 GP73 表达量极低甚至不表达,然而在肝癌病人血清中显著升高。北京协和医院毛一雷教授通过大样本量($n = 4\,217$)多中心研究发现 GP73 诊断肝癌的敏感度和特异度分别达到 74.6% 和 97.4%,提示 GP73 可作为早期肝癌的诊断分子标志物。

热休克蛋白 90α(Hsp90α)是一种高度保守的蛋白,肝癌病人外周血中 Hsp90α 含量显著升高,并且与肿瘤恶性和转移能力呈正相关。清华大学罗永章教授通过一项大样本($n = 1\,647$)多中心临床研究发现血浆 Hsp90α 诊断早期肝癌的敏感度和特异度分别为 92.4% 和 90.3%,高于作为对照的 AFP。值得注意的是 GP73 和 Hsp90α 是泛肿瘤的标志物,在许多其他肿瘤病人体内也会升高。

DKK1(Dickkopf-1)是一种分泌蛋白,在人类多种肿瘤包括肝癌中特异高表达。上海市肿瘤研究所覃文新发现,血清 DKK1 蛋白对肝细胞癌总体诊断的敏感性可达 69.1%、特异性为 90.6%。特别是对早期肝细胞癌(BCLC 0+A)和微小肝癌(单个<2cm)的诊断敏感性分别可达 70.9% 和 58.5%、特异性分别为 90.5% 和 84.7%,是一种有前景的早期诊断分子标志物。

大量研究表明,miRNA 广泛参与肿瘤的发生发展及复发转移。miRNA 能够抵抗 RNA 酶的降解,从而能稳定存在外周血中,是一种理想的分子标志物。复旦大学附属中山医院樊嘉院士团队采用高通量芯片从多中心、大样本量病人血浆中筛选到 7 个肝癌相关的 miRNA,并建立了可用于肝癌早期诊断的模型,其敏感性和特异性均达 80% 以上。目前基于该模型开发出的肝癌微小核糖核酸检测试剂盒已获多个国家和地区的授权发明专利,作为 NMPA 批准的首个核酸类肝癌体外诊断试剂盒,即将在全国 20 个地区应用。

ctDNA 在血液中的含量极微,每毫升血中仅有约 20ng。通过检测少量的血液 ctDNA 特定位点甲基化水平,不但能将肝癌早期诊断敏感性从 60% 提升到 84.9%,而且还能够通过甲基化水平的变化来准确预测不同病人的生存和预后情况。最近几年快速发展的 5hmC 在临床研究特别是液体活检中显示了突出的优秀性能,其在多种肿瘤组织中的含量明显较低。5hmC 水平的高低与肿瘤的类型及临床分期也有着密切的关系。基于化学捕获的 5hmC 检测技术是一种新的液体活检技术,利用高通量测序并比对分析的方法可获得更为精确的 5hmC 的基因图谱。利用该技术,有望克服目前液体活检 CTC、ctDNA 敏感性和特异性不够高的缺陷。樊嘉院士和王红阳院士共同通过检测血液中游离 DNA 的羟甲基化水平建立的 5hmC 模型能准确区分早期肝癌和非肿瘤病人。中山大学徐瑞华教授团队完成的一项筛选 ctDNA 甲基化诊断肝癌的研究,通过收集来自 377 份肿瘤标本和 754 个健康人血清样本的 ctDNA 甲基化位点资料,提取 ctDNA,从 48.5 万个候选位点中获取了 10 个早期诊断和疗效相关的位点。随着分子生物学、免疫学的进步,循环肝癌分子标志物也由传统的蛋白质分子标记扩展到核酸类分子标志物。目前许多新的分子标志物已经获得 NMPA 的三类医疗器械批准应用到临床,有望进一步提高肝癌的早诊早治率,从而更好地改善病人预后。

（高强　胡博　胡捷　孙云帆　蔡加彬　周佩云　邱双健　周俭）

参考文献

[1] 杨秉辉,任正刚. 我国肝癌研究的进展[J]. 中国肿瘤,1993,2(9):23-25.

[2] 杨秉辉,刘康达,汤钊猷. 在高发人群中普查肝癌的初步研究[J]. 肿瘤,1987,7(2):82-83.

[3] 杨秉辉,汤钊猷. 我国肝癌普查的现状与不足[J]. 肿瘤防治研究,1991,18(4):199-201.

[4] 郑荣寿,孙可欣,张思维,等. 2015 年中国恶性肿瘤流行情况分析[J]. 中华肿瘤杂志,2019,41(1):19-28.

[5] SIEGEL R L,MILLER K D,JEMAL A. Cancer statistics,2019[J]. CA Cancer J Clin,2019,69(1):7-34.

[6] EASL Clinical Practice Guidelines:Management of hepatocellular carcinoma[J]. J Hepatol,2018,69(1):182-236.

[7] BRUIX J,REIG M,SHERMAN M. Evidence-based diagnosis,staging,and treatment of patients with hepatocellular carcinoma[J]. Gastroenterology,2016,150(4):835-853.

[8] ZHANG H,SHEN F,HAN J,et al. Epidemiology and surgical management of intrahepatic cholangiocarcinoma[J]. Hepat Oncol,2016,3(1):83-91.

[9] RIZVI S,GORES G J. Pathogenesis,diagnosis,and management of cholangiocarcinoma[J]. Gastroenterology,2013,145(6):1215-1229.

[10] HANAHAN D,WEINBERG R A. Hallmarks of cancer:the next generation[J]. Cell,2011,144(5):646-674.

[11] 邱双健,樊嘉. 肝癌微环境研究对肝癌诊治的启示[J]. 医学与哲学,2011,32(12):16-18.

[12] ZHENG C,ZHENG L,YOO J K,et al. Landscape of infiltrating T cells in liver cancer revealed by single-cell sequencing[J]. Cell,2017,169(7):1342-1356.

［13］ DUAN M,GOSWAMI S,SHI J Y,et al. Activated and exhausted MAIT cells foster disease progression and indicate poor outcome in hepatocellular carcinoma［J］. Clin Cancer Res,2019,25(11):3304-3316.

［14］ MA L J,FENG F L,DONG L Q,et al. Clinical significance of PD-1/PD-Ls gene amplification and overexpression in patients with hepatocellular carcinoma［J］. Theranostics,2018,8(20):5690-5702.

［15］ GAO Q,QIU S J,FAN J,et al. Intratumoral balance of regulatory and cytotoxic T cells is associated with prognosis of hepatocellular carcinoma after resection［J］. J Clin Oncol,2007,25(18):2586-2593.

［16］ GAO Q,ZHAO Y J,WANG X Y,et al. CXCR6 upregulation contributes to a proinflammatory tumor microenvironment that drives metastasis and poor patient outcomes in hepatocellular carcinoma［J］. Cancer Res,2012,72 (14):3546-3556.

［17］ LIU L Z,ZHANG Z,ZHENG B H,et al. CCL15 recruits suppressive monocytes to facilitate immune escape and disease progression in hepatocellular carcinoma［J］. Hepatology,2019,69(1):143-159.

［18］ ZHOU S L,DAI Z,ZHOU Z J,et al. Overexpression of CXCL5 mediates neutrophil infiltration and indicates poor prognosis for hepatocellular carcinoma［J］. Hepatology,2012,56(6):2242-2254.

［19］ ZHU X D,ZHANG J B,ZHUANG P Y,et al. High expression of macrophage colony-stimulating factor inperitumoral liver tissue is associated with poor survival after curative resection of hepatocellular carcinoma［J］. J Clin Oncol,2008,26(16):2707-2716.

［20］ SHI J Y,YANG L X,WANG Z C,et al. CC chemokine receptor-like 1 functions as a tumour suppressor by impairing CCR7-related chemotaxis in hepatocellular carcinoma［J］. J Pathol,2015,235(4):546-558.

［21］ CHEN D P,NING W R,LI X F,et al. Peritumoral monocytes induce cancer cell autophagy to facilitate the progression of human hepatocellular carcinoma［J］. Autophagy,2018,14(8):1335-1346.

［22］ CHEN D P,NING W R,JIANG Z Z,et al. Glycolytic activation of peritumoral monocytes fosters immune privilege via the PFKFB3-PD-L1 axis in human hepatocellular carcinoma［J］. J Hepatol,2019,71(2):333-343.

［23］ KAPLAN R N,RAFII S,LYDEN D. Preparing the "soil":the premetastatic niche［J］. Cancer Res,2006,66 (23):11089-11093.

［24］ SHI G M,XU Y,FAN J,et al. Identification of side population cells in human hepatocellular carcinoma cell lines with stepwise metastatic potentials［J］. J Cancer Res Clin Oncol,2008,134(11):1155-1163.

［25］ ZHU Z,HAO X,YAN M,et al. Cancer stem/progenitor cells are highly enriched in CD133+CD44+ population in hepatocellular carcinoma［J］. Int J Cancer,2010,126(9):2067-2078.

［26］ YANG Z F,HO D W,NG M N,et al. Significance of CD90+ cancer stem cells in human liver cancer［J］. Cancer Cell,2008,13(2):153-166.

［27］ YANG W,WANG C,LIN Y,et al. OV6(+)tumor-initiating cells contribute to tumor progression and invasion in human hepatocellular carcinoma［J］. J Hepatol,2012,57(3):613-620.

［28］ LEE T K,CASTILHO A,CHEUNG V C,et al. CD24(+)liver tumor-initiating cells drive self-renewal and tumor initiation through STAT3-mediated NANOG regulation［J］. Cell Stem Cell,2011,9(1):50-63.

［29］ LIU S,LI N,YU X,et al. Expression of intercellular adhesion molecule 1 by hepatocellular carcinoma stem cells and circulating tumor cells［J］. Gastroenterology,2013,144(5):1031-1041. e10.

［30］ YANG X R,XU Y,YU B,et al. High expression levels of putative hepatic stem/progenitor cell biomarkers related to tumour angiogenesis and poor prognosis of hepatocellular carcinoma［J］. Gut,2010,59(7):953-962.

［31］ XU Y,CHENNA V,HU C,et al. Polymeric nanoparticle-encapsulated hedgehog pathway inhibitor HPI-1 (NanoHHI)inhibits systemic metastases in an orthotopic model of human hepatocellular carcinoma［J］. Clin Cancer Res,2012,18(5):1291-1302.

［32］ ZHAO W,WANG L,HAN H,et al. 1B50-1,a mAb raised against recurrent tumor cells,targets liver tumor-initiating cells by binding to the calcium channel alpha2delta1 subunit［J］. Cancer Cell,2013,23(4):541-556.

［33］ SUN Y F,XU Y,YANG X R,et al. Circulating stem cell-like epithelial cell adhesion molecule-positive tumor cells indicate poor prognosis of hepatocellular carcinoma after curative resection［J］. Hepatology,2013,57(4): 1458-1468.

［34］ YANG Z F,NGAI P,HO D W,et al. Identification of local and circulating cancer stem cells in human liver cancer［J］. Hepatology,2008,47(3):919-928.

［35］ FAN S T,YANG Z F,HO D W,et al. Prediction of posthepatectomy recurrence of hepatocellular carcinoma by circulating cancer stem cells:a prospective study［J］. Ann Surg,2011,254(4):569-576.

［36］ QI L N,XIANG B D,WU F X,et al. Circulating tumor cells undergoing EMT provide a metric for diagnosis and prognosis of patients with hepatocellular carcinoma［J］. Cancer Res,2018,78(16):4731-4744.

［37］ HU B,YANG X R,XU Y,et al. Systemic immune-inflammation index predicts prognosis of patients after curative resection for hepatocellular carcinoma［J］. Clin Cancer Res,2014,20(23):6212-6222.

［38］ GUO W,YANG X R,SUN Y F,et al. Clinical significance of EpCAM mRNA-positive circulating tumor cells in hepatocellular carcinoma by an optimized negative enrichment and qRT-PCR-based platform［J］. Clin Cancer Res,2014,20(18):4794-4805.

［39］ GUO W,SUN Y F,SHEN M N,et al. Circulating tumor cells with stem-like phenotypes for diagnosis,prognosis,and therapeutic response evaluation in hepatocellular carcinoma［J］. Clin Cancer Res, 2018, 24(9): 2203-2213.

［40］ WANG S,ZHANG C,WANG G,et al. Aptamer-mediated transparent-biocompatible nanostructured surfaces for hepotocellular circulating tumor cells enrichment［J］. Theranostics,2016,6(11):1877-1886.

［41］ CHEN L,WU L L,ZHANG Z L,et al. Biofunctionalized magnetic nanospheres-based cell sorting strategy for efficient isolation,detection and subtype analyses of heterogeneous circulating hepatocellular carcinoma cells［J］. Biosens Bioelectron,2016,85:633-640.

［42］ ROBERTS T G,GOULART B H,SQUITIERI L,et al. Trends in the risks and benefits to patients with cancer participating in phase 1 clinical trials［J］. Jama,2004,292(17):2130-2140.

［43］ REICHERT J M,WENGER J B. Development trends for new cancer therapeutics and vaccines［J］. DrugDiscov Today,2008,13(1-2):30-37.

［44］ SIOLAS D,HANNON G J. Patient-derived tumor xenografts:transforming clinical samples into mouse models ［J］. Cancer Res,2013,73(17):5315-5319.

［45］ TENTLER J J,TAN A C,WEEKES C D,et al. Patient-derived tumour xenografts as models for oncology drug development［J］. Nat Rev Clin Oncol,2012,9(6):338-350.

［46］ BYRNE A T,ALFEREZ D G,AMANT F,et al. Interrogating open issues in cancer precision medicine with patient-derived xenografts［J］. Nat Rev Cancer,2017,17(4):254-268.

［47］ IZUMCHENKO E,MEIR J,BEDI A,et al. Patient-derived xenografts as tools in pharmaceutical development ［J］. Clin Pharmacol Ther,2016,99(6):612-621.

［48］ KHOR T O,ZVI I B,KATZ A,et al. Abstract 3219:A patient-centric repository of PDX models for translational oncology research［J］. Cancer Res,2015,75(15 Supplement):3219.

［49］ APARICIO S,HIDALGO M,KUNG A L. Examining the utility of patient-derived xenograft mouse models ［J］. Nat Rev Cancer,2015,15(5):311-316.

［50］ KATO S,KURZROCK R. An avatar for precision cancer therapy［J］. Nat Biotechnol,2018,36(11): 1053-1055.

［51］ HU B,LI H,GUO W,et al. Establishment of a hepatocellular carcinoma patient-derived xenograft platform and its application in biomarker identification［J］. Int J Cancer,2020,146(6):1606-1617.

［52］ HE S,HU B,LI C,et al. PDXliver:a database of liver cancer patient derived xenograft mouse models［J］. BMC Cancer,2018,18(1):550.

［53］ JIANG Y,SUN A,ZHAO Y,et al. Proteomics identifies new therapeutic targets of early-stage hepatocellular carcinoma［J］. Nature,2019,567(7747):257-261.

［54］ CROWLEY E,DI NICOLANTONIO F,LOUPAKIS F,et al. Liquid biopsy:monitoring cancer-genetics in the blood［J］. Nat Rev Clin Oncol,2013,10(8):472-484.

［55］ MAO Y,YANG H,XU H,et al. Golgi protein 73(GOLPH2) is a valuable serum marker for hepatocellular carcinoma[J]. Gut,2010,59(12):1687-1693.

[56] FU Y,XU X,HUANG D,et al. Plasma heat shock protein 90alpha as a biomarker for the diagnosis of liver cancer:An official,large-scale,andmulticenter clinical trial[J]. EBio Med,2017,24:56-63.

[57] SHEN Q,FAN J,YANG X R,et al. Serum DKK1 as a protein biomarker for the diagnosis of hepatocellular carcinoma:a large-scale,multicentre study[J]. Lancet Oncol,2012,13(8):817-826.

[58] ZHOU J,YU L,GAO X,et al. Plasma microRNA panel to diagnose hepatitis B virus-related hepatocellular carcinoma[J]. J Clin Oncol,2011,29(36):4781-4788.

[59] SONG C X,SZULWACH K E,FU Y,et al. Selective chemical labeling reveals the genome-wide distribution of 5-hydroxymethylcytosine[J]. Nat Biotechnol,2011,29(1):68-72.

[60] SONG C X,CLARK T A,LU X Y,et al. Sensitive and specific single-molecule sequencing of 5-hydroxymethylcytosine[J]. Nat Methods,2011,9(1):75-77.

[61] CAI J,CHEN L,ZHANG Z,et al. Genome-wide mapping of 5-hydroxymethylcytosines in circulating cell-free DNA as a non-invasive approach for early detection of hepatocellular carcinoma [J]. Gut, 2019, 68 (12): 2195-2205.

[62] XU R H,WEI W,KRAWCZYK M,et al. Circulating tumour DNA methylation markers for diagnosis and prognosis of hepatocellular carcinoma[J]. Nat Mater,2017,16(11):1155-1161.

第三节　中国肝癌综合治疗发展历程

现代的肝脏外科技术始于20世纪初期。但在20世纪60年代,肝脏切除手术在我国仍然是一个令人望而生畏、死亡风险极大的手术,只有很少的外科医生有能力和勇气开展,而手术后果也很难预测。而今,肝脏外科已发展成为可以安全而有计划进行的手术。这巨大的改变与发展,离不开抗生素的问世、输血技术的应用、麻醉技术的改进以及几代外科医生的共同努力。前辈们的研究使肝脏解剖和生物学逐渐明朗,肝脏增生的机制更加透彻,止血步骤和仪器的改良也推动肝脏外科的快速发展。在20世纪80年代末,肝移植快速发展,使肝脏外科和麻醉科医生将肝脏外科领域不断向前推进。以前认为技术上做不到的,现今已变成可能;以前认为太复杂的手术,现今已变为常规手术。另外,微创手术的出现,把以前的长切口手术变为先进的锁孔手术。腹腔镜或机器人手术现今已成为在世界上不同医疗中心常规开展的手术。

一、手术切除

我国肝脏外科起步于20世纪50年代,经过60余年的发展和几代人的努力,现今我国肝脏外科技术水平已经达到世界先进水平。

20世纪50年代,以广州王成恩教授和北京曾宪九教授为代表的外科医生已积累50多例的肝癌肝切除经验。同一时期,中国科学院院士吴孟超教授首创提出中国人肝脏解剖五叶四段理论,为肝脏肝段解剖学和肝脏手术开展奠定重要基础,使得肝脏切除手术进展到依据肝内血管走行进行选择性叶、段切除术的科学阶段。

20世纪60年代,肝脏外科迅速发展,不仅能施行简单的局部肝切除术,而且能够进行复杂的肝右三叶切除术。1962年,夏穗生等提出了三个肝门的观点,为临床所接受和应用。1963年,吴孟超团队首创常温下间歇肝门阻断切肝法,并率先突破了"中肝叶"的手术禁区,成为肝脏外科的一大突破,从此大大扩展了肝脏外科的手术指征,进一步提高了肝癌及其他肝脏病症的外科疗效。

20世纪70年代,中国工程院院士、复旦大学附属中山医院汤钊猷教授首次在国内推广应用 AFP 对肝癌早期诊断,首次提出"亚临床肝癌"的理念,率先倡导对合并肝硬化的小肝癌以局部切除代替肝叶切除,并且率先提出对亚临床期复发的再切除可进一步提高疗效,并在国际上系统提出"不能切除肝癌的缩小后切除",使得部分不能切除肝癌病人获得生命的延长,少数获得根治。而"亚临床肝癌"概念的提出也被国际肝病学奠基人 Hans Popper 称为"人类认识和治疗肝癌的重大进展"。在这一阶段,两个重要的观点(肝癌复发再切除和肝癌降期后手术)的提出,为中、晚期肝癌病人的手术治疗提供可能。

中国科学院院士陈孝平教授在国内首次报道在术中超声指导下施行肝切除术,可以更加精准地切除肿瘤,并且于 1989 年报道了国内首例系统肝段切除术,率先提出了肝脏无手术禁区的观点。20 世纪 80 年代末,常温下阻断入肝血流 20~60 分钟理念的提出,彻底打破了原来 15~20 分钟"安全时限"的观念,为进一步开展更复杂的肝脏外科手术提供了理论依据。而常温下无血切肝术、肝癌复发再切除和肝癌二期手术技术的建立,提高了手术成功率,延长了中、晚期肝癌病人的生存时间。

20 世纪 90 年代,陈孝平教授最早在国内报道有计划地开展和施行巨大肝癌切除术,并首先提出肿瘤大小不是评估能否施行手术切除的唯一标准,为许多巨大肿瘤病人带来了生存的希望。通过使用多种方法将不能切除的大肝癌转变为小肝癌的二期切除,使肝癌外科治疗整体疗效得到进一步提高。腹腔镜技术凭借其局部创伤小、术后恢复快等优势,现已在国际上获得认可。1994 年上海东方肝胆外科医院周伟平教授团队完成了我国大陆地区首例腹腔镜肝切除,此后腹腔镜肝切除手术在全国范围内迅速得到开展和普及。

进入 21 世纪,肝脏外科的突破更多在于对原先没有手术指征的病人行手术治疗以及微创技术的开展和普及。联合肝脏分隔和门静脉结扎的二步肝切除术(associating liver partition and portal vein ligation for staged hepatectomy,ALPPS)技术的出现,为那些因肿瘤体积过大、残肝体积过小、肿瘤肝内多发转移的限制而不能行手术切除治疗的病人提供了希望。2013 年,复旦大学附属中山医院周俭等报道了亚洲首例 ALPPS,极大地推动了我国 ALPPS 技术的快速发展。在微创肝切除术方面,随着腹腔镜操作技术的提升和器械的改进,腹腔镜肝切除的适应证也逐渐扩大。从最早的边缘病灶的局部切除,到左外叶切除,再到左半、右半肝切除,尾状叶切除,解剖性肝段切除,甚至是腹腔镜下 ALPPS 的开展,腹腔镜肝切除已经突破了肝切除术的各个禁区。中国工程院院士董家鸿教授在前人的基础上进一步标准化、具体化阐述了精准肝切除的概念和理念,推动了传统经验外科治疗向精准外科治疗模式的转变。新技术的层出不穷,使得精准肝切除理念逐步推广。近年来,术前三维可视化技术的应用以及荧光吲哚菁绿(indocyanine green,ICG)引导下的解剖性肝切除,正逐步应用于腹腔镜肝切除术的术前诊断、手术规划、术中导航等方面,可以更为彻底地去除病灶,突显精准肝切除术的确定性和可预见性。随着计算机技术的发展、外科手术技术和设备的改进,肝脏外科将逐渐进入数字化外科时代。

二、肝移植

肝移植是治疗肝癌的最有效手段之一,尤其对符合米兰标准的肝癌病人,术后 5 年生存率接近良性肝病。我国的肝移植起步于 20 世纪 70 年代,经过几代人半个多世纪的努力,肝移植在我国已从最初的探索发展成目前针对诸多终末期肝病行之有效的临床治疗方法;特别是近 20 余年的不懈临床探索和科技创新,我国的肝移植数量及质量达国际领先水平。2010 年,国家卫生部(现为国家卫健委)和中国红十字总会共同推进中国公民逝世后器官捐献工作,有力促进了中国肝移植事业的健康发展。

20世纪70年代初,夏穗生教授、吴在德教授及裘法祖教授等率先开展动物的肝移植实验,并于1980年创办了《中华器官移植杂志》,为我国肝移植的发展奠定基础。1977年10月,林言箴教授团队实施了国内首例原位肝移植,开辟了中国肝移植手术的先河,这也是亚洲第一例人体肝移植术。1977—1983年,我国陆续实施了57例肝移植手术,但因受到各种技术限制,90%的病人在术后3个月内死亡。此外,供体缺乏等因素共同导致了1984—1990年我国肝移植的停滞。

随着欧美国家肝移植技术日趋成熟,我国一大批中青年学者自国外学习归来,他们总结前人的经验和教训并借鉴国外最新的技术,掀起了我国肝移植的浪潮。1993年4月,中山医科大学附属第一医院实施了国内首例体外静脉转流下的肝移植。同年,中国科学院院士、香港玛丽医院范上达教授成功开展活体肝移植。1995年1月中国工程院院士、南京医科大学第一附属医院王学浩教授完成内地首例活体肝移植术。至20世纪90年代末,我国肝移植领域进入飞速发展期。天津市第一中心医院东方器官移植中心的沈中阳教授团队,分别于1999年、2000年和2005年报道我国首例再次肝移植、首例减体积肝移植、首例多米诺肝移植,且于2005—2006年创造了年度肝移植手术量超过600例的世界纪录。2005年,黄洁夫教授等报道了国内首例立体肝切除+自体肝移植。2008年,陈孝平教授报道了国内首例活体亲属肝移植手术。腹腔镜、机器人等新技术的出现,也推动了肝移植领域的发展。2014年,中国科学院院士、复旦大学附属中山医院樊嘉教授等成功实施机器人活体供肝切取术,为中国第一例完全微创活体供肝切取。我国肝移植步入了飞速发展的临床应用阶段,移植数量逐年翻倍增长。肝移植已成为临床常规手术广泛开展,术后生存率接近国外先进水平,并在包括手术适应证的拓展、手术技术的创新、术后管理的规范化等方面,做出了积极探索。

三、放射治疗

我国对肝癌进行放射治疗(简称为放疗)的尝试始于20世纪60年代。当时采用大面积的放疗,半肝甚至全肝放疗,疗效极差,主要是由于当时技术和设备的落后,放疗剂量计算不精确,以及对肝的放射耐受性没有充分了解。因此,放疗技术在肝癌治疗中的应用进展缓慢。近十年来,由于计算机技术的高度发展及其在医学领域中的应用,三维适形放疗和调强放疗等技术的出现,显著提高了肿瘤的局部控制率,明显减少了并发症,达到了控制肿瘤、提高病人生存率、减少放射副作用的理想目标。

四、经导管肝动脉化疗栓塞术

经导管肝动脉化疗栓塞术(transcatheter arterial chemoembolization,TACE)自1976年Goldstein等首次报道用于治疗肝癌以来,已被认为是不能手术切除肝癌的安全、有效、可重复的首选微创治疗方法。国内介入放射学技术起步较晚,但发展迅速。20世纪70年代初,国内开始引入经皮直接穿刺的方法行选择性动脉插管造影。20世纪80年代初,林贵等率先开展肝动脉栓塞剂的实验研究,并首次报道了采用经导管肝动脉栓塞术(transcatheter arterial embolization,TAE)治疗肝癌的临床应用结果。1985年严小琼、冯敢生等采用中药鸦胆子油微囊做栓塞剂治疗肝癌,建立了中西医结合的新方法。胡国栋等最早开展经皮股动脉入路行动脉留置式灌注导管和药泵植入术。目前,超选择性肝动脉栓塞已成为世界上公认的治疗肝癌的方法,在临床上的应用日渐广泛。自2012年开始,多项临床指南推荐将TACE作为中期肝癌的一线治疗方式,近些年随着载药微球、放射性微球等新材料的出现,TACE 逐渐向标准化、规范化方向发展。

五、射频消融术或经皮射频消融术

1995 年 Rossi 等首次报道射频消融术(radiofrequency ablation,RFA)治疗肝癌,为肝癌的非手术姑息性治疗提供一种新的途径。近年来,RFA 已经被广泛应用于肝癌的临床治疗,主要是因为其高效、微创和安全。RFA 是目前肝癌局部治疗的代表性方法,尽管在过去很长一段时间,手术切除和 RFA 治疗肝癌孰优孰劣,一直是临床医生关心的问题。由于手术切除创伤较大,即使病人接受目前先进的微创腹腔镜手术,也需要较长的恢复时间。而 RFA 治疗时间短,治疗后病人恢复快,造成的创伤小。在小肝癌的治疗上,中山大学肿瘤防治中心肝胆科于 2006 年率先在国际上报道了手术治疗和 RFA 治疗切除小肝癌的疗效相近。国内吴孟超院士和汤钊猷院士等都对 RFA 治疗给予很高的评价。

六、冷冻消融术

冷冻消融术是指通过使用冷冻探针直接插入肿瘤内交替冻融,最常用于在术中发现 HCC 无法切除的病人。1973 年上海医科大学(现为复旦大学上海医学院)肝癌研究所开展了冷冻治疗肝癌的实验和临床研究。冷冻疗法现已成为不能手术治疗的病人的重要治疗手段之一,相比于其他治疗方法,冷冻治疗能够减少正常组织损伤,安全地治疗邻近大血管的肝肿瘤等。

七、微波消融技术

20 世纪 70 年代,微波技术开始应用于临床。但是由于当时微波天线的设计尚未成熟,只有少数人将其作为治疗的手段。早期的微波消融技术主要应用于肝癌的开腹治疗,我国学者高必有于 1987 年率先使用微波消融技术治疗肝癌病人。20 世纪末,随着生物医学工程的发展,经皮微波消融治疗肝癌技术的进步使得微波技术快速发展。1996 年中国人民解放军总医院董宝玮等改进了超声引导下植入式微波凝固治疗仪及辐射电极。随后不少学者也通过其他方式扩大微波消融范围,提高肝癌微波根治的消融率,提高远期疗效。陈孝平教授最早将微波消融技术应用于腹腔镜肝切除手术,极大地改善了腹腔镜肝切除术中出血的难题,为腹腔镜肝切除技术的推广做出了贡献。

八、经皮无水乙醇或乙酸消融术

与 RFA 一样,经皮无水乙醇注射治疗(percutaneous ethanol injection,PEI)常考虑用于 HCC 结节较小且因肝功能储备差而不适宜行肝切除术的病人。在 RFA 出现之前,PEI 曾是治疗此类病人最被广泛认可的微创方法。尽管 PEI 成本低、设备需要少且临床结局良好,但 RFA 的疗效更好,因而在很多机构中已取代了 PEI。

九、全身治疗

(一) 细胞毒化疗

早在 20 世纪 50 年代期,系统化疗就用于治疗原发性肝癌,多数传统的化疗药物包括多柔比星、氟尿嘧啶、顺铂和丝裂霉素等,都曾经被用来尝试治疗肝癌,但是单药有效率都比较低,可重复性差,药物毒性反应明显,且没有改善生存时间,因此化疗在肝癌治疗中的应用多年来一直停滞不前。迄今为止,尚无标准的化疗药物或者化疗方案治疗肝癌。

在多药联用方面,包含奥沙利铂的 FOLFOX4 化疗方案的整体反应率、疾病控制率、无进展生存期、总体生存期均优于传统化疗药物多柔比星,且病人的耐受性和安全性较好。因此,奥沙利铂在我国被批准用于治疗不适合手术切除或局部治疗的局部晚期和转移性肝癌。

(二) 靶向药物

靶向药物的出现,为肝癌的综合治疗提供了另一利剑。SHARP 和 Oriental 试验结果奠定了索拉非尼在晚期肝癌的一线标准治疗地位,并于 2008 年 6 月获得我国国家食品药品监督管理局(现为国家市场监督管理总局)批准。2018 年 3 月,仑伐替尼首次在日本获批 HCC 一线治疗的适应证,2018 年 9 月 4 日,中国也批准了仑伐替尼的这一适应证。2016 年,瑞戈非尼二线治疗晚期肝癌的 RESORCE 临床研究取得成功。研究显示索拉非尼序贯瑞戈非尼中位总生存期达 26 个月,美国食品药品监督管理局和我国国家食品药品监督管理总局(CFDA,现为国家市场监督管理总局)相继批准瑞戈非尼用于索拉非尼治疗后进展或耐药的晚期肝癌病人。目前还有越来越多的靶向药物如帕博利珠单抗、纳武利尤单抗、卡瑞利珠单抗等正在进行或已经完成肝癌方面的临床试验,有望在不远的将来为肝癌病人带来福音。

十、多学科综合治疗

(一) 单一局部治疗到多种局部手段联合

临床实践证明,肝癌需要联合前述多种方法治疗才能进一步提高临床治疗效果。20 世纪 90 年代初,国内有中心开始探索多种局部手段联合治疗的多模式治疗理念。1991 年,复旦大学附属中山医院肝癌研究所余业勤教授报道了 27 例经 TACE 后行手术切除的病例;1996 年,汤钊猷院士于《中华外科杂志》上报道了 30 年间收治的 2 388 例采用早期手术切除、初始不可切除肿瘤缩小后二期切除、复发再切除、液氮局部冷冻等多模式治疗的原发性肝癌病人疗效的数据,证实了多种局部手段联合的有效性。2000 年,吴孟超院士于《中国实用外科杂志》上提出"晚期肝癌的多模式综合治疗"。

(二) 局部与全身治疗联合

自 2008 年索拉非尼被批准用于晚期肝癌的一线标准治疗,多学科综合治疗进入了局部与全身治疗联合的快速发展时代。大量关于手术、TACE、RFA、肝移植联合靶向药物的研究层出不穷,肝癌的总体生存率大大提高。

近十年来,我国肝癌多学科诊疗模式已形成共识,肝癌诊疗已由传统的"一对一"模式逐渐转变为"多对一"模式,真正以病人为中心,科学合理选择多种治疗手段的联合应用,最终达到改善病人预后及生存质量的目的。

(周俭　王晓颖　朱凯)

参考文献

[1] 王成恩,李国材.原发性肝癌之外科治疗[C].中山医学院科学论文集,1962:1-23.

[2] 周伟平,孙志宏,吴孟超,等.经腹腔镜肝叶切除首例报道[J].肝胆外科杂志,1994,2(2):82.

[3] 周俭,王征,孙健,等.联合肝脏离断和门静脉结扎的二步肝切除术[J].中华消化外科杂志,2013,12(7):485-489.

[4] 王晓颖,高强,朱晓东,等.腹腔镜超声联合三维可视化技术引导门静脉穿刺吲哚菁绿荧光染色在精准

解剖性肝段切除术中的应用[J].中华消化外科杂志,2018,17(5):452-458.

[5] WU J,ZHENG S S. Liver transplantation in China:problems and their solutions[J]. Hepatobili Pancreat Dis Int,2004,3(2):170-174.

[6] CHEN G H. Liver transplantation in China:retrospect and prospect[J]. Chin Med J(Engl),2009,122(19):2229-2230.

[7] GOLDSTEIN H M,WALLACE S,ANDERSON J H,et al. Transcatheter occlusion of abdominal tumors[J]. Radiology,1976,120(3):539-545.

[8] ROSSI S,DI STASI M,BUSCARINI E,et al. Percutaneous radiofrequency interstitial thermal ablation in the treatment of small hepatocellular carcinoma[J]. Cancer J Sci Am,1995,1(1):73-81.

[9] 高必有,陈代珠,阳盛宗.微波固化治疗肝癌11例[J].四川医学,1988,9(1):8-9.

[10] LLOVET J M,RICCI S,MAZZAFERRO V,et al. Sorafenib in advanced hepatocellular carcinoma[J]. N Engl J Med,2008,359(4):378-390.

[11] CHENG A L,KANG Y K,CHEN Z,et al. Efficacy and safety of sorafenib in patients in the Asia-Pacific region with advanced hepatocellular carcinoma:a phase Ⅲ randomised,double-blind,placebo-controlled trial[J]. Lancet Oncol,2009,10(1):25-34.

[12] BRUIX J,QIN S,MERLE P,et al. Regorafenib for patients with hepatocellular carcinoma who progressed on sorafenib treatment(RESORCE):a randomised,double-blind,placebo-controlled,phase 3 trial[J]. Lancet,2017,389(10064):56-66.

[13] 陈孝平,张志伟.肝癌多学科综合治疗团队建立与运作[J].中国实用外科杂志,2014,34(8):685-687.

[14] 余业勤,徐东波,周信达,等.肝动脉化疗栓塞术后肝癌切除术27例分析[J].实用外科杂志,1991,11(5):247-248.

[15] 周信达,汤钊猷,余业勤,等.肝癌多模式治疗的远期疗效[J].中华外科杂志,1996,34(9):7-10.

[16] 吴伯文,潘泽亚,吴孟超.晚期肝癌的多模式综合治疗[J].中国实用外科杂志,2000,20(10):19-22.

[17] KUDO M. Proposal of primary endpoints for TACE combination trials with systemic therapy:lessons learned from 5 negative trials and the positive TACTICS trial[J]. Liver Cancer,2018,7(3):225-234.

[18] 荚卫东.根治性肝切除联合索拉非尼治疗肝细胞癌的研究进展[J].世界华人消化杂志,2012,20(22):2019-2023.

第四节　肝癌规范化诊疗进程

一、中国肝癌诊疗规范的筹备与修订历程

　　肿瘤的分期对于预后及治疗方案的制订至关重要。我国最早的肝癌分期可追溯到20世纪70年代。1977年上海全国肝癌防治研究协作会议制定了"原发性肝癌诊断、分型、分期标准",该标准将肝癌分为3期:Ⅰ期无明显的症状和体征;Ⅱ期介于Ⅰ期和Ⅲ期之间;Ⅲ期有明显的黄疸、腹腔积液、恶病质和肝外转移之一者。1997年四川省肝癌专业委员会将1977年标准中的Ⅱ期再分为4期,分期标准中除临床状况外,还纳入肿瘤大小、Child-Pugh改良分级评分等。1999年中国抗癌协会肝癌专业委员会基于1977年的方案进一步修订,将Ⅱ期分成Ⅱa和Ⅱb期(表1-1)。该分期除了如国际抗癌联盟(UICC)方案中的T、N、M外加入了门静脉、肝静脉、下腔静脉、胆管的癌栓与肝功能的因素。这些早期分期研究中均没有加入治疗规范或者治疗推荐意见,但无论如何都是积极的探索,为后期中国诊疗规范的制定奠定了基础。

表 1-1   中国肝癌分期（1999 年）

分期	肿瘤	癌栓（门静脉、肝静脉、下腔静脉、胆管）	淋巴结转移（肝门、腹腔）	远处转移	肝功能（Child-Pugh 改良分级评分）
Ⅰ	单个或两个直径≤5cm，在一叶	无	无	无	A
Ⅱa	单个或两个直径>5cm 且≤10cm，在一叶；或≤5cm，在两叶	无	无	无	A 或 B
Ⅱb	单个或两个直径>10cm，或三个≤10cm，在一叶；或单个或两个>5cm，在两叶	无或分支有	无	无	A 或 B
Ⅲ	任意	主干有	或有	或有	C

2011 年在国家卫生部医政医管局的领导下，由复旦大学附属中山医院为牵头单位，联合国内多家单位及肝癌领域的诸多专家学者，修订了诊疗规范，引入了肝癌的多学科治疗模式（图 1-1）。该中国诊疗规范首次突破性地针对不同的病情给出了治疗推

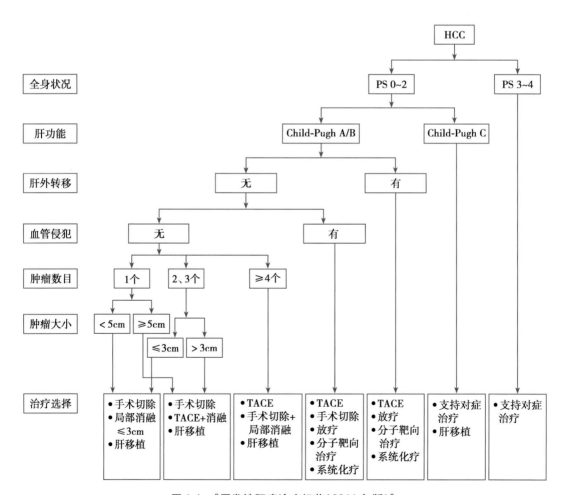

图 1-1   《原发性肝癌诊疗规范（2011 年版）》

荐意见,临床实用价值明显。2017 年,在《原发性肝癌诊疗规范(2011 年版)》的基础上,编写委员会依据中国肝癌诊疗实践及循证医学证据,推荐下述肝癌的分期方案,包括Ⅰa 期、Ⅰb 期、Ⅱa 期、Ⅱb 期、Ⅲa 期、Ⅲb 期、Ⅳ期,具体分期方案如下图所示(图 1-2)。该方案适当扩大了肝切除的手术适应证,提高了肝癌伴血管侵犯的治疗方法的多样性,肯定了放射治疗在肝癌转移灶治疗中的治疗价值,适当扩大了肝癌肝移植的适应证,强调了对于晚期肝癌病人的心理干预,更适合于中国国情。最新再版的 2019 版规范在现有分期的基础上,将更优化临床证据及新疗法,包括靶向、免疫系统治疗及中国特色的中医中药治疗(图 1-3)。

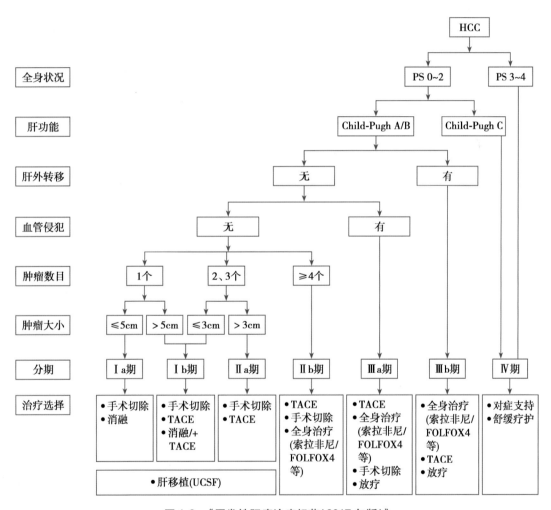

图 1-2　《原发性肝癌诊疗规范(2017 年版)》

二、规范携中国特色肝癌诊疗模式走向世界

　　除我国大陆的肝癌诊疗规范及指南外,多个学术组织或者研究中心均提出各自的肝癌分期及治疗指南/标准,比较著名的包括巴塞罗那分期(BCLC)、亚洲太平洋肝病研究协会(APASL)临床实践指南、美国国立综合癌症网络(NCCN)肝癌治疗指南等,中国香港、日本和韩国也分别发布了各自的肝癌分期及诊疗指南。美国肝病研究学会(AASLD)、美国外科

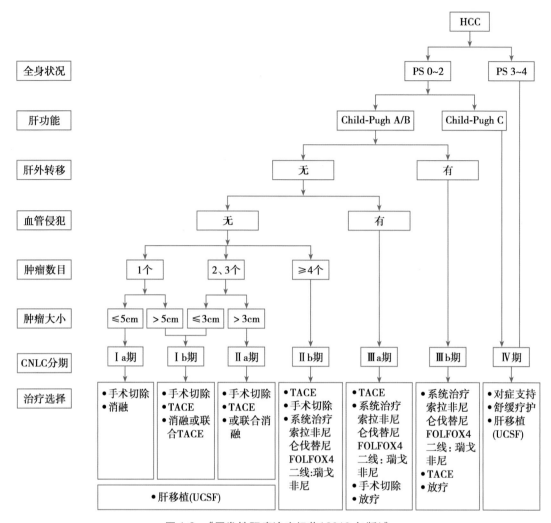

图 1-3   《原发性肝癌诊疗规范(2019 年版)》

医师学会(ACS)和 NCCN 指南并不统一,侧重点也不尽相同。

NCCN 采用的 TNM 分期(AJCC 第 8 版)(表 1-2),AJCC 第 8 版相比于第 7 版进行了不同程度的细化和修订,要点如下:①根据肿瘤大小和有无血管侵犯,将 T1 又分成 T1a 和 T1b;其中 T1a 指孤立肿瘤直径≤2cm,不论有无血管侵犯;T1b 指孤立肿瘤直径>2cm 且没有血管侵犯。对于孤立肿瘤直径>2cm 且伴有血管侵犯的病人,被归入 T2。②旧版的 T3a 定义为 T3,旧版 T3b 与 T4 合并成 T4。肝癌直接侵犯胆囊或者腹膜以外的其他脏器均为 T4。NCCN 分期在国际上是最为规范的,但被认可程度却比较低,原因在于:①对于肝癌的治疗和预后至关重要的血管侵犯,在治疗前(特别是手术前)难以准确判断。②治疗肝癌非常重视肝功能代偿情况,而 TNM 分期并没有说明病人的肝功能状况。③各版 TNM 分期的变化较大,难以比较评价。

AASLD 采用的是 BCLC 分期与治疗策略(表 1-3),比较全面地考虑了肿瘤、肝功能和全身情况,并且具有循证医学高级别证据的支持。BCLC 分期根据循证医学证据,对不同的分期的肝癌确立了治疗原则,目前在全球范围得到了公认,但对肝癌手术切除的指征较为严格,也存在一定的争议:①BCLC 分期中肝癌手术切除及肝移植的手术指征局限于狭小的范

表 1-2 肝细胞癌 TNM 分期(AJCC 第 8 版)

T 原发病灶	N 区域淋巴结	M 远处转移
Tx:原发肿瘤不能测定	Nx:区域内淋巴结不能测定	Mx:远处转移不能测定
T0:无原发肿瘤的证据	N0:无淋巴结转移	M0:无远处转移
T1:单发肿瘤≤2cm,或单发肿瘤>2cm 且没有血管受侵	N1:区域淋巴结转移	M1:有远处转移
T1a:单发肿瘤≤2cm		
T1b:单发肿瘤>2cm 且没有血管受侵		
T2:单发肿瘤>2cm 且伴有血管受侵,或多发肿瘤,最大直径≤5cm		
T3:多发肿瘤直径>5cm		
T4:无论肿瘤大小,只要有门静脉或肝静脉主要分支的血管侵犯;或肿瘤直接侵及胆囊或者腹膜以外的其他脏器		

TNM 分期

ⅠA 期:T1aN0M0

ⅠB 期:T1bN0M0

Ⅱ 期:T2N0M0

ⅢA 期:T3N0M0

ⅢB 期:T4N0M0

ⅣA 期:任何 T,N1M0

ⅣB 期:任何 T,任何 N,M1

围,仅有单发的及符合"米兰标准"的肝癌病人可考虑手术治疗,使部分可能获得手术根治的病人失去了长期生存的机会。②对于肝癌合并门静脉癌栓的病人,BCLC 分期建议索拉非尼治疗。而在临床实践中以手术为主的综合治疗模式显著地提高了生存率和降低了术后转移复发率。③分期完全否认了放射治疗的价值。④分期仅仅依靠病人的临床病理因素判断病人的预后及选择治疗方案。

表 1-3 巴塞罗那临床肝癌分期(2018 年)

期别	PS 评分	肿瘤状态		肝功能状态
		肿瘤数目	肿瘤大小	
0 期	0	单个	≤2cm	没有门静脉高压
A 期	0	单个	任何	Child-Pugh A~B
		3 个以内	≤3cm	Child-Pugh A~B
B 期	0	多结节肿瘤	任何	Child-Pugh A~B
C 期	1~2	门静脉侵犯或 N1、M1	任何	Child-Pugh A~B
D 期	3~4	任何	任何	Child-Pugh C

Okuda 分期在 20 世纪曾被广泛应用,该分期包括以下参数:肿瘤直径、腹腔积液、胆红素、白蛋白,将肝癌分成Ⅰ期(0 分)、Ⅱ期(1~2 分)、Ⅲ期(3~4 分)。该分期在进展期/有症

状肝癌具有较好的分期价值。意大利肝癌协作组(cancer of the liver Italian program,CLIP)分期评分系统包括肿瘤形态学、Child-Pugh 改良分级评分、AFP、门静脉癌栓四个参数,该评分系统将肝癌分成 5 期。中国香港分期(Hong Kong liver cancer,HKLC)基于亚洲的肝癌病人,根据美国东部肿瘤协作组(eastern cooperative oncology group,ECOG)体能状态、Child-Pugh 改良分级评分、肿瘤、有无血管侵犯/肝外转移将肝癌分成 5 期。

由于中国肝癌的病因谱与西方并不完全一致,在借鉴国外分期的基础上,中国特色的肝癌分期系统在指导肝癌分期与治疗中也凸显其价值。随着肝癌治疗进展的日新月异,未来新的中国肝癌分期系统将会进一步完善和丰富,以期更好地服务于肝癌临床实践,造福广大的中国肝癌病人。

(樊嘉　周俭　史颖弘)

参考文献

[1] Prospective validation of the CLIP score:a new prognostic system for patients with cirrhosis and hepatocellular carcinoma. The Cancer of the Liver Italian Program(CLIP)Investigators[J]. Hepatology,2000,31(4):840-845.

[2] YAU T,TANG V Y,YAO T J,et al. Development of Hong Kong Liver Cancer staging system with treatment stratification for patients with hepatocellular carcinoma[J]. Gastroenterology,2014,146:1691-1700 e1693.

[3] 杨秉辉,任正刚,汤钊猷. 关于原发性肝癌临床分期的研究与建议[J]. 中华肝胆外科杂志,1999,5(1):67.

[4] 中华人民共和国卫生部. 原发性肝癌诊疗规范(2011 年版)摘要[J]. 中华肝脏病杂志,2012,20(6):419-426.

[5] ZHOU J,SUN H C,WANG Z,et al. Guidelines for diagnosis and treatment of primary liver cancer in China(2017 Edition)[J]. Liver Cancer,2018,7:235-260.

[6] NATIONAL COMPREHENSIVE CANCER NETWORK(NCCN). NCCN Clinical Practice Guidelines in Oncology[EB/OL]. [2020-10-15]. http://www.nccn.org/professionals/physician_gls/pdf/hepatobiliary.pdf.

[7] FORNER A,REIG M,BRUIX J. Hepatocellular carcinoma[J]. Lancet,2018,391:1301-1314.

[8] OKUDA K,OHTSUKI T,OBATA H,et al. Natural history of hepatocellular carcinoma and prognosis in relation to treatment. Study of 850 patients[J]. Cancer,1985,56:918-928.

第二章　肝癌的临床诊断与分期

第一节　肝癌的临床诊断与鉴别诊断

早期肝癌大多为无临床表现的亚临床肝癌,过去仅因癌结节破裂出血被发现或在手术中被偶然发现,导致肝癌病人被诊断时通常已处于晚期。因此,肝癌早期发现、早期诊断、早期治疗具有重要意义。

一、中国肝癌早期筛查的发展历程

血清甲胎蛋白(AFP)被发现已有50余年的历史。20世纪70年代初,我国基础研究工作者通过引进并改善AFP检测技术,使得其敏感性及特异性显著提高。随后,复旦大学附属中山医院肝癌研究所汤钊猷院士等,在肝癌高发区(启东)开展人群普查并经手术验证,结果显示AFP普查可使早期肝癌诊断比例达到35%,经手术切除病人3年生存率达38.7%,显著提高了早诊早治的效果,表明AFP可作为肝癌早期筛查的标志物。

20世纪80年代,考虑到普查经费及效益问题,大多研究者主张肝癌应由自然人群普查逐渐转向高危人群普查,并由单一的AFP转向AFP联合超声检查。尤其在20世纪80年代中期,中国人民解放军第二军医大学(现为中国人民解放军海军军医大学)长海医院赵玉华教授通过引进彩超技术并应用于肝癌检查,使得AFP联合超声应用于肝癌早期筛查,极大提高了肝癌早期诊断的敏感性。此外,通过对我国肝癌高危人群的划分,对高危人群普查可使肝癌检出率明显提高。如20世纪80年代中期,以江苏启东为代表的部分地区开始针对伴有慢性肝炎肝硬化的离退休人员进行AFP联合超声随访。至20世纪80年代末,通过对肝癌发病人群的研究,研究者开始对30岁以上伴乙型肝炎表面抗原(HBsAg)阳性人群进行定期随访,并将随访时间设定为每6个月一次。

随着国内流行病学研究的不断进展,我国肝癌的高危人群主要包括:乙型肝炎病毒和/或丙型肝炎病毒感染;长期酗酒(酒精性肝病);非酒精性脂肪性肝炎;长期食用被黄曲霉毒素污染的食物;各种原因引起的肝硬化;有直系亲属患肝癌的家族史等。近年来研究表明,糖尿病、肥胖以及吸烟等也是肝癌的高危因素。在肝癌筛查方面,对于肝癌高危人群应该严密监测,建议每3~6个月进行一次AFP联合超声检测。至此,我国肝癌早期筛查体系逐步建立。

二、肝癌的诊断

肝癌的临床诊断早期主要依靠临床体征和同位素扫描发现肝占位,但此标准诊断出的肝癌通常已处于晚期。自20世纪70年代AFP应用于临床开始,肝癌诊断技术不断得以发展,肝癌诊断的敏感性及特异性不断提高。

（一）临床表现

1. 症状　早期肝癌多无明显症状,随着肿瘤增大可出现肝区疼痛、食欲减退、腹胀、乏力、消瘦、腹泻等临床表现。

（1）肝区疼痛:这是最常见的主诉,多数病人因此而就诊。在我国肝癌病人中,该症状的发生率为 74%～84%,疼痛多为持续性隐痛、胀痛、钝痛或刺痛,夜间或劳累后尤为明显。疼痛多系癌肿迅速生长使肝包膜张力加大所致。疼痛部位与病灶位置关系密切,病灶位于右叶可表现为右季肋或右上腹部疼痛;病灶位于左外叶可表现为胃部不适;病灶位于膈顶可放射至肩胛或腰背部。

（2）消化系统症状:主要有食欲减退,恶心呕吐等。食欲减退是最常见的消化道症状,并且随着病情的加重而越发明显。部分病人可出现腹泻,多为进食后出现,常不伴有腹痛。

（3）全身症状:早期不明显,晚期可出现乏力、消瘦,甚至有恶病质。此外,肝癌晚期可出现不明原因的午后中低度的发热。

（4）特殊症状:肿瘤破裂出血引起突发的腹部剧痛以及急腹症征象;肿瘤压迫胆管引起的梗阻性黄疸;肿瘤侵犯门静脉导致腹水增加而引起腹胀;肿瘤侵犯骨骼引起骨痛,在部分病人中骨痛甚至是唯一的症状。

2. 体征　多数肝癌病人无明显相关的阳性体征,部分病人可伴有如下表现:

（1）肝大:肝大是最常见的阳性体征,常呈不对称性肝大,局部隆起,可随呼吸上下运动,触诊肝表面光滑或有大结节感,质硬有压痛。左肝癌常表现为剑突下包块,右肝癌位于右肝下部时可在右肋缘下触及包块,而位于右肝靠近膈顶时可见右膈抬高。

（2）腹水:往往为肝癌晚期表现,引起腹水的原因主要包括:肝功能失代偿致门静脉高压、低蛋白血症引起的腹水;肿瘤侵犯门静脉或肝静脉致门静脉高压引起的腹水;肿瘤腹腔种植转移引起的癌性腹水;肿瘤转移并堵塞淋巴管后引起的浑浊或乳糜样腹水;以及肝癌破裂出血引起的腹腔内积液。因此,鉴别腹水的性质对后续治疗有重要意义。

（3）黄疸:引起黄疸的原因主要包括:肝癌晚期肝功能失代偿引起的以间接胆红素升高为主的黄疸;肝脏肿瘤压迫肝内胆管、肝门部肿大淋巴结压迫肝门部胆管或者肿瘤侵犯阻塞胆管引起的以直接胆红素升高为主的黄疸。临床上应仔细鉴别黄疸原因,从而制订相应的治疗方案。

（4）其他:如肝功能失代偿时,可出现肝掌、蜘蛛痣和腹壁静脉曲张等体征;若近期出现咳嗽、咯血、骨痛、病理性骨折、左锁骨上淋巴结肿大等,则应考虑远处转移的可能。

（二）辅助检查

1. 血清学检验　对于原发性肝癌,可能出现血液碱性磷酸酶、谷草转氨酶、乳酸脱氢酶或胆红素升高、白蛋白降低等肝脏功能改变以及淋巴细胞亚群等免疫指标的改变。

2. 血清肿瘤标志物　肿瘤标志物是指在肿瘤发生和增殖的过程中,由肿瘤细胞合成、释放或者是机体对肿瘤细胞反应而产生的一类物质。最近在肝癌标志物的研究领域,从早期的血清蛋白标志物,到现在的遗传物质（如游离 DNA、miRNA 等）,再到最新的蛋白质组学及代谢组学等方面均有发现和进展,但临床应用仍存在重大的挑战。

（1）AFP:自 20 世纪 70 年代引进并改善检测方法以来,AFP 仍是目前肝癌诊断最常用的标志物,正常人血清 AFP$<$20μg/L。AFP 诊断早期肝癌的敏感性为 39%～65%,特异性可达 76%～97%。血清 AFP$\geqslant$400μg/L,且排除慢性或活动性肝炎、肝硬化、睾丸或卵巢胚胎源

性肿瘤及妊娠等,应高度怀疑肝癌。

(2) 甲胎蛋白异质体(AFP-L3):20 世纪 90 年代初,Taketa 等将血清 AFP 与各种凝聚素结合后进行电泳、分离,发现在肝癌病人的血清中 AFP 与外源凝集素,如刀豆素和小扁豆素结合后电泳被分成 3 带,并依次命名为 AFP-L1、AFP-L2、AFP-L3。AFP-L1 来自良性肝病,是 AFP 的主要成分;AFP-L2 来自孕妇;AFP-L3 为肝癌细胞特有,正常值应低于 10%,>10%提示肝癌可能性大。虽然 AFP-L3 的敏感性仅有 37%~60%,但特异性高达 90%。我国几乎与 AFP 同时代应用于临床研究,并不断探索与 AFP 等联合应用于早期肝癌的诊断。

(3) 异常凝血酶原(des-γ-carboxyprothrombin,DCP):是肝内合成的无活性凝血酶原前体,正常时在维生素 K 作用下经 γ 羧化过程转化为活性形式。维生素 K 缺乏或应用维生素 K 拮抗剂时,特异性谷氨酸不能转化为 γ 羧基谷氨酸,从而引起凝血酶原前体的释放,故称之为“维生素 K 缺乏或拮抗剂 II 诱导的蛋白质”(prothrombin induced by vitamin K absence or antagonist-II,PIVKA-II),亦称为 DCP。1984 年 Liebman 首次发现肝癌中 91%的病人 DCP升高。随后大量研究报道表明,其诊断早期肝癌的敏感性为 48%~62%,特异性可达 81%~98%。DCP 的敏感性可随肿瘤体积增大而升高,且 DCP 在诊断肝炎相关性肝癌时的敏感性和特异性均高于 AFP。DCP 以临床常用的 40ng/ml 作为诊断界值,其诊断肝癌的敏感度在80%左右,而特异度在 90%以上。我国台湾学者 Lo KJ 等于 1991 年在 *Journal of Hepatology*上首次报道 DCP 的临床应用,但由于仅纳入 35 例病人,得出 DCP 敏感性低于 AFP 的结论。国内 DCP 的临床应用及研究起步较晚,上海东方肝胆外科医院杨田等做了一项荟萃分析,结果显示,DCP 诊断肝癌的敏感性及特异性均优于 AFP。杨田、沈锋团队于 2019 年 12 月在*Clinical Chemistry* 上发表了一项中国大型的多中心研究,他们基于年龄(age)、性别(sex)、AFP、PIVKA-II 创新性地构建了一个诊断乙肝相关性肝癌的诊断模型,命名为 ASAP 模型。结果显示,ASAP 模型对乙肝相关性肝癌的诊断效能良好,在训练队列和验证队列中对早期乙肝相关性肝癌的敏感度分别达到 76.1%和 73.8%,其特异度分别达到 90.4%和 90.0%,远远高于单用 AFP 或 PIVKA-II 的诊断效能。研究人员认为,相比传统的影像学检查,ASAP模型整合病人的基本临床资料(年龄、性别)以及 AFP、PIVKA-II 的血清水平,方便快捷、结果客观,排除了操作者需要经验判读的主观性,在慢性乙型肝炎病人中的肝癌早期筛查中可以发挥重要作用,是一种具有广泛临床应用前景的肝癌筛查手段。

(4) 磷脂酰肌醇聚糖(glypican-3,GPC-3):王红阳院士领衔的课题组于 2014 年成功研发具有自主知识产权的新型肝癌诊断试剂 GPC-3。据报道,此试剂盒主要用于肝癌的病理诊断与分型,尤其是肝脏肿瘤疑难病例良、恶性的鉴别诊断,对临床及时开展肝脏肿瘤恶性病例个性化治疗和避免良性病例过度治疗,具有重要的应用价值。

(5) 其他肝癌标志物:近年来,国内肝癌标志物的基础和临床研究不断深入,新的肿瘤标志物不断被发现,如血清膜联蛋白(annexin A3),载脂蛋白 A1,骨桥蛋白(osteopontin,OPN),Wnt 通路抑制因子(dickkopf-1,DKK-1),岩藻糖苷酶(α-1-fucosidase,AFU),高尔基体蛋白(golgi protein-73,GP-73),鳞状上皮细胞癌抗原(squamous cell carcinoma antigen,SCCA)等。

(6) 肝癌标志物的联合应用:由于 AFP 诊断肝癌的敏感性仅为 60%~70%,特异性也不高。因此,自 20 世纪 90 年代 AFP 异质体被发现以来,国内学者不断研究和探索不同肝癌标志物联合诊断肝癌的研究,如 AFP 联合 AFP-L3,AFP 联合 AFU 及 AFP 联合 AFP-L3 及 DCP等。各研究均表明,联合应用诊断敏感性及特异性较单个指标显著提高。ASAP 模型和

GALAD 模型都属于此类联合诊断应用的范畴。

3. 基因-蛋白组学及代谢组学 自 2003 年人类基因组计划以来,随着基因检测技术的不断发展,基因检测的基础和临床研究亦不断发展。在肝癌方面,国内大量学者研究发现具有肝癌早期诊断应用前景的基因标志物:如周伟平教授等应用血浆环状 RNA(cirRNA)试剂盒(包含 hsa_circ_0000976、hsa_circ_0007750 及 hsa_circ_0139897)诊断乙肝相关肝癌,结果表明该试剂盒较 AFP 诊断准确率更高,且其对小肝癌、AFP 阴性的肝癌诊断敏感性也较好;中山大学癌症中心徐瑞华教授等研究表明,循环肿瘤 DNA(ctDNA)携带癌症特异性遗传和表观遗传异常,可能使无创的"液体活检"诊断和监测癌症成为可能,并通过检测 ctDNA 甲基化,提示其可用于肝癌早期诊断。中山大学附属第三医院庄诗美教授等鉴定了一个包含七种差异表达 miRNA(miR-29a、miR-29c、miR-133a、miR-143、miR-145、miR-192 和 miR-505)的 miRNA 分类器,证实其可以应用于肝癌检测,并且较 AFP 敏感性更高。王红阳院士等通过研究非编码调节 RNA 网络,发现 cirRNA 中非编码调节区域在肝癌中发生改变,具有潜在检测肝癌发生的价值。国家癌症中心焦宇晨等开发了一种名为肝癌筛查的液体活组织检查方法,并显示了 100% 的敏感性、94% 的特异性和 17% 的阳性预测值。中国人民解放军总医院刘荣团队研究发现外泌体 miRNA(miRNAs,miR-30d,miR-140 and miR-29b)具有潜在预测肝癌发生的价值。2019 年,樊嘉院士等发表关于乙型肝炎病毒(hepatitis B virus,HBV)相关肝癌的蛋白基因组学研究,通过对比肝癌组织和癌周组织,分析其表达差异,具有潜在临床应用价值。此外,在代谢组学方面,杨田教授团队通过液相色谱-质谱分析来表现肝细胞癌的代谢特征,并识别包含肝脏组织和血清代谢物的应用于肝癌诊断和指导预后的候选生物标志物,最终发现视黄醇代谢相关物质对于肝癌病人具有较高的诊断和预后价值。

4. 其他肝癌诊断研究 近年来,国内学者在不同研究方向亦有所研究。浙江大学医学院附属第一医院郑树森院士团队首次对肝癌病人肠道微生物群落特征进行了研究,并报道了肝癌微生物标志物诊断模型的成功建立和跨区域验证,表明以肠道微生物为靶点的生物标志物是一种潜在的无创早期诊断 HCC 的工具。此外,多种临床血液指标的联合应用可提高早期肝癌诊断的敏感性和特异性,如香港中文大学华南肿瘤学国家重点实验室 Wong VW 等于 2010 年在 *Journal of Clinical Oncology* 杂志发表的研究显示,通过联合年龄、胆红素水平、白蛋白水平、乙肝病毒 DNA 及肝硬化五项来预测早期肝癌的发生,结果表明该预测评分系统在预测慢性乙型肝炎病人罹患肝癌的发生率上有较高的准确性。

5. 影像学检查

(1)超声(ultrasonography,US):超声技术自 20 世纪 50 年代引入中国,然而,由于早期其只能区分肝脏实性或囊性占位而在肝癌诊断中受限。自 20 世纪 80 年代,赵玉华教授引进彩超技术并应用于肝癌检查,至此,超声因操作简便、价廉、实时、无创和可重复性,一直为肝脏检查首选的方法。随着超声技术的发展,尤其是近年三维超声及超声造影技术的应用,明显提高了超声诊断的分辨力、敏感性和特异性,在肝脏肿瘤的检出和定性诊断中具有重要价值。

(2)计算机断层扫描(computed tomography,CT):早期 CT 对于直径 ≤1cm 的肝癌病灶检出率很低,20 世纪 80 年代初应用 CT 动脉造影,即在肝固有动脉内直接注射造影剂的同时进行动态扫描,以肝动脉供血为主的肝癌病灶强化十分显著,可与肝实质形成鲜明对比,对直径 ≤1cm 的病灶检出率可达 80%。动脉期 CT 门静脉造影,即将导管插至肠系膜上动脉或脾动脉后注造影剂,造影剂经门静脉回流到肝脏后行 CT 扫描,正常肝组织明显增强,对直径≤1cm的病灶检出率可达85%。至20世纪80年代末,螺旋CT应用于临床,可在一次屏气期内完成全肝扫描,避免漏层和呼吸运动所致伪影,并可行动脉期和门静脉期的双期扫描,兼顾不同血供类型病灶的检出。碘油CT(CT+肝动脉造影)可进一步提高诊断灵敏度,小至直径0.3cm的癌灶也能检出。CT诊断不足之处在于对弥漫性肝癌和等密度病灶容易漏诊,此外肝左叶的肿瘤可因胃内气体产生的伪影而发生误诊。

(3) 磁共振成像(MRI):无放射性辐射,组织分辨率高,可以多方位、多序列成像。诊断价值与CT相仿,在显示肝癌病灶内部的组织结构如出血坏死、脂肪变性、包膜等方面要优于CT和US。同时,对于肝癌结节的鉴别也有帮助,这一点优于肝动脉造影外的其他检查。近年随着造影对比剂的研究进展,目前推荐采用MRI肝胆特异对比剂(如Gd-EOB-DTPA,钆塞酸二钠注射液)增强扫描,可以增加小病灶甚至小癌栓的检出率,且鉴别治疗后坏死灶、出血灶、再生结节以及肝癌复发等情况,是目前国际上公认的准确的影像学检查方法。

(4) 选择性肝动脉造影:1979年,国内首次报道通过血管造影检查诊断肝癌,是目前最敏感的肝癌影像学诊断方法,可以明确显示肝脏小病灶及其血供情况,适用于其他检查后仍未能确诊的病人。检查成功率可在90%以上,诊断准确率可达88%~93%。肝动脉造影的诊断价值取决于肝癌是否具有富血管的特性,如为乏血供类型则无法与胆管细胞癌区别。此外,肝动脉造影可同时进行化疗和碘油栓塞等治疗手段。肝动脉造影是一种创伤性检查且有发生出血、栓塞等并发症的危险,要做到高选择性需要一定的经验。

(5) ^{18}F标记脱氧葡萄糖(fluorine-18 fluorodeoxyglucose,^{18}F-FDG):正电子发射断层扫描(positron emission tomography,PET)/CT ^{18}F-FDG及^{18}F标记的脱氧葡萄糖能够被肿瘤细胞大量摄取,并在磷酸激酶的作用下形成^{18}F-FDG-6-磷酸,由于被脱氧无法生成二磷酸己糖,不能参与下一步代谢而滞留在肿瘤细胞内。PET能够在横断、冠状、矢状位清楚地显示FDG摄取增加部位,此即PET成像及应用的肿瘤学原理。PET/CT是将PET与CT融合而成的功能分子影像成像系统,既可由PET功能显像反映肝脏占位的生化代谢信息,又可通过CT形态显像进行病灶的精确解剖定位,并且同时全身扫描可以了解整体状况和评估转移情况,达到早期发现病灶的目的,亦可了解肿瘤治疗前后的大小和代谢变化。但肝癌细胞对葡萄糖摄取有其特殊性,在分化较好的癌细胞内含有较高浓度的葡萄糖-6-磷酸酶,可以加速^{18}F-FDG的代谢过程,因此在高分化肝癌类型中^{18}F-FDG含量较低,不足表现出高代谢表现,PET显像时常为阴性,从而出现假阴性结果。PET/CT在我国大多数医院尚未普及应用,且其肝癌临床诊断的敏感性和特异性还需进一步提高,不作为肝癌诊断的常规检查方法,可作为其他方法的补充。

(6) 超声引导下细针穿刺细胞学检查:优点是有目的进针,能避开穿刺目标附近的大血管及其他器官,如果肿瘤较大且中心有不规则坏死液化的话,此时更能引导并选择有组织成分重点取样,避免变性坏死导致假阴性。应用此法,肝癌诊断率为80%以上,并对早期癌结节可获得组织学诊断依据。

(三) 原发性 HCC 诊断思路

图 2-1 为原发性 HCC 诊断思路。

(四) 病理诊断

病理诊断是肝癌诊断的金标准,但在病理诊断时仍需重视结合临床,包括了解病人的HBV/丙型肝炎病毒(hepatitis C virus,HCV)感染情况、血清AFP和CA19-9等肿瘤标志物的检测结果,以及肝占位的影像学特点等情况。

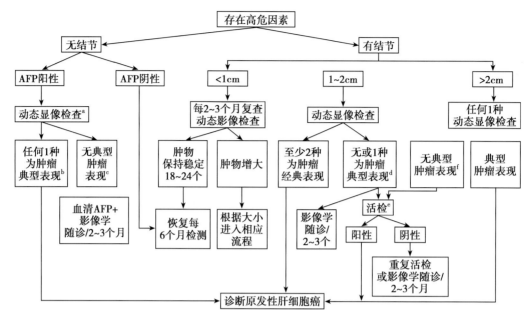

图 2-1 HCC 诊断思路

注:a. 主要包括四种影像学检查:动态增强 CT、动态增强 MRI、Gd-EOB-DTPA 增强 MRI 及超声造影。b. 四种影像学中,只要有 1 项显示有动脉期病灶明显强化、门静脉或延迟期强化下降的"快进快出"的肝癌典型特征,即可临床诊断为肝癌。c. 四种影像学中,如果无典型的肝癌特征,可密切随访,AFP 检测+影像学检查每 2~3 个月一次。如果随访过程中出现肝脏结节,则根据结节大小进入相应流程。d. 四种影像学中,无或只有一项检查有典型的肝癌特征,可每 2~3 个月密切影像学随访。若肝脏结节保持不变,继续密切随访;若结节增大,则根据结节大小进入相应流程。e. 四种影像学中,无或只有一项检查有典型的肝癌特征,可进行肝脏穿刺活检,若活检仍无法明确诊断,可每 2~3 个月密切影像学随访。f. 四种影像学中,无一项检查有典型的肝癌特征,则需进行肝脏穿刺活检,若活检仍无法明确诊断,可每 2~3 个月密切影像学随访。

1. 标本的取材 尽可能在肿瘤离体 30 分钟内送病理科取材和固定。病理标本的获取应采用"7 点"基线取材法:即在肿瘤 12、3、6、9 点于癌和癌旁交界处按 1:1 取材;肿瘤内部至少取 1 块;对距肿瘤边缘≤1cm(近癌旁)和>1cm(远癌旁)分别取材 1 块。对单个直径≤3cm 者应全部取材检查。实际中还应根据肿瘤数量、直径等综合考虑。

2. 大体标本描述 重点描述肿瘤的部位、大小、数量、颜色、质地、与血管和胆管的关系、包膜状况、周围肝组织病变、卫星结节、肝硬化类型、肿瘤至切缘的距离以及切缘受累情况等。

3. 显微镜下观察描述 参照 2010 版世界卫生组织(WHO)消化系统肿瘤组织学分类,重点描述以下内容:分化程度:可参考经典的 Edmondson 四级分级法,或分为高、中、低三级;组织学类型:常见有细梁型、粗梁型、假腺管型和团片型等;特殊细胞类型:如透明细胞型、富脂型、梭形细胞型和未分化型等;肿瘤坏死、淋巴细胞浸润及间质纤维化范围和程度;生长方式:癌周浸润、包膜侵犯或突破、微血管侵犯和卫星结节等;慢性肝病评估:肝癌常伴随不同程度的慢性病毒性肝炎或肝硬化,推荐采用较为简便的 Scheuer 评分系统和中国慢性病毒性肝炎组织学分级和分期标准。

4. 微血管侵犯(microvascular invasion,MVI) 指在显微镜下于内皮细胞衬覆的脉管腔内见到癌细胞巢团,以门静脉分支为主(含包膜内血管)。病理分级方法:M0:未发现 MVI;

M1(低危组):≤5 个 MVI;M2(高危组):>5 个 MVI,或 MVI 发生于远癌旁组织。

5. 代表性免疫组织化学标志物　肝细胞抗原(Hep Par1)示细胞质阳性;多克隆性癌胚抗原(pCEA)示细胞膜毛细胆管阳性;CD34 示肝窦微血管弥漫性分布;GPC-3 仅在 HCC 的细胞质内表达。此外还应鉴别肝内胆管细胞癌的代表性免疫组织化学标志物:细胞角蛋白19(CK19)和黏糖蛋白-1(MUC-1)示细胞质阳性。

三、肝癌的鉴别诊断

(一) AFP 阳性的鉴别诊断

1. 慢性肝病　如肝炎、肝硬化,应对病人血清 AFP 水平进行动态观察,肝病活动时 AFP 多与 ALT 同向活动,多为一过性升高或呈反复波动性,一般不超过 400μg/L,时间也较短暂;如 AFP 与 ALT 异向活动和/或 AFP 持续高浓度,则应警惕肝癌可能。

2. 妊娠、生殖腺或胚胎型等肿瘤鉴别　主要通过病史、体检以及腹盆腔超声、CT 检查。

3. 消化系统肿瘤　某些发生于胃、胰腺、肠道的肿瘤也会引起血清 AFP 升高。鉴别诊断除详细的病史、体检和影像学检查外,测定血清 AFP 异质体则有助于鉴别肿瘤的来源。如产 AFP 胃癌中 AFP 以扁豆凝集素非结合型为主。

(二) 肝占位的鉴别诊断

1. 继发性肝癌多见于消化道肿瘤转移,多无肝病背景,病史可能有便血、饱胀不适、贫血、体重下降等消化道肿瘤症状,肿瘤标志物 AFP 阴性,而 CEA、CA19-9、CA242 等消化道肿瘤标志物可能升高。影像学检查也有一定特点:①常为多发占位,而 HCC 多为单发;②典型转移瘤影像可见"牛眼征"(肿物周边有晕环,中央因乏血供而呈低回声或低密度);③CT 增强或肝动脉造影可见肿瘤血管较少,血供不如 HCC 丰富;④消化道内镜或造影可能发现胃肠道的原发病变。

2. 胆管细胞癌多无肝病背景,CEA、CA19-9 等肿瘤标志物可能升高。影像学检查最有意义的是 CT 增强扫描,肿物血供不如肝细胞癌丰富,且纤维成分较多,呈"快进慢出",周边有时可见扩张的末梢胆管。

3. 肝肉瘤常无肝病背景,影像学检查显示为血供丰富的均质实性占位,不易与 AFP 阴性的肝细胞癌相鉴别。

4. 肝良性肿瘤或结节主要包括以下几种肝脏良性病变,需考虑鉴别诊断。

(1) 肝海绵状血管瘤:又称肝血管瘤。是最常见的肝脏良性肿瘤,可呈逐渐增大趋势,无恶变倾向。常无肝病背景,女性多见,直径大于 5cm 者容易诊断,体积较小者容易与肝癌相混淆。超声和 CT 对肝血管瘤均有较高的诊断率,MRI 对鉴别肝血管瘤更为准确。CT 增强扫描可见从占位周边开始向内充填,呈"快进慢出",与肝癌的"快进快出"区别,MRI 可见典型的"灯泡征"。

(2) 肝腺瘤:常无肝病背景,女性多见,常有口服避孕药史,与高分化的肝细胞癌不易鉴别,对鉴别较有意义的检查是^{99m}Tc 核素扫描,肝腺瘤能摄取核素,且延迟相呈强阳性显像。肝腺瘤的出血率和恶变率分别为 29% 和 5%,故原则上应尽早手术。

(3) 肝局灶型结节性增生:好发于年轻女性病人,男女比例约 1∶8,偶有出血、钙化,无恶变倾向。本病通常无症状,少数病变较大者可有上腹部不适或肝区疼痛,肿瘤破裂出血是极罕见的并发症。CT 平扫表现为低密度或等密度结节,中央瘢痕呈星芒状低密度影。增强扫描动脉期可见病灶除中央瘢痕灶以外呈现均匀强化的高密度。门静脉期和延迟期扫描呈等密度,而中央瘢痕出现延迟增强。因此,多种影像学联合检查可提高准确性。

(4) 肝脏炎性假瘤:是肝内以纤维组织增生和慢性炎细胞浸润为特征的炎性增生性病变。病因仍不清楚,感染、免疫反应、肝实质出血坏死、闭塞性静脉炎以及肝内胆管破裂引起的继发反应等都可能与其有关。其基本病理学改变主要为炎性增生性肿块。病变处浆细胞、淋巴细胞、嗜酸性粒细胞以及吞噬细胞等多种炎症细胞浸润。肝组织结构破坏消失,纤维组织增生,但肝脏通常无硬化。肝脏炎性假瘤属良性疾病,可予抗生素及非甾体抗炎药观察疗效并定期复查各项相关指标,但临床大多误诊为肝恶性肿瘤而切除。

(5) 肝脏腺瘤样增生:慢性肝炎、肝硬化基础上肝细胞发生过度反应逐渐形成肿瘤样病灶称为腺瘤样增生。特指在肝硬化背景下发生的明显再生性结节。肝炎病毒感染可能是重要致病因素。肝腺瘤样增生常为单个结节,直径大于肝硬化结节,多为 1～3cm,偶可达10cm。其特点为病人多伴有肝炎、肝硬化、门静脉高压、脾大等病理改变。肝腺瘤样增生被认为是肝癌的癌前病变,且术前难以与小肝癌鉴别,所以应积极治疗。

(6) 肝囊肿:甚为常见。可单发,可多发,直径可达 10cm 以上,也可小至 2～3mm。大多数肝囊肿易与肝癌鉴别,但复杂性肝囊肿与囊性病变类型的肝癌鉴别困难。肝囊肿多可动态观察,单个囊肿增大到一定程度或多发囊肿影响肝脏功能时,可考虑手术治疗。

(7) 肝脓肿:常有痢疾或化脓性疾病病史而无肝病史,曾经或当前有感染表现,脓肿未液化时常与肝癌混淆,在液化后则呈液平面,应与中央坏死型肝癌鉴别。此外,肝动脉造影一般无明显肿瘤血管染色。

(8) 肝包虫病:常具有多年牧区生活史以及狗、羊接触史,叩诊有"包虫囊震颤"是其特征性表现,Casoni 试验为其特异性的检测手段,阳性率达 90%～95%,B 超检查在囊性占位腔内可发现漂浮子囊的强回声,CT 有时可见囊壁钙化的头结。穿刺可诱发严重的过敏反应,因此不宜通过活检来明确诊断。

(杨田　沈锋)

参考文献

[1] 中国抗癌协会肝癌专业委员会,中华医学会肝病学分会肝癌学组,中国抗癌协会病理专业委员会. 原发性肝癌规范化诊疗指南(2015 版)[J]. 中华肝胆外科杂志,2015,21(3):145-151.

[2] 张宝初,王墨荣,陈建国,等. 在高危人群中普查随访发现的肝癌临床研究[J]. 中国肿瘤临床,1994,21(7):489-491.

[3] YU M C,YUAN J M. Environmental factors and risk for hepatocellular carcinoma[J]. Gastroenterology,2004,127(5 Suppl 1):72-78.

[4] 丛文铭. 肝胆肿瘤外科病理学[M]. 北京:人民卫生出版社,2015:276-320.

[5] LI D,MALLORY T,SATOMURA S. AFP-L3:a new generation of tumor marker for hepatocellular carcinoma[J]. Clin Chim Acta,2001,313(1-2):15-19.

[6] CHAN C Y,LEE S D,WU J C,et al. The diagnostic value of the assay of des-gamma-carboxy prothrombin in the detection of small hepatocellular carcinoma[J]. J Hepatol,1991,13(1):21-24.

[7] XING H,ZHENG Y J,HAN J,et al. Protein induced by vitamin K absence or antagonist-Ⅱ versus alpha-feto-protein in the diagnosis of hepatocellular carcinoma:A systematic review with meta-analysis[J]. Hepatobil Pancreat

Dis Int,2018,17(6):487-495.

[8] YANG T,XING H,WANG G,et al. A novel online calculator based on serum biomarkers to detect hepatocellular carcinoma among patients with hepatitis B[J]. Clin Chem,2019,65(12):1543-1553.

[9] RODRIGUEZ-PERALVAREZ M,LUONG T V,ANDREANA L,et al. A systematic review of microvascular invasion in hepatocellular carcinoma:diagnostic and prognostic variability[J]. Ann Surg Oncol,2013,20(1):325-339.

[10] MA X L,JIANG M,ZHAO Y,et al. Application of serum annexin a3 in diagnosis,outcome prediction and therapeutic response evaluation for patients with hepatocellular carcinoma[J]. Ann Surg Oncol,2018,25(6):1686-1694.

[11] MA X L,GAO X H,GONG Z J,et al. Apolipoprotein A1:a novel serum biomarker for predicting the prognosis of hepatocellular carcinoma after curative resection[J]. Oncotarget,2016,7(43):70654-70668.

[12] GE T,SHEN Q,WANG N,et al. Diagnostic values of alpha-fetoprotein,dickkopf-1,and osteopontin for hepatocellular carcinoma[J]. Med Oncol,2015,32(3):59.

[13] YU J,DING W B,WANG M C,et al. Plasma circular RNA panel to diagnose hepatitis B virus-related hepatocellular carcinoma:A large-scale,multicenter study[J]. Int J Cancer,2019,146(6):1754-1763.

[14] XU R H,WEI W,KRAWCZYK M,et al. Circulating tumour DNA methylation markers for diagnosis and prognosis of hepatocellular carcinoma[J]. Nat Mater,2017,16(11):1155-1161.

[15] LIN X J,CHONG Y,GUO Z W,et al. A serum microRNA classifier for early detection of hepatocellular carcinoma:a multicentre,retrospective,longitudinal biomarker identification study with a nested case-control study[J]. Lancet Oncol,2015,16(7):804-815.

[16] WEI Y,CHEN X,LIANG C,et al. A noncoding regulatory rnas network driven by circ-cdyl acts specifically in the early stages hepatocellular carcinoma[J]. Hepatology,2020,71(1):130-147.

[17] QU C,WANG Y,WANG P,et al. Detection of early-stage hepatocellular carcinoma in asymptomatic HBsAg-seropositive individuals by liquid biopsy[J]. Proc Natl Acad Sci U S A,2019,116(13):6308-6312.

[18] YU L X,ZHANG B L,YANG Y,et al. Exosomal microRNAs as potential biomarkers for cancer cell migration and prognosis in hepatocellular carcinoma patient-derived cell models[J]. Oncol Rep,2019,41(1):257-269.

[19] GAO Q,ZHU H,DONG L,et al. Integrated proteogenomic characterization of hbv-related hepatocellular carcinoma[J]. Cell,2019,179(2):561-577.

[20] HAN J,HAN M L,XING H,et al. Tissue and serum metabolomic phenotyping for diagnosis and prognosis of hepatocellular carcinoma[J]. Int J Cancer,2020,46(6):1741-1753.

[21] REN Z,LI A,JIANG J,et al. Gut microbiome analysis as a tool towards targeted non-invasive biomarkers for early hepatocellular carcinoma[J]. Gut,2019,68(6):1014-1023.

[22] WONG V W,CHAN S L,MO F,et al. Clinical scoring system to predict hepatocellular carcinoma in chronic hepatitis B carriers[J]. J Clin Oncol,2010,28(10):1660-1665.

[23] 吴孟超,沈锋. 肝癌[M]. 北京:人民卫生出版社,2010:58-61.

[24] National Comprehensive Cancer Network(NCCN). NCCN Clinical Practice Guidelines in Oncology. Hepatobiliary Cancers. Version 1. 2018[EB/OL]. [2020-10-15]. http://www. nccn. org/professionals/physician_gls/pdf/hepatobiliary. pdf.

[25] 林贵,顾瑨,韩莘野,等. 选择性血管造影诊断原发性肝癌[J]. 中华放射学杂志,1979,13(3):129-132.

[26] 中国临床肿瘤学会. 原发性肝癌诊疗指南[M]. 北京:人民卫生出版社,2018:4-16.

第二节   肝癌影像学诊断技术的发展与进步

一、超声

超声诊断是一种由医疗工作者使用医学超声诊断仪对人体进行扫查，获得人体器官组织结构的模拟图像并加以观察，对观察的结果做出病理或者生理现象的判断，以及发现新生病灶的诊断手段。目前，在临床应用最为广泛的是 B 型超声。超声与 X 线、电子计算机断层扫描（computed tomography，CT）、磁共振成像（magnetic resonance imaging，MRI）并称为四大医学影像技术。超声诊断便捷快速，无创无痛，价格低廉，便于推广，早已为广大人民群众熟知并接受。它的作用不仅在于各类疾病的诊断，在预防保健中也具有极其重要的作用，对社区人群的疾病筛查，尤其是在随访慢性肝病病人、发现早期肝癌病人方面有不可替代的作用。

（一）肝癌超声诊断的发展历史

超声诊断作为影像医学的重要分支之一，与近代工业技术的发展密不可分。1880 年居里兄弟发现了压电效应，为超声技术的诞生奠定了理论基础。运用压电效应和反压电效应，人们在 20 世纪初制造出能够发射超声波的仪器设备，并应用在工业生产中。1942 年，奥地利的精神科医生 K. T. Dussik 率先采用了一种 A 型超声设备来探测病人的头颅，这是人类历史上第一次超声诊断的雏形。随着工业技术的不断完善和进步，又相继开发出了 M 型超声、B 型超声、D 型超声技术，并先后进入临床实践中。

受到国外先进技术的影响，以上海市第六人民医院的周永昌教授为代表的我国老一辈医学工作者于 20 世纪 50 年代末期也开始摸索超声这一新的影像诊断技术，并用自己的不懈努力为中国超声诊断事业的发展奠定了的坚实基础，从而在全国掀起了一股研究超声诊断技术的热潮。对肝脏及肝脏疾病的观测和研究也是其中的一个重要方向，在这个阶段，肝脏内的肿瘤在各种不同型号超声下的表现也得到了广泛研究，结合大体标本和病理让大家了解到超声技术能够辨别肝脏的肿瘤是囊性还是实性。广泛的实践和研究的开展使得 B 型超声脱颖而出，成为最适合进行肝脏检查的仪器种类。1982 年，日本的 Aloka 公司生产出第一台彩色多普勒超声诊断仪，即 D 超，应用物理学上的多普勒原理能显示出人体循环系统内的血流和方向。随即 D 超与 B 超相融合，出现了带有 D 超功能的 B 超，即人们常说的彩超，至此现代 B 超的雏形已趋近完成。新的技术带来新的研究方向，1987 年，赵玉华教授将这一技术应用到了肝脏肿瘤的检查，首次阐明肝癌彩色血流的多少与其病理结构相关，1988 年在华盛顿国际会议上首次报道，获得了国内外超声同道的一致好评。

随着计算机技术的不断发展和进步，超声诊断技术也不断改良和进步，数字技术的应用使得超声成像，尤其是 B 型超声的准确性和清晰度更是有了质的飞跃。对于肝脏占位性病变的显示，也达到了前所未有的高度，尤其对小肝癌的诊断率显著提升，目前市场上技术成熟的 B 超能够发现的最小肝脏肿瘤直径只有 5mm。目前全世界对肝癌的筛查，最普及和首选的影像技术就是 B 超，具有无可撼动的地位。但是我们也要认识到由于超声技术存在的一些先天缺陷，诊断的结果会受到病人是否肥胖、肿瘤是否位于靠近膈肌或者胃等易受到体内气体干扰的位置以及操作者经验的影响。

（二）肝癌超声诊断的新技术及其应用

20世纪80年代后期开始，三维超声成像技术得到了实现。虽然这一技术最先应用于产科，并得到了广泛认可，但是由于三维超声成像技术在获得人体立体解剖结构方面具有独特的优越性，使得研究者们从未放弃过将这一先进技术应用于肝脏疾病的研究，至今已发展到了实时三维超声造影成像技术，即利用超声造影成像的信息，实时构建出三维可视图像，它灵活的实时多平面成像，可以为我们提供更多的肿瘤信息，也是未来超声诊断发展的方向之一。

超声造影技术，是超声诊断发展史中一项跨时代的重要发明。它是一种纯血池造影显像，可以显示肿瘤的微循环，观察血流灌注情况，始于20世纪60年代末期。经过长足发展，逐步成为临床上一项十分成熟的超声诊断技术。长期的临床研究表明它优于普通常规二维超声，提高了肝肿瘤的检出率，特别是肝硬化、脂肪肝等复杂肝背景下肝脏肿瘤以及小肝癌的检出率，对于判定肿瘤的良恶性质也有不俗的表现。目前更先进的造影剂的研发还在进行中，未来利用造影微泡携带各种分子探针、靶向药等，进一步优化它对肿瘤的诊断乃至治疗作用，仍有待科研工作者们继续努力。

近年来掀起研究热潮的弹性成像技术是超声诊断的新领域，从生物力学的角度为临床提供更多疾病信息。这一成像技术的基本原理是人体组织受外力作用后会体积压缩，即形变，而正常组织和病变组织在相同条件下，由于自身细微组织结构的不同，会产生不同的形变。主流的弹性成像技术有瞬时弹性成像、声脉冲辐射成像、实时组织弹性成像、实时剪切波弹性成像，由于这一技术的特性，研究的焦点都集中在肝脏纤维化方面。东方肝胆外科医院郭佳教授等利用实时组织弹性成像技术判断肝肿瘤的良恶性，研究表明恶性肿瘤的硬度值大于良性肿瘤的硬度值，说明这一技术未来在肝脏肿瘤的应用方面仍有拓展的空间。

（谭碧波）

二、磁共振成像

肝细胞癌占原发性肝癌的90%左右。对于早期的HCC，行根治性治疗可显著延长病人的生存时间及减少复发。而中晚期HCC，往往多数已失去手术的机会或术后复发率较高。因此，合理运用影像学检查，对肝癌病人进行早发现、早诊断、早治疗，可明显提高肝癌的治疗效果。

目前HCC检查常用的无创影像学方法主要有：超声（ultrasonography，US）、X线计算机断层摄影（computed tomography，CT）、磁共振成像（magnetic resonance imaging，MRI）等。各种影像学检查手段各具特点，应该强调综合应用、优势互补、全面评估。目前临床上首选超声和血清甲胎蛋白（alpha-fetoprotein，AFP）对高危人群（乙型病毒性肝炎、丙型病毒性肝炎感染者或病毒携带者、肝硬化、家族肝癌史、酗酒者和代谢异常综合征等）进行筛查，若有异常需明确诊断者，要依赖于动态增强CT和MRI检查。由于MRI具有无电离辐射、良好的软组织分辨率及多参数成像的特点，近5年来的荟萃分析及临床经验均提示：动态增强MRI检查是最优选的影像技术，文献报道其诊断HCC的总体敏感性为77%～90%，特异性为84%～97%。

1985年由中国人民解放军第一军医大学南方医院（现为南方医科大学南方医院）引进并启用了国内第一台体部MRI扫描仪。30余年来，我国放射学工作者积累了丰富的MRI诊断肝癌的临床经验，在各类期刊上发表了大量的文献。沈天真教授首先于1990年《中华放射学杂志》发表了《原发性肝细胞性肝癌的磁共振成像诊断》。其后,全国许多腹部放射学专家相继发表论文及出版专著,其中杰出代表为周康荣教授带领的复旦大学附属中山医院放射科团队,他们进行了 HCC 影像诊断系统性研究,发表一系列论文和专著,特别是提出了小肝癌 MRI 的诊断方法和标准,因此获得 2005 年国家科学技术进步奖二等奖殊荣,并为MRI 技术在肝癌诊断、疗效评价和预后判断等的临床应用奠定了基础。

目前肝癌 MRI 影像学诊断主要征象为“快进快出”的增强特点,即在 MRI 增强扫描动脉期(主要在动脉晚期),肝癌呈不均匀明显强化,偶可呈均匀明显强化(尤其是 ≤3.0cm 的小肝癌),门静脉期和/或延迟期(实质平衡期)肿瘤强化明显减弱或降低;次要征象还包括包膜样结构、T2WI 稍高信号和扩散受限等。肝硬化病人“快进快出”的影像特征对于 1.0cm 以上结节诊断的灵敏度为 66%~82%,特异度在 90% 以上。尽管目前诊断效能已经大幅提高,但微小肝癌(≤1.0cm)的检出,尤其是无典型“快进快出”征象的结节诊断仍然是肝癌 MRI 诊断的挑战。MRI 功能和定量成像技术的应用,尤其是肝胆特异性磁共振对比剂的逐步推广使用,以及利用肝脏影像报告和数据管理系统(liver imaging reporting and data system,LI-RADS)的理念和规则进行肝结节的规范化评估,极大提高了 MRI 在肝脏肿瘤评估中的诊断效能。

(一) MRI 功能和定量成像技术

1. 扩散加权成像(diffusion weighted imaging,DWI)　DWI 通过在成像序列中施加方向相反的扩散敏感梯度场来检测组织内的水分子扩散运动。当细胞密度增大或细胞水肿时,细胞外间隙中水分子扩散受限,图像呈相对高信号。DWI 目前已常规应用于临床肝脏疾病的检查,并可获得定量指标:表观扩散系数(apparent diffusion coefficient,ADC),在良恶性病变的鉴别诊断、肝癌的分级及预测肝癌微血管侵犯等方面有一定的应用价值。尤其在小肝癌诊断方面,DWI 较常规的 T2 加权成像有更高的敏感度,但特异度尚不高,更多还要依赖动态增强扫描技术进行综合判断。另外,DWI 技术对肝癌行非手术治疗(经导管肝动脉化疗栓塞术/射频消融/靶向药物/放疗等)后的疗效评价,也具有十分重要的价值,国内学者进行了广泛的研究,研究成果已逐步被临床接受和采纳。

2. 磁敏感加权成像(susceptibility weighted imaging,SWI)　SWI 用高分辨、长回波时间、三维梯度回波序列进行扫描,在选层、相位和读出三个梯度方向施加流动补偿,可同时得到幅度图和相位图两组解剖位置完全一致的原始图像。SWI 的成像优势在于对磁敏感物质的显示,包括非血红素铁、出血、静脉结构等。肝硬化常伴有内源性铁沉积,在非胆汁性肝硬化中可达 22%~67%。铁常选择性地沉积于肝硬化结节内,统称为铁沉积结节(siderite nodule,SN)。再生结节(regenerative nodule,RN)和异型增生结节(dysplastic nodule,DN)均可出现铁沉积,伴铁沉积的结节几乎均为良性;而癌变结节内的组织铁及可染色铁的数量常明显减少。国际上,曾蒙苏教授团队最早采用 SWI 技术,进行肝硬化结节转变为异型增生结节、早期肝癌和小肝癌(small hepatocellular carcinoma,sHCC)结节过程中铁沉积变化规律的研究,发现肝硬化结节伴铁沉积结节时,在 SWI 上呈低信号,高级别异型增生结节、早期肝癌和小肝癌结节则因铁廓清表现为铁沉积背景上的局灶性乏铁区(图 2-2)。SWI 所提供的内源性铁沉积信息独立于结节血供特征,与钆剂动态增强检查具有很好的协同作用。尤其对高危人群的随访,具有较高的诊断价值。

3. 灌注加权成像(perfusion weighted imaging,PWI)　PWI 通过采用高时间分辨率 MRI序列进行连续动态采集注射对比剂前后的肝脏图像,通过后处理软件的双室药物代谢动力学模型获得半定量及定量的组织微灌注信息,如动脉灌注分数(ART),容积转移常数

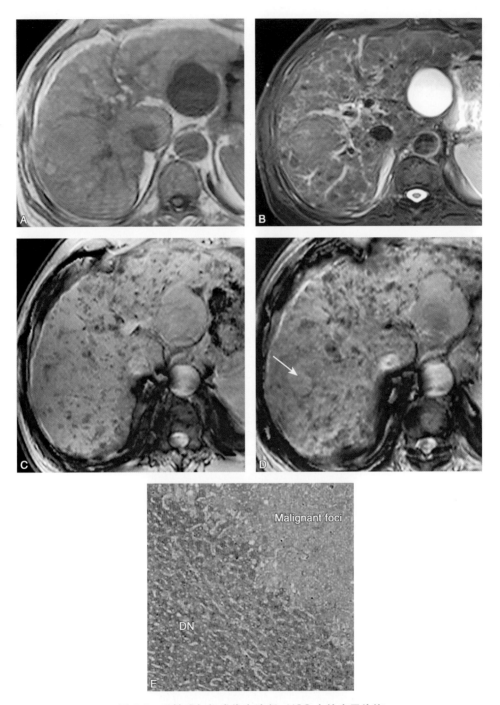

图 2-2　磁敏感加权成像在诊断 sHCC 中的应用价值

A~C. 初诊时平扫 T1WI、抑脂 T2WI 及 SWI 图像,病灶 T1WI 及 T2WI 呈等信号,SWI 显示了背景肝脏中的铁沉积结节,该结节内亦见铁沉积,与背景肝脏相仿;D. 14 个月后 SWI 图像,可见高信号的结中结(箭头所示);E. 普鲁士蓝染色(×50),癌变区无铁沉积,背景结节见 3 级铁沉积。

（Ktrans），速率常数（Kep），血管外细胞外容积比（Ve 等）（图 2-3）。PWI 可通过定量评估微血管密度来反映肝癌血管的生成情况，更科学和客观地评价 HCC 病理分级、疗效评估及预测预后。随着 MRI 硬件不断发展，序列优化及后处理软件不断创新，可为 PWI 的实用性及可行性提供更大的空间。

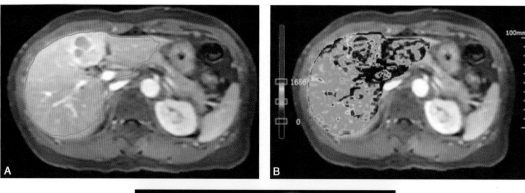

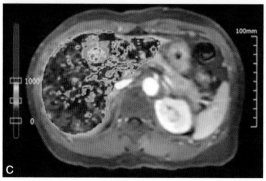

图 2-3　肝脏磁共振灌注成像
A. 肝左叶 HCC；B. 肝脏门静脉血流图；C. 肝脏动脉灌注分数图。

（二）肝胆特异性对比剂

肝脏肿瘤细胞表面有机阴离子转运多肽-8（OATP-8）在肿瘤出现新生血管之前，即出现表达的减少，以致 OATP-8 转运肝胆特异性对比剂至肝细胞内的能力下降，因此，可在早期检出 HCC。钆塞酸二钠（Gd-EOB-DTPA）作为一种肝胆特异性 MRI 对比剂，通过在 Gd-DTPA 分子结构上添加脂溶性乙氧基苯甲基（ethoxybenzyl，EOB）可使约 50% 的对比剂通过结合 OATP-8 进入肝细胞代谢并通过胆道系统排出体外。Gd-EOB-DTPA 一方面通过缩短组织 T1 弛豫时间，可得到与常规细胞外对比剂（Gd-DTPA）相似的多期动态增强效果，不仅可以观察肝脏病变的常规多期动态增强方式及其表现；另一方面，肝功能正常者注射 Gd-EOB-DTPA 后 10~20 分钟肝实质得到最大限度增强，而肝癌不吸收该对比剂，则表现为明显低信号改变，从而更有利于微小肝癌（<2cm）的检出，同时胆道系统也可显影，该期相称为肝胆期。曾蒙苏教授领衔的国内多中心临床研究揭示：肝胆特异性磁共振对比剂在检出及诊断小和微小肝癌上具有明显的优势。目前 Gd-EOB-DTPA 在国内、外得到较广泛应用，并且其应用范围逐步从小/微小肝癌的诊断、肝内局灶性病变的鉴别诊断等，拓展到肝纤维化、肝功能及胆系疾病的诊断及评价，并在肝癌分化程度及预测肝癌的微血管侵犯等生物学行为方面发挥着重要的临床及科研价值（图 2-4）。

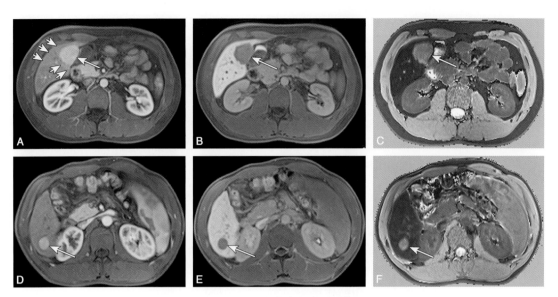

图 2-4　钆塞酸二钠磁共振增强图像预测肝癌微血管侵犯

A.动脉期横断位图像,富血供肿瘤(长箭头所示)及瘤周强化(短箭头所示);B.肝胆期 T1 加权成像;C.肝胆期 T1 mapping 图显示肿瘤边界不光整,提示存在微血管侵犯;D.动脉期横断位图像,富血供肿瘤(长箭头所示);E.肝胆期 T1 加权成像;F.肝胆期 T1 mapping 图显示肿瘤边界光整,提示不存在微血管侵犯。

(三) LI-RADS 分级

美国放射学会(American College of Radiology,ACR)在 2011 年首次发布了 LI-RADS,并于 2013 年、2014 年、2017 年及 2018 年对 LI-RADS 进行了更新修订。该系统在"快进快出"、肿瘤大小等主要影像学特征的基础上,通过引入次要辅助诊断征象,用于评估高危人群肝脏肿瘤的良恶性概率,旨在为住院医生和教育培训等提供规范诊断和鉴别诊断的思路及策略,更为重要的是为业界提供了一套规范统一的术语和评价方法,从而为学术交流和论文发表提供统一的评判标准。尤其是 2018 年,美国肝病研究协会(AASLD)将 LI-RADS 集成到其2018 版 HCC 临床实践指南中,充分体现了 LI-RADS 及放射医生在 HCC 诊断中的重要作用和价值。该评价系统发布以来,使肝脏肿瘤性病变的 MRI 诊断报告更加规范化及标准化。自 LI-RADS 发布以来,我国放射学者一直高度重视,相继开展了多方面研究,并在国内外期刊上发表了多篇研究论文,其中包括对 LI-RADS 指南的解读,并结合国人肝癌的特点,指出其优势及局限性,从而更客观、科学地评估其在肝癌诊断中的应用价值,更好地推动我国肝癌 MRI 诊断水平的不断提高。

近年来,在国内放射学者的集体努力下,我们在肝脏 MRI 影像方面进行了大量的研究。这些研究中,既有基于临床的应用研究,如小肝癌/微小肝癌 MRI 诊断的相关研究,也有基于新技术如影像组学、人工智能在肝脏 MRI 影像中的应用研究。

(四) 小肝癌及微小肝癌 MRI 诊断的临床应用研究

HCC 预后差,进展期 HCC 5 年生存率小于 20%,而小肝癌 5 年生存率总体可达 50%~60%。因此,尽早识别肝硬化背景下的癌前病变及早期肝癌结节,并积极干预治疗对于改善预后具有重要意义。使用 Gd-EOB-DTPA 增强 MRI 检查可提高直径≤1.0cm 肝癌的检出率及诊断与鉴别诊断的准确性。荟萃分析及诸多研究结果显示,Gd-EOB-DTPA 增强 MRI 诊断小 HCC(直径≤2.0cm)的准确性优于多层螺旋 CT 多期动态增强扫描、MRI 平扫及动态常规细胞外对比剂增强扫描。联合应用肝胆期低信号、动脉期强化和扩散受限征象不仅可明显提高小肝癌的诊断敏感性,同时有助于鉴别高度异型增生结节等癌前病变。

(五) 影像组学及人工智能(artificial intelligence,AI)在肝癌诊断中的应用价值

2012 年由 Lambin 等提出影像组学(radiomics)的概念,即借助计算机辅助,通过从影像图像中提取高通量可量化的特征,利用 AI 算法训练、建立模型,实现对临床关注问题(如诊断、疗效评估、预后)的预测。相较于放射诊断医生,影像组学通过计算机可提取出大量人眼所难以识别的特征。目前在肝癌领域,影像组学在预测肝癌微血管侵犯、肿瘤分级、免疫应答及评估术后复发等多方面的研究仍在不断探索中。

尽管诊疗手段不断进步,但在全球范围内,肝癌仍是癌症相关死亡的第四大原因,新发病例数排名第六。根据世界卫生组织估计,2030 年将有超过 100 万病人死于肝癌。因此未来仍需要大量研究数据,进一步提高诊断效能,改善病人预后和生存质量,降低肝癌疾病的负担。如何在多学科团队(multi disciplinary team,MDT)诊疗中最大化影像科价值,探索简单高效的术前肝功能评估方法,MRI 新技术和新型对比剂的应用都将是探索的热点。

(六) 影像科在肝癌 MDT 中的作用

肝癌恶性程度较高,传统、单一的诊疗手段效果有限,欧美主要国家研究揭示:建立 MDT 的诊疗模式,可以明显改善肝癌治疗效果,降低医疗费用,并且提高病人的生活质量。肝癌术前精准的分期是选择合适治疗模式的前提,因为 HCC 疾病本身的特殊性,对于可能获得手术切除的病人不推荐术前穿刺活检获取病理学结果,而且肿瘤血管侵犯及淋巴转移等情况均有赖于影像技术(主要 MRI)的评判,所以准确的术前分期很大程度上取决于 MDT 中影像科医生的精准读片。开展 MDT 讨论,影像诊断医生主要任务包括:①HCC 与肝内其他良恶性肿瘤的诊断及鉴别诊断;②肿瘤侵犯的肝段;③有无脉管和淋巴结侵犯;④有无远处转移;⑤临床肝癌分期;⑥评估能否手术切除。对于非手术治疗者,评价更多倾向于判断疗效及有无新发病灶及转移等。

(七) 肝功能评估

肝储备功能的准确评估具有重要的临床意义,目前临床上较为常见的评价肝功能方法为各种肝功能分级及血清学检查等,但上述方法只能对肝脏整体的功能进行评价,无法进行局部肝功能评价及预测。近年来研究显示 Gd-EOB-DTPA 除了能鉴别诊断肝脏病灶之外,亦能对肝功能进行评价。通过测量 Gd-EOB-DTPA MRI 增强扫描前后肝实质的信号强度(signal intensity,SI)或肝组织 T1 弛豫时间的变化,可对肝实质 Gd-EOB-DTPA 的摄取进行定量分析,间接反映肝脏功能储备情况。在 T1 mapping 上测量的 T1 值反映了受试对象肝组织弛豫时间的变化,不受各参数影响,能更准确、客观地反映肝脏摄取 Gd-EOB-DTPA 能力的变化。Haimerl 等指出基于 T1 值的指标比 SI 相关指标能够更准确地定量评估肝功能。Zhou 等研究发现慢性肝病导致的肝功能损伤具有异质性,不同肝段肝功能的损伤程度并不一致,对各肝叶/肝段肝功能进行评价,同时结合肝叶/肝段体积测量等综合分析,有利于临床更精确的制定治疗方案及监测疗效。

(八) 大环状、高浓度磁共振对比剂的临床应用

近年来,由于肾源性系统性纤维化及钆沉积问题出现,钆对比剂安全性问题引起放射学界的广泛关注。已有研究表明,线性对比剂比大环状对比剂更易于发生脑内钆沉积,但脑内钆沉积的临床和生物学意义目前尚不明确。钆布醇是唯一浓度达到 1.0mol/L 的大环状钆对比剂,与其他钆对比剂相比兼具高弛豫率、高浓度的特性,其强大的缩短 T1 弛豫时间的能力,可极大提高组织的强化程度,有利于更全面检出病灶及更清晰地显示病灶细节,特别在中枢神经系统、灌注成像及对比增强磁共振血管成像(contrast enhanced MR angiography,CE-MRA)方面具有优势,但其在肝脏肿瘤方面的应用仍需进一步深入研究。

(杨春　曾蒙苏)

三、肝动脉造影

介入放射学的发展推进了数字减影血管造影(digital subtraction angiography,DSA)的临床应用。目前 DSA 机器已经成为开展介入诊疗工作的必需设备。肝动脉造影有助于肝癌的诊断及治疗,通过肝动脉造影可明确病灶的数目及大小,显示肿瘤的动脉血供及有无动-静脉瘘及静脉癌栓等,从而进一步确定能否手术切除或给予相应的介入治疗(interventional treatment)。

(一)肝动脉造影方法

1. DSA 设备　目前多推荐使用高功率(≥1 000mA)平板数字减影血管造影机。

2. 造影器材　除常规血管性介入用手术包、穿刺针及导引钢丝外,还应准备常规肝动脉造影导管和微导管。

3. 造影方法　目前多采用选择性肝动脉造影,导管头端置于腹腔动脉或肝总动脉。造影剂的总量和流速应根据肝动脉的粗细而定,总量通常为 20~25ml,流速为 4~5ml/s。图像采集时间 15~25 秒。摄片程序为:先延迟 1 秒,再 4~6 张/s,连续 25 秒,以观察动脉期、实质期及静脉期,然后再将微导管插入肝右动脉或肝左动脉造影,总量为每次 6~12ml,流速为 2ml/s,常常需要寻找肿瘤病灶的侧支血供,如探查肠系膜上动脉、胃左动脉、膈下动脉等,尽可能栓塞肿瘤的血供。尤其是造影发现肝脏某区域血管稀少或缺如,更需要寻找异位起源的肝动脉或侧支供养血管。

(二)肝细胞癌主要造影表现

HCC 主要造影表现多为富血供的造影征象。

1. 供养肝动脉及分支增粗扭曲。

2. 肿瘤血管和肿瘤染色。这是原发性肝癌最富有特征性的表现,显示率分别为 92.5% 及 98.8%。肿瘤血管表现为瘤区内紊乱、管腔粗细不均的新生血管,多呈异常扩张扭曲。在动脉期有时可见"肿瘤湖"(亦称"血管湖")征象,表现为"湖样或池样"的造影剂聚积,消失很慢,在动脉内造影剂排空后,仍可见到。其形成机制未完全阐明,有人认为是造影剂滞留在坏死区或血管变性。我国林贵教授 1985 年的实验研究表明"肿瘤湖"实际上是扩张的异常血管并衬以单层内皮细胞。肿瘤染色出现在毛细血管期,可呈结节状、不均匀性及均匀性三种染色,与造影剂积聚在肿瘤的间质间隙及滞留在肿瘤血管有关;当较大肿瘤中央有坏死时,出现周围密度浓,中央密度低或不均匀现象。当大肿瘤有两支供养动脉,且彼此交通较少时,可出现肿瘤因部分缺乏肿瘤血管及染色而呈半球形(图 2-5~图 2-7)。

3. 肝动脉-门静脉分流(arterial-portal venous shunt,APS)亦称"动静脉瘘",主要为肝动脉-门静脉之间有分流,动脉期可见门静脉分支,甚至门静脉主干显影。由于动脉及门静脉相伴显影,呈现"双轨征"。如肝动脉与门静脉之间分流量大,动脉与门静脉显影重叠,则表现为血管影模糊。动静脉分流的检出率可高达 63.2%,其中肝动脉-门静脉分流为 52%。肝动脉-肝静脉分流少见(<3%),表现为肝静脉的早期显影。APS 的病理基础主要为静脉内癌栓形成(图 2-8)。

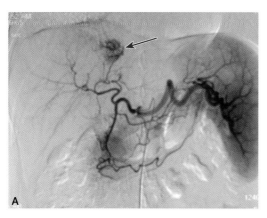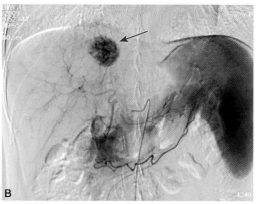

图 2-5　肝细胞性肝癌（一）

　　A.动脉期见肝左动脉内侧支轻度增粗,肿瘤血管丰富、迂曲不整;B.实质期显示浓密的肿瘤染色,直径约 30mm,勾画出肿瘤轮廓。

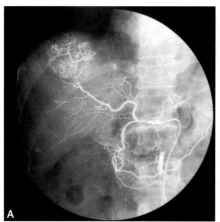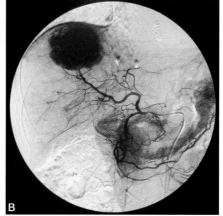

图 2-6　肝细胞性肝癌（二）

　　A.动脉期肝右动脉增粗、丰富的肿瘤血管,迂曲不整,可见 APS 门静脉小分支;B.实质期呈浓密的肿瘤染色(直径 6cm)。

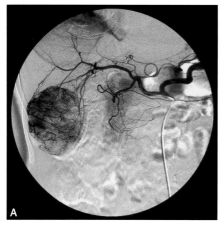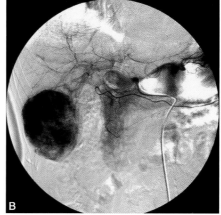

图 2-7　肝细胞性肝癌（三）

　　A.动脉期见肝右叶大肝癌病灶(直径 7.5cm),肿瘤血管丰富;B.实质期见浓密的肿瘤染色。

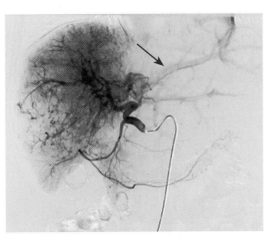

图 2-8　动脉期显示肝右叶大肝癌病灶,肿瘤血管丰富,同时有 APS,门静脉左支显影

4. 动脉拉直、移位、扭曲。由较大肿瘤推压所致。

5. 肿瘤包绕动脉征。肿瘤包绕浸润动脉,使其管壁僵硬、狭窄及不规则,多见于巨块型肝癌(图 2-9)。

6. 门静脉及肝静脉癌栓。门静脉主干及左右分支癌栓表现为门静脉内的充盈缺损,如门静脉阻塞明显,则在动脉像中晚期随着门静脉造影剂的不断增加,门静脉内充盈缺损更明显。癌栓本身由动脉供养,故于动脉中期在扩张的门静脉癌栓部位见到充盈缺损,同时还可见间杂着数条平行的血管沿静脉方向走行,此为癌栓的供养动脉显影,称为“条纹征”(亦称线条征)。肝静脉癌栓则表现为肝静脉部位出现线条征,可延伸至下腔静脉,有的甚至入右心房(图 2-10~图 2-12)。

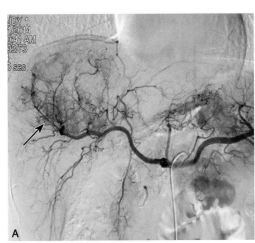
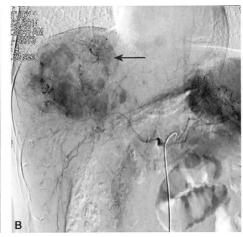

图 2-9　动脉期肝右叶膈顶处大肝癌病灶(A)呈肿瘤包绕征(箭头所示),肿瘤血管丰富;实质期肿瘤病灶(B)呈浓密的非均匀染色(直径 8.4cm)

上述肝动脉造影表现以肿瘤血管及肿瘤染色最为常见,各为 92.5% 及 98.8%。动-静脉分流、动脉包绕征及门静脉癌栓虽不如前两者常见,分别为 33.3%、53.6% 及 23.8%,但却为肝恶性肿瘤之特征性改变。

(三) 肝内胆管细胞癌(intrahepatic cholangiocarcinoma,ICC)肝动脉造影表现

ICC 较少见,起源于胆管二级分支以远肝内胆管上皮细胞,发病率仅占原发性肝癌的 5%~10%。ICC 的大体分型:结节型(占 60%~80%)、管周浸润型(占 15%~35%)、结节浸润型和管内生长型(占 8%~29%)。组织学病理类型大多数为不同分化程度的腺癌。

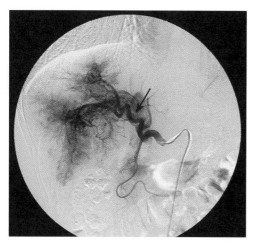

图 2-10　动脉期显示 APS,门静脉主干和右支癌栓,可见条纹征

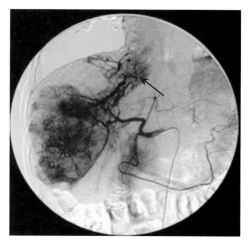

图 2-11　动脉期显示肝右叶巨块型肝癌病灶,肿瘤血管丰富,见肿瘤湖。同时有肝动脉-肝静脉分流,肝右静脉干癌栓,可见轨道征,癌栓延伸至下腔静脉(箭头所示)

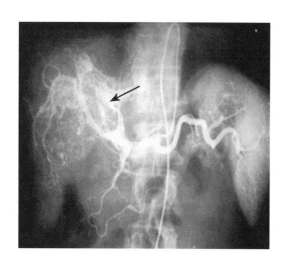

图 2-12　动脉期显示肝右叶大肝癌病灶,肝动脉-门静脉主干分流明显,门静脉主干内大的癌栓,呈现杯口状充盈缺损影(箭头所示)

　　ICC 肝动脉造影表现多为少血供的征象,常出现于动脉相的中晚期,显示为细小、紊乱、增多的新生血管。肿瘤染色为浅淡、不均匀、病灶周缘相对较浓,中心呈现空泡,可伴有肿瘤邻近区域的胆管轻度扩张。有时 ICC 仅有肿瘤包绕动脉征:受侵犯肝动脉管壁僵硬、狭窄及不规则(图 2-13)。

　　混合型肝癌:即 HCC-ICC 混合型肝癌,比较少见。

　　(四) 灌注法肝动脉造影(infusion hepatic arteriography,IHA)

　　与常规肝动脉造影技术不同之处是使用的碘对比剂量较大,一般为 20 ~30ml,而流速缓慢,每秒仅 2 ~3ml。这种方法可以显示在常规肝动脉造影未能发现的多血型小瘤灶(直径<0.5cm)和少血型小瘤灶(直径<2cm)。其机制是肝动脉为主要供血的肿瘤病灶可以获得较多的对比剂集聚,而正常肝组织的血供 75%来源于不含对比剂的门静脉,仅有少量的对比剂(25%)由肝动脉携带至其中,在缓慢注射的情形下这少量对比剂也被门静脉血很快稀释变

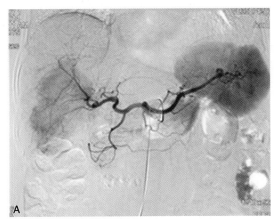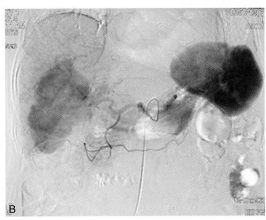

图 2-13 胆管细胞性肝癌

A. 动脉期显示肝右动脉受肿瘤侵犯,可见僵硬、变细,肿瘤血管少;B. 实质期可见不均匀肿瘤染色,病灶周围部分较浓,中心部分较淡。

淡,与浓密的肿瘤病灶对比增强。

鉴别诊断:原发性肝癌应与转移性肝肿瘤、肝腺瘤、肝海绵状血管瘤、肝局灶性结节增生等相鉴别。

1. 转移性肝肿瘤有时与原发性肝癌鉴别相当困难,尤其富血管类的转移性肝肿瘤,其造影改变及碘油沉积情况可酷似肝癌,但结合病史及仔细检查多能找到原发病灶。肝转移性肿瘤因原发病灶的不同,其血管造影表现也不同。根据肿瘤血供情况,将其分成下列3类。

(1) 血供丰富(hypervascular)的转移癌:肝动脉明显增粗,肿瘤血管丰富,可见肿瘤湖及 APS,肿瘤染色明显,类似肝细胞癌的造影表现。其原发灶多为肾癌、绒毛膜上皮细胞癌、胰岛细胞癌、甲状腺癌、肠道类癌及少数胃、结肠癌等。

(2) 血供中量(moderately)的转移癌:肝动脉增粗,肿瘤血管细小迂曲,常呈网状分布,肿瘤染色较淡,多呈环状。其原发灶多为结肠癌、直肠癌、乳腺癌、肾上腺癌、精原细胞癌、黑色素瘤及部分胃癌、食管癌及胰腺癌等(图 2-14)。

(3) 血供稀少(hypovascular)的转移癌:肿瘤血管稀少,多无明显的肿瘤染色,肝实质期可见数目不一及大小不等的充盈缺损影。可见于部分胃癌、胰腺癌、食管癌及肺癌的转移性肝癌。实体瘤均有肿瘤血管,无血管类(avascular)病灶只见于单纯性肝囊肿,表现为无血管区。

2. 肝腺瘤肝动脉造影显示肿瘤血管纤细紊乱,也有染色,同样也无动-静脉瘘等肝恶性肿瘤特征性改变。

3. 肝海绵状血管瘤由扩大的肝血窦构成,造影剂进入肝血窦后呈密度很高的染色,形似大小不等的"小棉球"或"爆米花状",典型者呈半弧形或马蹄形分布,血窦显影(染色)"早出晚归",即动脉期很早就出现,持续至 20 秒或更长才消失,非常特殊,不伴有 AFP 等肝恶性肿瘤标志物升高改变。

4. 局灶性结节增生(focal nodular hyperplasia,FNH)系由增生的肝实质构成的良性肿

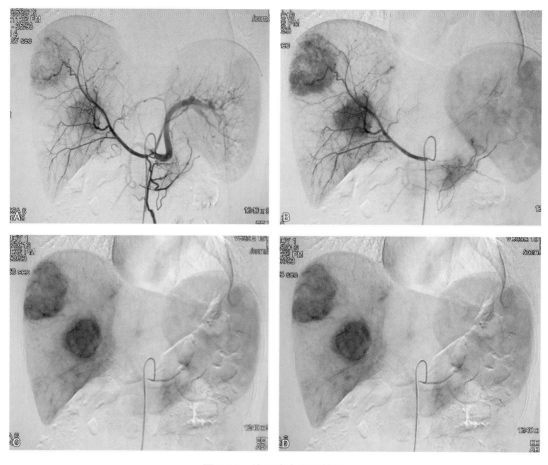

图 2-14　结肠癌术后肝转移

A、B. 动脉期显示肝右叶两个转移性癌灶,肿瘤血管轻至中度增多;C、D. 实质期显示肿瘤染色呈外周部
分较浓,中心部分浅淡。

块,其中纤维瘢痕含血管和放射性间隔,形似星芒状或车轮状。肝动脉造影常表现为多血
供,可见供血动脉分支增粗、明显迂曲,肿瘤染色明显,肿瘤内间隔呈网格状,无 AFP 升高等
肝脏恶性肿瘤特征性改变。

（王建华）

四、放射性核素

（一）放射性核素肝胆显像

肝脏组织包括构成肝实质的肝细胞、具有吞噬功能的星状细胞,并具有双重血供和血
窦。放射性核素显像既可以利用两类细胞摄取、吞噬能力制备药物进行肝脏显像,也可以通
过血流灌注观察肝脏的血流及放射性核素分布情况。近年来,随着超声、电子计算机断层扫
描(CT)、磁共振成像(MRI)等成像技术的发展及其在分辨率上的巨大优势,放射性核素肝
胆显像的临床使用减少,但在一些特殊需求时有其独到的价值。

1. 肝胶体显像　颗粒大小适当(直径 1~5 000nm)的放射性胶体,经静脉注射进入血液
后,被肝脏中具有吞噬功能的星状细胞所吞噬,并能在其间停留较长时间,此时通过核医学
成像仪器获得肝脏影像。肝内病变(肝癌、肝囊肿、肝脓肿、血管瘤等)因缺少库普弗细胞

（Kupffer cell），失去吞噬胶体显像剂的能力而显示为放射性的缺损或减低区。单核巨噬细胞系统在脾脏、骨髓也有分布，所以放射性核素肝胶体显像又被称为肝脾显像。最常用的肝胶体显像剂为^{99m}Tc-硫胶体。

2. 肝血流灌注和血池显像　正常肝脏的血液供应约75%来自门静脉、25%来自肝动脉。在疾病导致肝脏或肝内病变组织的血供发生变化，可通过核素显像的方式观察肝脏的血供、平衡期肝血流分布的影像。最常用的显像剂为^{99m}Tc-红细胞（^{99m}Tc-RBC）。

^{99m}Tc-红细胞肝血池显像和肝胶体显像结合用于肝癌和血管瘤的鉴别诊断（表2-1）。

表2-1　肝癌和血管瘤的^{99m}Tc-红细胞肝血池显像和肝胶体显像征象

项目	肝细胞癌	肝血管瘤
血流灌注显像	增强	正常或轻度增强
血池显像	有充填	过度充填
肝胶体显像	局部缺损	局部缺损

经肝动脉灌注化疗、栓塞或放射性微球治疗等姑息性治疗是不能手术的肝癌（含肝转移瘤）的重要治疗手段。^{99m}Tc-MAA（聚合白蛋白，颗粒直径为$10\sim90\mu m$）肝动脉造影（灌注显像）可以了解肝癌的血流供应、侧支循环及动静脉瘘等情况，预防放射性微球内放射治疗并发症的发生。

3. 肝胆显像　肝细胞（多角细胞）从血液中选择性摄取放射性肝胆显像剂，并通过类似处理胆红素的方式，将其分泌入胆汁，继而经胆道系统排泄至肠道。核素肝胆显像可以观察药物被肝脏摄取、分泌、排出至胆肠的过程，取得一系列肝胆动态影像，了解肝胆系统的形态并评价其功能。肝胆显像的放射性药物主要分两大类：^{99m}Tc标记的乙酰苯胺亚氨二醋酸类化合物（^{99m}Tc-IDAs）和^{99m}Tc标记的吡哆氨基类化合物（^{99m}Tc-PAAs），后者以吡哆-5-甲基色氨酸（^{99m}Tc-PMT）最为常用。肝癌细胞浓聚^{99m}Tc-PMT的程度与肝癌的病理类型、分化程度等相关，显像过程持续至肠道排泄后期，故又称为肝癌延迟显像。

4. 肝脏受体显像（^{99m}Tc-GSA）　肝癌病人多合并肝炎、肝硬化，导致肝脏功能受损。术前评估肝脏储备功能是决定手术切除范围和选择治疗方法的重要依据。人肝细胞膜上存在特异性的去唾液酸糖蛋白受体（asialogycoprotein receptor，ASGPR），肝细胞表面ASGPR数量水平与肝功能状态密切相关。^{99m}Tc-GSA（锝标记的半乳糖基人血清白蛋白）能快速被肝细胞摄取，并缓慢通过胆肠及尿路排泄。^{99m}Tc-GSA显像结合单光子发射计算机断层扫描（single-photon emission computed tomography，SPECT）技术可以得到功能性肝脏体积（functional liver volume，FLV），肝脏摄取率（liver uptake ratio，LUR）和肝脏摄取密度（liver uptake density，LUD）等参数用于评估肝功能。此方法不受胆红素、血流量等因素的影响，对肝脏储备功能的评估准确性高。有研究发现，肝癌术前利用^{99m}Tc-GSA SPECT/CT融合显像图像进行模拟手术切除，估算术后残余肝脏内ASGPR的表达水平，联合术后肝功能检测，发现两者之间存在很好的相关性，研究证实肝受体显像对临床手术决策有一定帮助。

（二）PET、PET/CT及PET/MR在肝癌诊断中的应用

1. PET、PET/CT及PET/MR的技术特点及临床应用发展　正电子发射计算机断层

扫描(positron emission tomography,PET)显像是利用发射正电子的放射性核素及其标记的化合物为显像剂,对脏器或组织进行功能代谢成像的技术,正电子放射性药物多是人体生理物质,如葡萄糖、水、氨基酸、神经介质等的类似物。PET/CT 是把高灵敏度的 PET 功能成像与高空间分辨率的 CT 图像融合于一体的分子影像新技术,PET/MR 把PET 功能成像与高软组织分辨率的 MRI 图像融合于一体,MRI 既能提供高分辨率的解剖图像,又能提供功能性成像和信息;这种融合显像技术能够在显示病灶的代谢、受体功能及表达信息的同时提供精细的解剖结构信息。目前应用最广泛的正电子放射性药物为 ^{18}F 标记的脱氧葡萄糖(^{18}F-fluorodeoxyglucose,^{18}F-FDG),是葡萄糖类似物。

PET 及在此基础上发展而来的 PET/CT 技术是近年迅速发展的新技术,1974 年世界上第一台商业 PET 投入使用,2001 年第一台商业 PET/CT 进入临床;我国于 1995 年引进第一台 PET 并应用于临床,2002 年引进第一台 PET/CT;近 5~10 年来,我国的 PET/CT 技术迅速推广,国产设备发展及运用也取得可喜的进步。

PET/MR 是目前功能与分子影像发展的最前沿技术之一,已经发展为 PET 与全身 3.0T MR 的一体化融合及数据实时同步采集,不仅辐射剂量大幅度降低,还可以为肿瘤诊断提供更丰富的信息。2012 年 PET/MR 被引进我国,经过团队协作、临床应用,积累了一定的经验。

2. PET/CT 及 PET/MR 在肝细胞癌(HCC)诊断中的应用 ^{18}F-FDG PET/CT 在 HCC 的临床应用方面局限性较大,必须选择性运用。对于中、低分化 HCC 大多显示为高代谢病灶,在高代谢 HCC 的诊断、分期、疗效判断以及治疗后复发监测方面有较高价值;但高分化 HCC 的 ^{18}F-FDG PET 多没有明显代谢异常,容易漏诊,对小 HCC 的诊断敏感性亦低。美国国家综合癌症网络(NCCN)肝细胞癌诊疗指南及中华医学会核医学分会指南中均不推荐 ^{18}F-FDG PET/CT 用于 HCC 早期诊断。对于 HCC 治疗后血清肿瘤标志物明显升高而常规影像学检查不能明确原因、评估是否适合肝移植等方面,全身 ^{18}F-FDG PET/CT 有较高价值。

我国《原发性肝癌诊疗规范(2019 年版)》指出 ^{18}F-FDG PET/CT 全身显像的优势:①对肿瘤进行分期,通过一次检查能够全面评价有无淋巴结转移及远处器官的转移;②再分期,因 PET/CT 功能影像不受解剖结构的影响,可准确显示解剖结构发生变化后或者解剖结构复杂部位的复发转移灶;③疗效评价,对于抑制肿瘤活性的靶向药物疗效评价更加敏感、准确;④指导放疗生物靶区的勾画、确定穿刺活检部位;⑤评价肿瘤的恶性程度和预后。^{18}F-FDG PET/MRI 检查可同时获得疾病解剖与功能信息,提高肝癌诊断的灵敏度。

新型显像剂是 PET/CT 发展的重要方向。^{11}C-乙酸盐作为氨基酸及固醇合成的前体参与细胞内脂肪酸代谢,不受葡萄糖去磷酸化的影响,肿瘤细胞内的脂肪代谢活跃,^{11}C-乙酸盐可在肿瘤组织中浓聚,对 ^{18}F-FDG 显示不佳的高分化、低度恶性 HCC 有较高的显像价值。大多数恶性肿瘤细胞具有高增殖高代谢的特点,胆碱含量高作为一种脂质示踪剂,^{11}C-胆碱对 HCC 有很强的亲和力,主要用于高分化和中等分化的肿瘤显像,在 HCC 诊断中亦可弥补 ^{18}F-FDG 显像的不足。此外,在 ^{68}Ga-前列腺特异性膜抗原(prostate-specific membrane antigen,PS-

MA）PET/CT 以及^{68}Ga-生长抑素受体类似物（somatostatin analogue，SSA）PET/CT 显像临床应用过程中，也发现有肝癌摄取的病例报道，但由于病例数较少，其在肝细胞癌诊断中的应用还需要进一步研究。

3. PET 及 PET/CT 在肝内胆管细胞癌（intrahepatic cholangio carcinoma，ICC）诊断中的应用 ICC 病理类型以腺癌最为常见，在^{18}F-FDG PET/CT 显像中大多明显摄取增高，在肝脏病灶的显示、TNM 分期方面具有较高价值和优势，可以为临床决策提供重要信息。有研究显示，通过发现转移灶可改变部分病人的治疗方案。有研究提示，^{18}F-FDG PET/MR 与 CT、MRI 常规影像比较，可能提高对 ICC 的局部和全身分期，从而指导临床改变部分病人的治疗方案。

4. PET 及 PET/CT 在肝转移癌诊断中的应用 由于肝脏血供特性及转移瘤来源多样性，使转移瘤的常规影像表现、血供强化方式复杂多变，当 CT 及 MRI 诊断有困难时，可以选择^{18}F-FDG PET/CT 进行全身检查和评估。PET/CT 对寻找原发病灶、肝外转移灶尤其是解剖位置隐匿的病灶有独到的价值，对于治疗后血清肿瘤标志物明显升高而常规影像学检查阴性的病例有重要价值。但对于直径<1cm 的肝转移瘤，PET/CT 诊断敏感度不高，需要与其他影像技术相结合。

（左长京 程超）

参考文献

［1］MIDDLETON M L. Scintigraphic evaluation of hepatic mass lesions：emphasis on hemangioma detection［J］. Semin Nucl Med，1996，26（1）：4-15.

［2］HO S，LAU W Y，Leung W T，et al. Arteriovenous shunts in patients with hepatic tumors［J］. J Nucl Med，1997，38（8）：1201-1205.

［3］OYAMADA H，YAMAZAKI S，MAKUUCHI M，et al. Clinical significance of 99mTc-N-pyridoxyl-5-methyl-tryptophan（^{99m}Tc-PMT）in the diagnosis of intrahepatic masses［J］. Radioisotopes，1989，38（5）：244-251.

［4］IIMURO Y，KASHIWAGI T，YAMANAKA J，et al. Preoperative estimation of asialoglycoprotein receptor expression in the remnant liver from CT/99mTc-GSA SPECT fusion images correlates well with postoperative liver function parameters［J］. J Hepatobil Pancr Sci，2010，17（5）：673-681.

［5］KAIBORI M，HA-KAWA SK，MAEHARA M，et al. Usefulness of Tc-99m-GSA scintigraphy for liver surgery［J］. Ann Nucl Med，2011，25（9）：593-602.

［6］FERRONE C，GOYAL L，QADAN M，et al. Management implications of fluorodeoxyglucose positron emission tomography/magnetic resonance in untreated intrahepatic cholangiocarcinoma［J］. Eur J Nucl Med Mol imaging，2020，48（8）：1871-1884.

［7］KUYUMCU S，HAS-SIMSEK D，ILIAZ R，et al. Evidence of prostate-specific membrane antigen expression in hepatocellular carcinoma using 68Ga-PSMA PET/CT［J］. Clin Nucl Med，2019，44（9）：702-706.

［8］ULANER G A，BODEI L. Hepatocellular carcinoma mimicking neuroendocrine tumor metastasis on 68Ga-DOTATATE PET/CT［J］. Clin Nucl Med，2019，44（4）：330-331.

［9］YOH T，SEO S，MORINO K，et al. Reappraisal of prognostic impact of tumor SUVmax by 18F-FDG-PET/CT in intrahepatic cholangiocarcinoma［J］. World J Surg，2019，43（5）：1323-1331.

［10］沈伟，谭碧波，郭佳. 肝脏三维 CEUS 应用进展［J］. 中国医学影像技术，2014，30（1）：157-160.

［11］ CLAUDON M，DIETRICH C F，CHOI B I，et al. Guidelines and good clinical practice recommendations for contrast enhanced ultrasound（CEUS）in the liver-update 2012：a WFUMB-EFSUMB initiative in cooperation with representatives of AFSUMB，AIUM，ASUM，FLAUS and ICUS［J］. Ultraschall Med，2013，34（1）：11-29.

［12］ 冀建峰，周巍，郭佳. 超声弹性应变率比值在肝脏肿瘤诊断中的应用价值［J］. 世界华人消化杂志，2010，18（30）：3254-3258.

［13］ 冀建峰，周巍，郭佳，等. 超声弹性成像鉴别肝脏良恶性肿瘤的价值评估［J］. 中国超声医学杂志，2011，27（3）：243-245.

［14］ TORRE L A，BRAY F，SIEGEL R L，et al. Global cancer statistics，2012［J］. CA Cancer J Clin，2015，65（2）：87-108.

［15］ ZHOU M，WANG H，ZENG X，et al. Mortality，morbidity，and risk factors in China and its provinces，1990-2017：a systematic analysis for the Global Burden of Disease Study 2017［J］. Lancet，2019，394（10204）：1145-1158.

［16］ 王延明，钱国军，许赟，等. 微波消融治疗 696 例米兰标准内肝细胞癌的疗效分析［J］. 中华肝脏病杂志，2017，25（5）：344-348.

［17］ 中华人民共和国卫生和计划生育委员会医政医管局. 原发性肝癌诊疗规范（2017 年版）［J］. 中华消化外科杂志，2017，16（7）：635-647.

［18］ JIANG H Y，CHEN J，XIA C C，et al. Noninvasive imaging of hepatocellular carcinoma：From diagnosis to prognosis［J］. World J Gastroenterol，2018，24（22）：2348-2362.

［19］ 高宏，高培毅. 我国医用 MRI 技术和临床应用发展进程［J］. 中华放射学杂志，2013，47（1）：58-61.

［20］ 戴嘉中，沈天真，陈星荣. 原发性肝细胞性肝癌的磁共振成象［J］. 国外医学（临床放射学分册），1990，13（2）：65-68.

［21］ CHEN B B，MURAKAMI T，SHIH T T，et al. Novel imaging diagnosis for hepatocellular carcinoma：consensus from the 5th Asia-Pacific Primary Liver Cancer Expert Meeting（APPLE 2014）［J］. Liver Cancer，2015，4（4）：215-227.

［22］ MERKLE E M，ZECH C J，BARTOLOZZI C，et al. Consensus report from the 7th International Forum for Liver Magnetic Resonance Imaging［J］. Eur Radiol，2016，26（3）：674-682.

［23］ ROBERTS L R，SIRLIN C B，ZAIEM F，et al. Imaging for the diagnosis of hepatocellular carcinoma：A systematic review and meta-analysis［J］. Hepatology，2018，67（1）：401-421.

［24］ CHERNYAK V，FOWLER K J，KAMAYA A，et al. Liver imaging reporting and data system（LI-RADS）version 2018：Imaging of hepatocellular carcinoma in at-risk patients［J］. Radiology，2018，289（3）：816-830.

［25］ VAN BEERS B E，DAIRE J L，GARTEISER P. New imaging techniques for liver diseases［J］. J Hepatol，2015，62（3）：690-700.

［26］ YANG C，WANG H，TANG Y，et al. ADC similarity predicts microvascular invasion of bifocal hepatocellular carcinoma［J］. Abdom Radiol（NY），2018，43（9）：2295-2302.

［27］ YANG C，WANG H，SHENG R，et al. Microvascular invasion in hepatocellular carcinoma：Is it predictable with a new，preoperative application of diffusion weighted imaging［J］? Clin Imaging，2017，41：101-105.

［28］ PARIKH T，DREW S J，LEE V S，et al. Focal liver lesion detection and characterization with diffusion-weighted MR imaging：comparison with standard breath-hold T2-weighted imaging［J］. Radiology，2008，246（3）：812-822.

［29］ QU J R，LI H L，SHAO N N，et al. Additional diffusion-weighted imaging in the detection of new，very small hepatocellular carcinoma lesions after interventional therapy compared with conventional 3 T MRI alone［J］. Clin

Radiol,2012,67(7):669-674.

[30] WU L F,RAO S X,XU P J,et al. Pre-TACE kurtosis of ADCtotal derived from histogram analysis for diffusion-weighted imaging is the best independent predictor of prognosis in hepatocellular carcinoma[J]. Eur Radiol, 2019,29(1):213-223.

[31] 曾蒙苏,李若坤.磁共振磁敏感加权成像在肝硬化结节多步癌变中的临床应用[J].临床肝胆病杂志, 2013,29(1):38-41.

[32] LUDWIG J,HASHIMOTO E,PORAYKO M K,et al. Hemosiderosis in cirrhosis:a study of 447 native livers [J]. Gastroenterology,1997,112(3):882-888.

[33] TERADA T,NAKANUMA Y. Iron-negative foci in siderotic macroregenerative nodules in human cirrhotic liver. A marker of incipient neoplastic lesions[J]. Arch Pathol Lab Med,1989,113(8):916-920.

[34] HONDA H,KANEKO K,KANAZAWA Y,et al. MR imaging of hepatocellular carcinomas:effect of Cu and Fe contents on signal intensity[J]. Abdom Imaging,1997,22(1):60-66.

[35] LI R K,ZENG M S,RAO S X,et al. Using a 2D multibreath-hold susceptibility-weighted imaging to visualize intratumoral hemorrhage of hepatocellular carcinoma at 3T MRI:correlation with pathology[J]. J Magn Reson Imaging,2012,36(4):900-906.

[36] 李若坤,曾蒙苏,强金伟,等.MR 磁敏感加权成像对肝硬化背景下小肝癌的诊断价值[J].中华放射学杂志,2015,49(7):520-524.

[37] 李若坤,曾蒙苏,强金伟,等.肝硬化结节癌变的磁敏感加权成像表现与病理的对照研究[J].中华放射学杂志,2013,47(11):1014-1018.

[38] 宋琼,马静,饶圣祥,等.MR 全肝增强灌注 Tofts 模型分析对肝癌微循环功能状态的影像生物学标记物的评价研究[J].放射学实践,2013,28(6):662-665.

[39] CHEN J,QIAN T,ZHANG H,et al. Combining dynamic contrast enhanced magnetic resonance imaging and microvessel density to assess the angiogenesis after PEI in a rabbit VX2 liver tumor model[J]. Magn Reson Imaging,2016,34(2):177-182.

[40] KIERANS A S,KANG S K,ROSENKRANTZ A B. The diagnostic performance of dynamic contrast-enhanced MR imaging for detection of small hepatocellular carcinoma measuring Up to 2cm:A Meta-analysis[J]. Radiology, 2016,278(1):82-94.

[41] 中华医学会放射学分会腹部学组.肝胆特异性 MRI 对比剂钆塞酸二钠临床应用专家共识[J].中华放射学杂志,2016,50(9):641-646.

[42] DING Y,RAO S X,MENG T,et al. Usefulness of T1 mapping on Gd-EOB-DTPA-enhanced MR imaging in assessment of non-alcoholic fatty liver disease[J]. Eur Radiol,2014,24(4):959-966.

[43] DING Y,RAO S X,CHEN C,et al. Potential of Gd-EOB-DTPA-enhanced MR imaging for evaluation of bile duct ligation-induced liver injury in rabbits[J]. Hepatol Int,2015,9(2):303-309.

[44] DING Y,RAO S X,ZHU T,et al. Liver fibrosis staging using T1 mapping ongadoxetic acid-enhanced MRI compared with DW imaging[J]. Clin Radiol,2015,70(10):1096-1103.

[45] DING Y,RAO S X,CHEN C,et al. Assessing liver function in patients with HBV-related HCC:a comparison of T_1 mapping on Gd-EOB-DTPA-enhanced MR imaging with DWI[J]. Eur Radiol,2015,25(5):1392-1398.

[46] 伍玲,蔡华崧,彭小英,等.钆塞酸二钠增强 MR 胆管成像与肝功能的相关性研究[J].中华放射学杂志,2013,47(8):726-730.

[47] 谢双双,季倩,侯建存,等.肝功能对钆塞酸二钠增强 MRI 肝胆期肝脏强化程度的影响[J].中华放射学杂志,2014,48(8):655-658.

［48］丁莺,曾蒙苏,饶圣祥,等.结直肠癌肝转移病灶钆塞酸二钠增强 MRI 纵向弛豫时间与肝细胞膜表面有机阴离子转运系统、多耐药蛋白载体含量的相关性［J］.中华放射学杂志,2015,49(3):195-198.

［49］梁明龙,张琳,张久权,等.利用钆塞酸二钠增强 MR 评估肝脏储备功能［J］.中华放射学杂志,2013,47(6):522-525.

［50］WANG W,YANG C,ZHU K,et al. Recurrence after curative resection of HBV-related hepatocellular carcinoma:diagnostic algorithms on gadoxetic acid-enhanced MRI［J］. Liver Transpl,2020,26(6):751-763.

［51］邹显伦,海玉成,沈亚琪,等.肝脏影像报告及数据系统(LI-RADS)的更新——2018 版解读［J］.放射学实践,2018,33(11):1114-1117.

［52］尹大龙,刘连新.肝脏影像报告和数据管理系统在肝细胞癌诊断中的应用价值［J］.中华消化外科杂志,2017,16(2):130-133.

［53］买买提明·马合木提,张沁,王建新,等.肝脏影像报告及数据管理系统(LI-RADS)对肝癌 CT 及 MRI 影像特征比较分析研究［J］.现代医用影像学,2019,28(1):8-11.

［54］杜婧,杨大为,张楠,等.基于肝脏影像报告和数据系统肝细胞癌 MRI 征象判读的一致性［J］.中国医学影像学杂志,2019,27(7):481-486.

［55］DING Y,RAO S X,WANG W T,et al. Comparison of gadoxetic acid versus gadopentetate dimeglumine for the detection of hepatocellular carcinoma at 1.5 T using the liver imaging reporting and data system(LI-RADS v. 2017)［J］. Cancer Imaging,2018,18(1):48.

［56］HYTIROGLOU P,PARK Y N,KRINSKY G,et al. Hepatic precancerous lesions and small hepatocellular carcinoma［J］. Gastroenterol Clin North Am,2007,36(4):867-887.

［57］ZENG M S,YE H Y,GUO L,et al. Gd-EOB-DTPA-enhanced magnetic resonance imaging for focal liver lesions in Chinese patients:a multicenter,open-label,phase Ⅲ study［J］. Hepatobil Pancr Dis Int,2013,12(6):607-616.

［58］LEE Y J,LEE J M,LEE J S,et al. Hepatocellular carcinoma:diagnostic performance ofmultidetector CT and MR imaging-a systematic review and meta-analysis［J］. Radiology,2015,275(1):97-109.

［59］RENZULLI M,BISELLI M,BROCCHI S,et al. New hallmark of hepatocellular carcinoma,early hepatocellular carcinoma and high-grade dysplastic nodules on Gd-EOB-DTPA MRI in patients with cirrhosis:a new diagnostic algorithm［J］. Gut,2018,67(9):1674-1682.

［60］LAMBIN P,RIOS-VELAZQUEZ E,LEIJENAAR R,et al. Radiomics:extracting more information from medical images using advanced feature analysis［J］. Eur J Cancer,2012,48(4):441-446.

［61］YANG L,GU D,WEI J,et al. A radiomics nomogram for preoperative prediction of microvascular invasion in hepatocellular carcinoma［J］. Liver Cancer,2019,8(5):373-386.

［62］ZHANG Z,JIANG H,CHEN J,et al. Hepatocellular carcinoma:radiomics nomogram on gadoxetic acid-enhanced MR imaging for early postoperative recurrence prediction［J］. Cancer Imaging,2019,19(1):22.

［63］CHEN S,FENG S,WEI J,et al. Pretreatment prediction of immunoscore in hepatocellular cancer:a radiomics-based clinical model based on Gd-EOB-DTPA-enhanced MRI imaging［J］. Eur Radiol,2019,29(8):4177-4187.

［64］OYAMA A,HIRAOKA Y,OBAYASHI I,et al. Hepatic tumor classification using texture and topology analysis of non-contrast-enhanced three-dimensional T1-weighted MR images with aradiomics approach［J］. Sci Rep,2019,9(1):8764.

［65］WANG H Q,YANG C,ZENG M S,et al. Magnetic resonance texture analysis for the identification of cytokeratin 19-positive hepatocellular carcinoma［J］. Eur J Radiol,2019,117:164-170.

［66］汪珍光,周伟平.肝癌不同分期的综合治疗策略及多学科诊疗模式的思考［J］.肝胆外科杂志,2018, 26(6):401-404.

［67］中国研究型医院学会消化道肿瘤专业委员会,中国医师协会外科医师分会多学科综合治疗专业委员会.肝脏及胆道恶性肿瘤多学科综合治疗协作组诊疗模式专家共识［J］.中华普通外科学文献(电子版), 2017,11(1):1-3.

［68］HAIMERL M,VERLOH N,ZEMAN F,et al. Gd-EOB-DTPA-enhanced MRI for evaluation of liver function: Comparison between signal-intensity-based indices and T1 relaxometry［J］. Sci Rep,2017,7:43347.

［69］ZHOU Z P,LONG L L,QIU W J,et al. Evaluating segmental liver function using T1 mapping on Gd-EOB-DTPA-enhanced MRI with a 3.0 Tesla［J］. BMC Med Imaging,2017,17(1):20.

［70］KANDA T,OSAWA M,OBA H,et al. High signal intensity in dentate nucleus on unenhanced T1-weighted MR images:Association with linear versus macrocyclic gadolinium chelate administration［J］. Radiology,2015,275 (3):803-809.

［71］MCDONALD R J,MCDONALD J S,KALLMES D F,et al. Gadolinium deposition in human brain tissues after contrast-enhanced MR imaging in adult patients without intracranial abnormalities［J］. Radiology,2017,285 (2):546-554.

［72］POLLARD J J,FLEISCHLI D J,NEBESAR R A. Angiography of hepatic neoplasms［J］. Semin Roentgenol, 1983,18(2):114-122.

［73］KIDO C,SASAKI T,KANEKO M. angiography of primary liver cancer［J］. Am J Roentgenol Radium Ther Nucl Med,1971,113(1):70-81.

［74］JEWEL K L. Primary carcinoma of the liver :clinical and radiologic manifestations［J］. Am J Roentgenol Radium Ther Nucl Med,1971,113(1):84-91.

［75］林贵.肝肿瘤的微血管结构和血供［J］.中华放射学杂志,1985,19(5):257.

［76］陈星荣,林贵,段承祥,等.选择性血管造影［M］.上海:上海科学技术出版社,1990.

［77］刘崎,吕桃珍.肝癌侵犯门静脉的影像表现及其临床意义［J］.中华放射学杂志,1991,25(3): 152-155.

［78］王建华,王小林,颜志平.腹部介入放射学［M］.上海:上海医科大学出版社,1998.

［79］欧阳墉.数字减影血管造影诊断学［M］.北京:人民卫生出版社,2000.

［80］李彦豪.实用介入诊疗技术图解［M］.北京:科学出版社,2002.

［81］段承祥,王培军,李健丁.肝胆胰影像学［M］.上海:上海科学技术文献出版社,2004.

第三节　肝癌的临床分期进展

肝癌的临床分期,主要依据原发肿瘤及其累及范围和对预后的影响,对病人进行分层,用以描述个体恶性肿瘤的严重程度。准确的肝癌临床分期,不仅有助于制订合理的治疗方案,帮助临床医生评估病人的预后,还有助于临床试验的设计,例如研究对象的分组等。肝癌的临床分期方法较多,各种分期均是在基于本国或本地区肝癌队列和临床实践的基础上制定的。截至2018年,全球有近20种原发性肝癌分期系统,众多的分期也反映了目前尚缺乏一种能够被普遍接受的分期系统,以及肝癌分期的复杂性。

一、肝癌临床分期的发展历程

国际上最早发表的肝癌临床分期是1985年提出的日本Okuda分期。美国癌症联合委员会(AJCC)与国际抗癌联盟(UICC)在 1997 年第 5 版 TNM 分期系统中,首次为肝癌单独制定了临床分期,其以肝癌的解剖学范围如原发肿瘤(T)、区域淋巴结(N)和远处转移(M)为基础,建立了肝癌 TNM 分期系统,该分期每 6~8 年更新一次,最新的第 8 版于 2018 年正式推出。1998 年,意大利肝癌协作小组发布了 CLIP 分期;1999 年,巴塞罗那肝癌学组正式提出 BCLC 分期。截至 2018 年,全球先后有近 20 种肝癌分期系统。临床使用的除以上几个分期系统外,还包括法国 GRETCH 分期、中国香港 CUPI 分期、日本 JIS 分期、美国 MESIAH 分期、中国香港 HKLC 分期和意大利 ITA. LI. CA 分期等。我国最早的原发性肝癌分期建议是1977 年由全国肝癌防治研究协作会议提出的。此后,中国抗癌协会肝癌专业委员会组织相关专家在 1977 年肝癌分期的基础上,参考了 AJCC/UICC TNM 分期,并纳入肝功能 Child-Pugh 改良分级评分,于 2001 年 9 月发布了新的我国原发性肝癌分期标准。2011 年国家卫生部(现为国家卫健委)组织多学科领域肝癌专家制定了我国《原发性肝癌诊疗规范》,并先后于 2017 年和 2019 年进行了更新。我国《原发性肝癌诊疗规范》结合中国国情和临床实践,制定了具有中国特色的中国肝癌分期标准及治疗路线图。目前,2019 版已进入临床使用(图 2-15)。

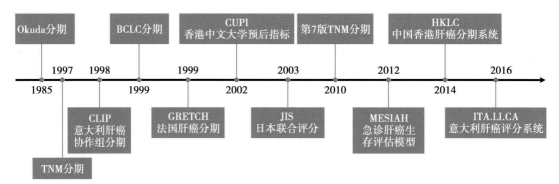

TNM: Tumor,Node,Metastasis,肿瘤,淋巴结,转移;BCLC: Barcelona Clinic Liver Cancer,巴塞罗那临床肝癌分期系统;
GRETCH: Groupe d'Etude et de Traitement du Carcinome Hépatocellulaire,法国肝癌分期;
CLIP: Cancer of the Liver Italian Program,意大利肝癌协作组分期;JIS: Japanese Integrated Staging Score,日本联合评分;
CUPI: Chinese University Prognostic Index,香港中文大学预后指标;
MESIAH: Model to Estimate Survival in Ambulatory HCC Patients,门诊肝癌病人生存评估模型;
HKLC: Hong Kong Liver Cancer,中国香港肝癌分期系统;ITA.LI.CA: Italian Liver Cancer,意大利肝癌评分系统

图 2-15 国际上肝癌主要临床分期的发展历程

二、肝癌主要临床分期的纳入指标

恶性肿瘤的临床分期主要依据病人的生存差异进行预后分层,以反映病期的早晚。然而,影响肝癌病人预后的因素众多,除肿瘤自身因素如肿瘤范围(如 T、N、M 等)外,肝功能、体力状态、合并症等都影响了肝癌治疗方法的选择并进一步影响病人的预后。此外,地域、环境、生活方式以及种族等因素同样也会影响病人的预后,众多的预后危险因素使得肝癌临床分期这一问题更加复杂。目前临床使用的各分期主要是基于上述影响预后的独立危险因素来制定的。但由于各分期系统是基于不同队列的观察结果,筛选出的影响预后的因素不尽相同,因此,最终纳入分期的变量差异较大(表 2-2)。

表 2-2　各主要分期纳入的变量

分期	肿瘤相关变量							病人相关变量		肝功能相关变量						其他
	直径	数目	大血管侵犯	微血管侵犯	远处转移	淋巴结转移	AFP	PS评分	年龄	Child-Pugh改良分级评分	TBIL	ALB	PT/INR	腹水	ALP	肌酐
Okuda	✓										✓	✓		✓		
CLIP	✓		✓				✓			✓						
BCLC	✓	✓	✓		✓			✓		✓						
HKLC	✓	✓	✓		✓			✓		✓						
MESIAH	✓	✓	✓			✓					✓		✓			✓
Alberta algorithm	✓	✓	✓		✓					✓						
GRETCH			✓				✓	✓			✓				✓	
CUPI	✓				✓	✓	✓				✓			✓	✓	
ITA. LI. CA	✓	✓	✓		✓					✓						
JIS	✓	✓	✓							✓						
AJCC TNM	✓	✓	✓		✓	✓	✓									
中国分期	✓	✓	✓		✓			✓		✓						

注:AFP:甲胎蛋白;PS:体力状态;TBIL:总胆红素;ALB:白蛋白;PT:凝血酶原时间;INR:国际标准比值;ALP:碱性磷酸酶。

三、各主要分期的特点

(一) 日本 Okuda 分期

日本 Okuda 分期发布于 1985 年,纳入了肿瘤大小、腹水、白蛋白和胆红素 4 个变量,将肝癌分为 3 期,是世界上第一个纳入肝功能的肝癌临床分期,对后续肝癌分期的制定具有重要的参考价值。Okuda 分期由于创建时间早,鉴于当时诊断水平和治疗手段的限制,肿瘤因素仅纳入了肿瘤大小,且仅按是否超过半肝进行分层,过于粗糙,没有考虑肿瘤个数、是否有血管侵犯、门静脉癌栓及是否有肝外转移等影响预后的重要因素,因此该分期对于晚期肝癌病人的预后分层能力尚可,但对于可接受手术或其他治疗的早期病人分期准确性有限。此外,Okuda 分期中肝功能指标所占权重过大,过于强调了肝功能对肝癌病人预后的影响,难以准确的反映肿瘤负荷情况。

(二) AJCC/UICC TNM 分期

AJCC/UICC TNM 分期 1977 年发布第 1 版,1997 年在第 5 版中首次为肝癌制定了分期系统,经过一系列更新,第 7 版于 2010 年推出,当前版本为第 8 版,自 2018 年正式投入启用。

TNM 分期系统侧重于从病理学角度进行分期,综合评估原发性肿瘤特征(T),是否有淋巴结受累(N)和远处转移(M)。第 8 版分期强调了肿瘤大小、肿瘤个数、血管侵犯以及邻近脏器侵犯对预后的影响,对 T 分期进行了细化。AJCC 建议收集一些可能影响病人预后的变量,如 AFP、组织学分级、肝纤维化评分、凝血酶原时间和血清胆红素等,但并未将这些变量纳入分期系统。TNM 分期系统需要术后组织病理学判断淋巴结转移与否,因此主要适用于接受手术治疗如肝切除和肝移植的肝癌病人的预后评估。AJCC TNM 分期在临床实践中的应用不如 BCLC 分期广泛,主要由于该分期仅纳入了肿瘤负荷,而未考虑到肝功能、肿瘤标志物等因素对病人预后的影响,从而影响了其预后评估的准确性;且淋巴结转移与否很难在术前获得,因此术前很难用其对肝癌进行准确的分期并指导治疗决策。

(三) CLIP 分期

1998 年,意大利肝癌研究小组为了克服 TNM 分期的缺点,对各变量在预后方面作用进行更精确的量化,创建了 CLIP 评分。CLIP 分期将肝功能 Child-Pugh 改良分级评分纳入了分期系统,并在 Okuda 分期的基础上,将肿瘤累及范围进行了细化,纳入了肿瘤数目、范围和门静脉癌栓。此外,CLIP 分期还整合了血清肿瘤标志物——AFP,提示肿瘤生物学特性也是影响病人预后的一个重要指标。由于整合了更多的预后危险因素,相较于 Okuda 分期,CLIP 分期能够对病人进行更好的预后分层,预后预测准确性也更高。它能够帮助外科医生根据分期进行临床决策,筛选预后好的病人进行根治性手术治疗,也能筛选出一部分预后差的病人来进入临床试验,并获得更长的生存时间。但由于 CLIP 分期来源病人中超过一半是接受经导管肝动脉化疗栓塞术(transcatheter arterial chemoembolization,TACE)或局部消融治疗的,仅有 2.8% 的病人接受了手术治疗,因此该分期对于手术治疗病人预后预测的准确性仍然存疑;其次,其对于肿瘤范围的划分仍然过于笼统,早期和极早期肝癌难以分层;此外,巨大肿瘤这个概念比较宽泛,缺乏客观量化标准,因此预测准确性和可靠性仍不尽如人意。

(四) BCLC 分期

1999 年,巴塞罗那肝癌学组根据一组接受了肝切除和未接受任何治疗的病人的随访结果,建立了 BCLC 分期(表 2-3)。其目的是预测手术切除、肝移植及消融治疗的肝癌病人预后和治疗策略。该分期对肿瘤负荷进行了更为细致的分类,包括肿瘤大小、个数、有无血管侵犯和肝外转移等,是第一个整合病人体力状态的分期系统。同时,针对每一分期病人,BCLC 分期系统也给出了相应的治疗建议,使其具备了较强的临床可操作性。BCLC 分期在西方国家具有较高的认可度,目前已经得到欧洲肝病协会(EASL)和美国肝病协会(AASLD)的认可。修订后的分期系统,对于极早期和早期肝癌的治疗具有指导意义,并且对于进入临床试验病例的分组具有较高的参考价值。但 BCLC 分期对手术治疗的适应证过于严苛,从建立之初就受到世界范围内多个肝病中心的挑战。BCLC 分期系以牺牲肝移植和局部抗肿瘤治疗的地位为代价来简化临床应用,出于安全考虑,一些适合手术的中晚期病人只推荐接受 TACE 或靶向治疗。BCLC 分期在中国的应用表明其仍有诸多亟待完善之处。首先,BCLC 没有考虑肿瘤的位置,这是判断 HCC 可切除性的基本要素,临床实践证明,即使肿瘤较大,若位置合适仍能保证 R0 切除而提高存活率;其次,BCLC 建议只对极早期或部分早期 HCC 行肝切除,但较多的资料显示,选择性地对某些中晚期肝癌病人行肝切除也能获得较好的存活率;再次,某些可能适合肝移植的病人也被划入终末期;此外,除手术治疗外,BCLC 指南没有纳入放疗及一些新的治疗方法,如钇-90 微球栓塞和碘-125 粒子植入等对某些难以切除的肝癌也能起到较为理想的疗效。因此,BCLC 分期在东方尤其是中国饱受诟病。

表 2-3　BCLC 分期(1999)

分期	ECOG 体力状态	肿瘤范围	肝功能
A:早期			
A1	0	单发	无门静脉高压,总胆红素正常
A2	0	单发	门静脉高压,总胆红素正常
A3	0	单发	门静脉高压,总胆红素异常
A4	0	3 个以内肿瘤<3cm	Child-Pugh A 或 B
B:中期	0	多发肿瘤>3cm	Child-Pugh A 或 B
C:晚期	1~2	血管侵犯或肝外转移	Child-Pugh A 或 B
D:终末期	3~4	任何	Child-Pugh C

注:ECOG:美国东部肿瘤协作组。

（五）HKLC 分期

中国香港 HKLC 肝癌分期系统于 2014 年提出。与 BCLC 分期相似,HKLC 分期同样纳入了肝功能、体力状态和肿瘤累及范围。该分期强调了体力状态评分对分期的重要性,同时将肝内和肝外血管侵犯进行了预后分层。此外,HKLC 分期系统力图克服 BCLC 分期治疗选择较少的缺点,拓展了手术和 TACE 在中晚期肝癌病人中的应用范围。HKLC 分期突出了体力状态评分在肝癌分期中的地位,并建议依据体力状态和肝功能进行治疗决策,而对于适合肝移植的病人则不考虑体力状态。相较于 BCLC 分期,HKLC 分期最大的特点是对中晚期肝癌的治疗建议更加积极。该分期认为,经过严格的筛选,采用肝切除、肝移植或 TACE 等治疗手段,仍有部分中晚期肝癌病人能够从中获益,使得该分期指南可能更加接近真实世界的临床实践。而 BCLC 分期对肝癌合并门静脉癌栓的治疗仅建议靶向治疗,对终末期肝病和体力状态差的肝癌病人仅推荐支持治疗。HKLC 分期的另一个特点在于其肯定了局部治疗在大肝癌或者多发肝癌中的治疗地位,而 BCLC 分期则完全否认了放射治疗在肝癌治疗中的地位。但 HKLC 分期建立在单中心回顾性资料之上,且纳入的病例绝大多数为乙型病毒性肝炎相关性肝癌,因此该分期系统是否适合其他人群特别是西方人群仍然需要进一步的外部验证。此外,由于该分期较为复杂,影响了其临床使用的便捷性。

（六）ITA. LI. CA 分期

意大利 ITA. LI. CA 肝癌分期系统于 2016 年提出。该分期源自对意大利多中心肝癌队列分析的结果,并在来自中国台湾 2 000 多例病人的肝癌队列中得到了外部验证。尽管 ITA. LI. CA 分期建立在回顾性分析基础之上,但临床资料的收集为前瞻性;且在东西方队列中均有着较好的预后分层表现,因此在发布之后,便得到了国际同行的广泛关注。ITA. LI. CA 分期将肿瘤因素按肿瘤直径、数目、血管侵犯和肝外转移等进行分层,同时纳入了体力状态评分和 AFP（≤或>1 000ng/ml）。AFP 被纳入了 Okuda 和 CLIP 分期中,但在

BCLC 和 HKLC 分期中并未被纳入。在 ITA. LI. CA 分期中,0 期和 A 期分别对应了 BCLC 的 0 期和 A 期,由于 BCLC B 期并未考虑到肿瘤直径和数目的异质性,ITA. LI. CA 分期按肿瘤直径和肿瘤数目的差异将 B 期进一步分为 B1、B2 和 B3 期,尽管这使得分期变得相对复杂,但鉴于较多研究证实肿瘤直径超过 5cm 及肿瘤数目超过 3 个预示较差的预后,对 B 期的细分可能有助于更准确地预测预后。然而,ITA. LI. CA 分期的建立基于意大利丙型病毒性肝炎为主的肝癌队列,尽管它通过一个台湾肝癌队列进行了外部验证,其在亚洲病人中的应用准确性还有待进一步验证。

(七)肝癌的其他临床分期系统

除上述几种分期系统之外,还有法国 GETCH 分期、香港中文大学 CUPI 分期、美国 MESIAH 分期和日本 JIS 分期等。各分期系统均建立在对各自肝癌人群的临床病理资料分析的结果之上,由于各队列无论是肝病背景、种族、环境等因素还是肿瘤本身都存在异质性,且在治疗手段上也存在较大差异,因而各分期所纳入的变量差别较大。尽管各分期在各自队列人群有着较好的预后分层表现,但在其他队列中的表现却不尽如人意,尚未有一个能够被全球广泛接受的分期系统。

(八)肝癌的列线图临床分期

包括 TNM 分期在内的上述各种肝癌分组,共同的优点是可以将病人分成几个亚组,便于按照病情归类。事实上,每个亚组病人的病情也有异质性,而且随着肝癌治疗方法的增多,每个亚组内病人的治疗方法也有较大差异,因此依靠传统分期难以实现个体化治疗。由于肝癌的分子分型预后预测尚不成熟,也难以指导临床个体化治疗。鉴于此,近年来一种新的分期方法——列线图(nomogram)模型备受关注。列线图是一种基于现代统计学方法,将大样本队列研究获取的影响预后的关键性变量,根据其对预后影响的权重进行量化,然后以计算尺的方式进行呈现。其优点是可以将传统分期的亚组进一步细化,对每个病人的预后的概率进行计算(图 2-16)。上海东方肝胆外科医院根据亚组肝癌的特点,在国际上最早提出了早期(米兰标准以内)、多发、巨大等肝癌肝切除后预测生存的列线图,可选择确实可从肝切除获益的肝癌个体进行该治疗。此外,列线图还可以用于预测个体发生某些事件,如肝癌肺转移的风险概率,便于临床上针对高风险的个体进行针对性的预防。因此,列线图是一种指导个体化治疗的有效和实用分期方法。

四、中国肝癌临床分期的发展

(一)中国肝癌临床分期的发展历程

全球每年新发肝癌病例和死亡病例有一半在我国,严重危害人民的健康和生命。制订一个适合我国国情的肝癌临床分期用以指导临床实践一直是一项紧迫的任务。早在 1977 年全国肝癌防治协作会议上,就提出过将肝癌分为 3 期的临床分期方案:Ⅰ 期指无症状与体征的肝癌;Ⅲ 期指有黄疸、腹水、肝外转移或恶液质的肝癌;Ⅱ 期介于二者之间。这一分期简单明了,易被临床医生掌握,在当时的医疗条件下,为判断肝癌的病期起到了一定的作用。但该方案仅按症状和体征进行分期,过于粗放,尤其是 Ⅱ 期跨度太大,同期之中病情相差甚远,因此难以准确反映肿瘤负荷和预后。中国抗癌协会肝癌专业委员会曾于 1998 年及 1999 年先后提出过肝癌临床分期的建议,经过广泛征求意见,在 2001 年第八届全国肝癌学术会

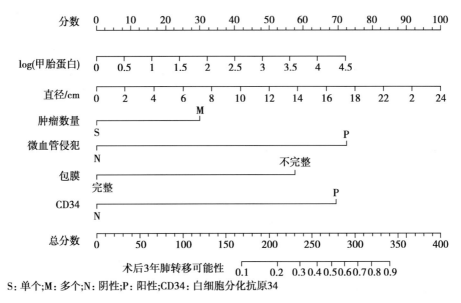

图 2-16　一种预测肝癌肝切除术后肺转移的列线图

议上正式通过了"原发性肝癌的临床诊断与分期标准"。它是在中国 1977 年肝癌分期基础上,结合 AJCC/UICC 的 TNM 分期、肝功能的 Child-Pugh 改良分级评分以及影像学检查结果而形成的一种分期方法。2011 年,上海东方肝胆外科医院曾针对可切除性肝癌提出过东方分期,包括肿瘤大小、数目、大血管侵犯、微血管侵犯、肝外转移、体力状态评分和肝功能等变量,具有一定的临床实践意义。在此期间,制定了我国《原发性肝癌诊疗规范(2011 版)》,倡导以外科为主的多学科联合的综合治疗,但该规范对肝癌的分期建议参考 BCLC 分期和 AJCC/UICC 的 TNM 分期,并未提出自己的分期标准。此后,在 2017 年及 2019 年修订的《原发性肝癌诊疗规范》中,提出了中国的分期方案及对应的治疗建议。

(二)《原发性肝癌诊疗规范(2017 年版)》分期

与西方国家相比,我国肝癌病人在病因、肿瘤生物学行为、治疗方法等方面都存在明显差异。我国肝癌主要以乙型病毒性肝炎相关性肝癌为主,多数病人合并有乙型病毒性肝炎和肝硬化背景,肝功能及储备功能差,诊断时中晚期肝癌居多,部分地区经济欠发达,这些都影响了治疗方式的选择和预后。因此,西方分期与治疗推荐并不完全适合我国的具体国情和临床实践。如 BCLC 分期过于苛刻,一些可外科手术切除的肝癌病人只能得到介入、化疗等姑息治疗,而 TNM 分期则基于原发肿瘤、淋巴结转移和有无远处转移进行分期,常用作术后病理分期,对治疗决策的指导意义较少。《原发性肝癌诊疗规范(2019 年版)》依据中国的临床实践积累,结合具体国情,借鉴了国际上一些重要的肝癌临床分期,根据病人的体力状态、肝功能、肝外转移、血管侵犯、肿瘤数目、肿瘤大小等特征对肝癌进行分期,同时针对不同分期明确了相应的治疗建议(见图 1-3)。

与国外几种常用的肝癌分期相比,中国肝癌分期的显著特点是扩大了肝癌手术切除的适应证,肝移植的适用条件也相应放宽,为全身状态相对较好、但肿瘤较大(>5cm)或数目较多(≥4 个),甚至血管侵犯的病人提供了手术治疗或消融治疗等根治性治疗的机会,有望改善这类病人的预后。在过去十年里,肝癌的综合治疗措施取得了长足的进步,2019 年版分期强调了多模式、多学科综合治疗在肝癌治疗中的地位,避免了单一治疗或过度治疗,形成了一套为我国肝癌病人量身定制的肝癌分期和治疗选择系统,具有较好的权威性和可操作性,将会为进一步提高肝癌整体治疗效果发挥作用。

五、展望

良好的癌症分期不仅要具备准确性,还需要具备较强的可操作性及便捷性。纳入众多预后变量的分期有助于预测准确性,但过于复杂会削弱临床可操作性;相反,一个简单的分期具有较强的便捷性,但其准确性会大大降低。目前,还没有一种肝癌分期系统被国内外广泛接受和应用。究其原因,肝病背景、环境、生活方式及遗传背景等造成了肝癌具有高度的异质性及治疗方式的差异,进一步影响了肝癌临床分期的通用性。当前,正处在精准医学和大数据时代,肝癌治疗新技术、新方法、新药物以及新的循证医学证据不断涌现,将推动肝癌临床分期的不断更新。未来,国内同行应积极开展多中心的随机对照临床研究和基础研究的合作与交流,加强数据共享,促使中国的肝癌分期系统不断完善,在此基础上,结合分子分型,实现肝癌分期的个体化和精准化,最终进一步推动肝癌治疗的规范化、合理化,提高肝癌病人的疗效。

（程张军　沈锋）

参考文献

[1] KUDA K,OHTSUKI T,OBATA H,et al. Natural history of hepatocellular carcinoma and prognosis in relation to treatment. Study of 850 patients[J]. Cancer,1985,56(4):918-928.

[2] SOBIN L H. International Union Against Cancer(UICC). TNM classification of malignant tumors. 5th edition [M]. New York:John Wiley & Sons,1997.

[3] LLOVET J M,BRU C,BRUIX J. Prognosis of hepatocellular carcinoma:the BCLC staging classification[J]. Semin Liver Dis,1999,19(3):329-338.

[4] YAU T,TANG V Y,YAO T J,et al. Development of Hong Kong Liver Cancer staging system with treatment stratification for patients with hepatocellular carcinoma[J]. Gastroenterology,2014,146(7):1691-1700,e1693.

[5] FARINATI F,VITALE A,SPOLVERATO G,et al. Development and validation of a new prognostic system for patients with hepatocellular carcinoma[J]. PLoS Med,2016,13(4):e1002006.

[6] LI J,LIU Y,YAN Z,et al. A nomogram predicting pulmonary metastasis of hepatocellular carcinoma following partial hepatectomy[J]. Br J Cancer,2014,110(5):1110-1117.

[7] YANG T,ZHANG J,LU J H,et al. A new staging system for resectable hepatocellular carcinoma:comparison with six existing staging systems in a large Chinese cohort[J]. J Cancer Res Clin Oncol,2011,137(5):739-750.

[8] 中华人民共和国国家卫生健康委员会医政医管局. 原发性肝癌诊疗规范(2017 年版)[J]. 中华肝脏病杂志,2017,25(12):886-895.

[9] 中华人民共和国国家卫生健康委员会医政医管局. 原发性肝癌诊疗规范(2019 年版)[J]. 中国实用外科杂志,2020,40(2):121-138.

第四节　我国肝癌病理学十年发展回顾与展望

我国是世界上肝癌发生率最高的国家之一,肝癌病人的手术切除例数和病理诊断例数均位居世界前列,由此我国也积累了丰富的肝癌临床病理学诊断与研究经验。随着肝脏外科技术水平的不断提高以及肿瘤分子病理学技术的快速发展,肝癌临床病理学研究也相应地取得了长足进步。特别是近十年来,我国肝癌病理学从肝癌标本取材方案的标准化、组织病理学诊断的规范化、免疫病理学诊断的模式化,以及分子病理学诊断的精细化等方面,显著提升了肝癌病理学诊断的准确性和规范性。当前我国肝癌病理学发展的重点目标是,以满足肝脏外科临床提高肝癌远期疗效对病理诊断的需求为核心,以建立具有中国特色和经验的肝癌规范化病理诊断体系为内涵,以推广和应用《肝癌规范化病理诊断》为抓手,进一步突显我国肝癌病理学以临床为本的基本发展策略和思路。

我国肝癌病理及临床相关学科的专家在 2010 年版《原发性肝癌规范化病理诊断方案专家共识》的基础上,于 2015 年又制定了《原发性肝癌规范化病理诊断指南(2015 年版)》,其中一些新的核心病理诊断指标又被写入了国家卫健委医院管理研究所组织制定的《肝癌规范化病理诊断》和国家卫健委《原发性肝癌诊疗规范(2019 年版)》,在建立具有肝癌专科病理学特色的病理诊断指标上形成了一些新亮点。本节拟从以下几个方面概述我国肝癌临床病理学近十年来的主要进展。

一、建立肝癌标本取材"7 点"基线取材新方案

长期以来,国内外均无统一的肝癌大体标本取材规范,在肝癌标本的取材目的上存在较大的不一致性,在取材方法上存在较大的随意性。如 2003 年,美国 Torbenson 提出了肝癌大体标本的 3 点取材规范,这种取材方法的目的主要在于肝癌的定性诊断上,但已经不能满足当今临床了解肝癌生物学侵袭特性,如微血管侵犯(microvascular invasion,MVI)发生和分布特点的需求。2011 年,日本学者 Fujita 等以每例肝癌切片数量 1~30 张来代表对肝癌标本的取材数量,肿瘤直径越大,切片数量就越多。但作者并未说明对肝癌组织本身取材是否能满足对 MVI 的检出需求,也未与 MVI 的检出率进行相关性比较,因而该方案对 MVI 的检出效率尚不得知。2009 年美国学者 Roayaie 等提出,对每例肝癌至少检查 10 张以上非肿瘤区域的肝组织切片,但也没有对切片的数量与 MVI 的检出率进行相关性比较。中国《肝癌规范化病理诊断》的一个亮点是将肝癌生物学行为异质性理论用于指导肝癌大体标本取材,提出了癌与癌旁肝组织交界处是肝癌异质性的代表性区域,是高侵袭性细胞群体集中分布的区域,是 MVI 和卫星结节形成的高发区域,是影响转移、复发和预后的高风险区域,因而癌与癌旁肝组织交界处应作为标本取材的重点区域。据此,《肝癌规范化病理诊断》更新了传统肝癌病理诊断理念,将以往病理诊断报告中过多描述肝癌组织的形态学特点,改为更加重视对 MVI 等生物学行为的评估;将以往过多关注肝癌组织内部取材,改为重点在癌与癌旁交界处高侵袭性区域取材,核心是提高 MVI 的检出率。

通过肝癌取材部位和数量与肝癌 MVI 检出率的相关性研究,显示肝癌标本"7 点"基线取材方案对 MVI 的检出效率最高,其要点是:①分别在肿瘤的 12 点、3 点、6 点和 9 点位置上,于癌和癌旁肝组织交界处取材,以观察肿瘤对包膜、微血管及邻近肝组织的侵犯情况;②在肿瘤组织内部至少取材 1 块,供分子病理学检查之用;③将距肿瘤组织边缘≤1cm 范围定义为近癌旁肝组织,将距肿瘤组织边缘>1cm 范围定义为远癌旁肝组织,分别在两处各取材 1 块,以观察微小病灶及肝脏背景病变(如肝纤维化、肝硬化)等;④对直径≤3cm 小肝癌

的肿瘤组织可全部取材检查;⑤在取材时还应视肿瘤的大小、数量以及癌旁肝组织病变等情况,酌情增加取材的部位和数量。

实施肝癌"7 点"基线取材的主要目的,旨在通过均衡优化取材数量、取材部位、时间成本和医疗成本等相互关联的制约性因素,以期获得 MVI 的最佳检出效率。需要特别指出的是,"7 点"取材方案是一种基线方案,实际取材部位和数量可根据肿瘤直径、数目及癌旁肝组织大小等酌情增减。鉴于 MVI 和卫星结节的检出率与癌旁肝组织切除范围密切相关,因而在外科手术时应注意保留一定的切除范围,但对于无明显癌旁肝组织的肝癌并不适用"7 点"取材和 MVI 检查。"7 点"取材方案设计的一个基本出发点,是在不明显增加病理科医生工作量、不明显增加病理科成本及不明显增加病人医疗费用的情况下,通过调整取材思路、科学设置取材点,在有限取材的情况下尽可能多地提高 MVI 检出率,以期了解肝癌的生物学行为特点,为临床术后的抗复发转移治疗提供精细的病理学依据。

显然,只有做到以规范化取材为基础的 MVI 病理诊断,才有可能得到真实与可靠的 MVI 检出数据。随着对肝癌 MVI 研究热度的提高,可以预计肝癌 MVI 的临床研究将会快速增长。目前中国的肝癌标本取材规范已经开始大规模的推广应用,初步取得了可喜的效果。

值得注意的是,目前国际上尚无统一的肝癌大体标本取材规范,在取材部位和数量上还存在一定的主观性和随意性。现今 PubMed 可检索到 700 余篇肝癌 MVI 相关研究文献,但几乎都没有明确提及肝癌大体标本的取材方法,这对解释 MVI 检出率及其相关结论的可靠性是一个难以回避的问题。2015 年发表的一项国际肝癌多中心 STORM 临床试验研究,涉及 2008 年 8 月至 2010 年 11 月期间 28 个国家的 202 个医疗单位提交的 900 个手术病例。由于当时病理学界尚无统一的肝癌 MVI 病理诊断标准和大体标本取材规范,由此也不能排除肝癌入组病例的病理基线数据存在不同程度的偏差,因而对阴性研究结果产生较大的影响。不言而喻,高质量的肝癌临床研究需要有高标准的病理规范做支撑,而肝癌诊疗规范只有与肿瘤的分子生物学特性相结合,特别是与肿瘤的转移和侵袭特性相结合,对临床个体化治疗才具有指导作用,因而《肝癌规范化病理诊断》推出后即引起了临床的高度关注。为此,国家卫健委积极推动《肝癌规范化病理诊断》在全国医院病理科的培训和落地实施。对病理科而言,尽早实施肝癌"7 点"基线取材和 MVI 分级方案,可以尽早积累有效和可靠的病理数据,进而尽早为临床开展肝癌个体化治疗提供有价值的参考依据。此外,临床也应积极地与病理对接,如主动对肝癌大体标本的血流方向和切缘部位等情况进行细致的标记和说明,便于病理准确取材和精细诊断。

二、建立微血管侵犯病理诊断与分级新方案

恶性肿瘤最本质的特性是转移。据统计,在每 10 位死于癌症的病人中就有 9 位是死于癌症转移。全世界每年新增和死亡肝癌病例分别为 84.1 万和 78.2 万,而中国均占 50% 以上。汤钊猷院士早在 2008 年就指出:中国近 20 年小肝癌切除的 5 年生存率已不再明显提高,主要原因是术后转移复发率高。如果我们能从生物学角度看肝癌,将会在临床出现一个崭新的视野。肝癌手术切除后的 5 年累积复发率高达 60% 以上,已成为严重制约肝癌病人预后的"风暴眼"。因此,肝癌侵袭转移的生物学特性就成为临床最关心的病理学因素。但

以往传统病理学多强调对肝脏肿瘤的定性诊断,较少关注对疗效和预后有直接影响的病理生物学行为的诊断;多注重对肝癌组织结构和细胞形态的描述,较少关注对侵袭方式和程度的分层描述,因而传统的肝癌病理诊断所提供的肝癌生物学特性的信息在一定程度上还未能满足临床对个体化治疗的需求。

针对这一状况,近年来我国病理学者为建立肝癌病理规范化诊断指标体系进行了积极的探索,重点将 MVI 作为肝癌专科病理学诊断的一项主要组织学指标。肝癌作为一个有双重供血特点的富血管肿瘤,极易发生 MVI,这是导致肝癌术后残留复发最重要的病理学基础。但以往对肝癌 MVI 诊断的重要性强调不够,国内外长期缺乏针对 MVI 的统一病理诊断标准,世界卫生组织(WHO)肝癌病理分类以及诸多国际肝癌临床诊疗指南也未将 MVI 列入病理诊断的常规指标。如 Sumie 等提出的 MVI 分级方案主要是根据 MVI 的数量,将 MVI 分为无 MVI、轻度 MVI(1~5 个 MVI)和重度 MVI(>5 个 MVI)。但该方案未涉及 MVI 分布距离或分布范围的指标,因而不利于了解肝癌的侵袭程度。Fujita 等提出应根据癌细胞计数进行分类,构成 MVI 的癌细胞数量>50 个具有高风险,但对癌细胞进行计数在常规病理诊断中会多有不便。Roayaie 等提出在对 MVI 进行分组时,每例肝癌要对至少 10 张非肿瘤肝组织切片做 trichrome 特殊染色来识别 MVI 对血管壁的肌层有无侵犯,如果有血管壁肌层侵犯则需进一步采用抗平滑肌肌动蛋白抗体免疫组织化学染色加以证实,以此作为预测预后的重要指数之一。但在日常繁重的病理常规诊断工作的情况下,仅针对肝癌的一个 MVI 组织学指标就要对如此多的组织切片进行特殊染色和免疫组织化学标记,会因较高的时间和医疗成本而难以实际施行。Hidaka 等在开展 MVI 多中心研究时,先由各参与中心有经验的病理医生将微门静脉侵犯(microportal invasion)与微肝静脉侵犯(microhepatic vein invasion)区分开来再进行分组。鉴于肝癌常会累及门静脉分支与肝静脉分支,两者不但可以混合存在,而且在脉管的管径大小、细胞形态以及分布上有时十分相像,即使是有经验的肝脏专科病理医生想要区分也会有不小的难度,因而该指标在常规病理诊断中使用也多有不便。

《肝癌规范化病理诊断》的亮点之一是综合当今研究成果,结合我国的实践经验,提出了肝癌 MVI 的病理诊断标准与分级方案,其要点是:①MVI 是指在显微镜下见到由内皮细胞衬覆的血管腔内出现实性癌细胞巢团,主要发生于癌旁肝组织内的门静脉分支及肿瘤包膜内的血管。②应根据 MVI 的数量和分布特点进行病理分级。M0:未发现 MVI;M1(低危组):MVI 总数≤5 个,并且都分布于距离癌旁≤1cm 范围的近癌旁肝组织区域内;M2(高危组):MVI 总数>5 个,或发生于距离癌旁>1cm 范围的远癌旁肝组织区域。③当组织学上难以区别 MVI 与卫星结节时,可将两者视为肝癌连续性转移过程中不同阶段的两种组织学表现形式,一并计为 MVI。由于胆管、动脉和淋巴管内癌栓的临床意义不同,应分类描述,避免使用"脉管癌栓"的笼统诊断名称。

有研究表明,MVI 是影响肝癌病人预后的独立危险因素,是评估肝癌术后复发风险的重要预测指标,是实施肝癌术后抗复发治疗的重要病理学指征;也是制订肝癌术后抗复发治疗方案的重要病理学依据。《肝癌规范化病理诊断》从有利于病理医生掌握 MVI 诊断和分级标准的实用性和可操作性出发,提出了上述简便实用的 MVI 诊断标准和分级方案。因此,病理医生应注重提高 MVI 准确诊断与精细分级的能力,做到常规性和规范性地进行 MVI 病理诊断;而临床医生也应善于将 MVI 病理分级用于客观评估预后和科学制订个体化抗复发转移治疗方案之中。

根据中国抗癌协会肿瘤病理学专业委员会当前正在开展的中国肝癌病理大数据多中心研究项目,对 31 家中心入组的 5.3 万例手术切除肝癌的初步统计分析结果显示,MVI 的总检出率从《肝癌规范化病理诊断》制定前的 27.4%,提高到其推广应用后的 38.3%;同时采用"7 点"取材和 MVI 分级方案的医院目前已经占 74.2%,据此,可以推断出我国肝癌规范化病理诊断的整体水平开始有了根本性的进步和提高。

三、提出肝癌克隆起源分子病理诊断新策略

肝癌所具有的极强局部扩散和远处转移能力是导致肝癌术后复发率高和远期疗效差的主要病理学机制。有资料显示,超过 90% 癌症病人的死亡与转移有关;而肝癌术后 5 年复发率更是高达 60%~90%,成为严重制约远期疗效的瓶颈。据上海东方肝胆外科医院病理科的不完全统计,该院在 1985—2011 年的 26 年里,手术切除了 830 例次复发性肝癌(recurrent hepatocelluar carcinoma,RHCC),其中不乏术后多次复发后又多次切除的病例。以往的观点认为,病人一旦发生 RHCC,就是提示肝癌发生转移和进入晚期发展阶段,失去了根治性治疗的机会。但随着对肿瘤细胞克隆起源理论认识的不断深入,有越来越多的证据显示,RHCC 的来源有多克隆(MO)/多中心和单克隆(IM)/单中心两大起源模式,但 RHCC 的这种克隆起源模式难以通过临床表现和组织形态学观察的方法加以判别。因此,开展对 RHCC 克隆起源模式的研究,寻找肿瘤克隆检测适用性的分子标志物和建立相应的分子病理学检测技术体系,不但是一个重要的基础理论问题,而且对于临床认识 RHCC 的克隆起源模式特征、科学制订 RHCC 的个体化治疗策略、提高 RHCC 的治疗水平和远期生存率都具有重要的实际指导意义。

我国的研究结果显示,70%~75% 的 RHCC 具有多克隆/多中心起源的特点,提示来自新生肿瘤细胞克隆;25%~30% 的 RHCC 具有单克隆/单中心起源的特点,提示是来自首次切除后肿瘤残留或肝内转移灶,该分析可为临床评估 RHCC 的来源提供有用的参考依据。RHCC 中存在多克隆/多中心和单克隆/单中心两种起源模式和 6 种分子克隆亚型:Ⅰ型,单结节型 MO-RHCC;Ⅱ型,单结节型 IM-RHCC;Ⅲ型,单结节型 IM-RHCC 伴肝内转移;Ⅳ型,多结节型 MO-RHCC;Ⅴ型,单结节型 MO-RHCC 伴肝内转移;Ⅵ型,单结节型 MO-RHCC 合并 IM-RHCC。上述结果表明,RHCC 的起源方式复杂多样,因此需要此探索个体化的治疗对策。

目前,临床常将肝癌切除术后 2 年内的复发称为"早期复发",认为是与原发肿瘤相同克隆的转移;2 年后的复发称为"晚期复发",属于新生肿瘤。但这个认识可能要有所改变,因为癌细胞脱离原发灶进入转移区域后,可以长时期处于休眠状态以适应新的肿瘤微环境。我们发现,术后 8 年发生的 RHCC 仍可以是 IM 型起源,表明残癌细胞可以长期以"冬眠"状态在转移部位潜伏,并在适宜条件下复苏生长。因此,应注重在 RHCC 分子克隆起源模式检测的基础上,探索建立临床个体化治疗的新路径。

上海东方肝胆外科医院在 2011 年第十三届全国肝癌学术会议上报告,就当时的认识水平而言,肝癌组织内至少存在以下几种克隆起源类型:①单结节内同时混杂肝癌和 ICC 两种

成分(混合型肝癌,单克隆起源双向分化);②双结节分别独立存在肝癌和 ICC,或其他肿瘤成分(双克隆起源双原发灶);③癌细胞同时表达肝癌和 ICC 标志物(单克隆起源双表型特征);④肝脏先后发生不同类型或不同组织来源的肿瘤(上皮+间叶,多克隆多胚系起源);⑤肝癌合并肝外肿瘤(异时性多原发性肿瘤)。我国学者还建立了石蜡组织显微切割基础上的肝癌克隆模式微卫星杂合性缺失检测技术,为临床判断 RHCC 起源模式和制订个体化诊疗策略提供了新的检测手段。上海东方肝胆外科医院陈佳在 2018 年中华医学会病理学分会第二十四次学术会议暨第八届中国病理年会上报告,采用聚合酶链式反应-单链构象多态(polymerase chain reaction-single strand conformation polymorphism,PCR-SSCP)结合毛细管电泳技术,对 119 例双结节性肝细胞癌的克隆起源模式分析结果显示,单克隆起源型双结节性肝细胞癌中发生 MVI 的比例为 71.2%,多克隆起源型双结节性肝细胞癌发生 MVI 的比例为48.3%,克隆起源与 MVI 具有显著的相关性($P=0.038$)。提示对多结节肝细胞癌的克隆起源模式分析有助于预后评估以及制订个体化治疗方案。

我国学者 2015 年发表的研究结果显示,RHCC 存在 IM 型(25%~30%)和 MO 型(70%~75%)两大类型和 6 种分子克隆亚型。进一步分析发现,上述 6 种克隆起源亚型既适用于RHCC,也适用于多结节性肝癌。总体上看,MO-RHCC 再切除的生存率明显优于 IM-RHCC。原则上讲,IM-RHCC 来自首次切除肝癌的残癌复发,多伴有 MVI 或卫星结节形成,更适合介入(如射频消融、肝动脉栓塞化疗)和靶向药物等综合治疗;而 MO-RHCC 在本质上属于新生肿瘤,更适合再次手术切除或肝移植。

四、提出肝癌免疫组化诊断谱推荐方案

免疫组织化学诊断的重点逐渐从辅助定性诊断(病变性质:良、恶性;组织起源:肝细胞/胆管细胞/肝外转移)向早期诊断(高度异型增生结节/早期高分化小肝细胞癌)和分层诊断(转移复发风险/远期预后评估)拓展。

(一) 国际谱系

美国肝病研究学会提出肝癌的免疫组织化学诊断策略:磷脂酰肌醇聚糖 3(GPC3)、热休克蛋白 70(Hsp70)和谷氨酰胺合成酶(GS)。对肝硬化组织内的小结节组织检查而言,上述至少 2 项阳性对诊断肝癌才具有高度特异性。

(二) 国内共识

我国《肝癌规范化病理诊断》提出,肝细胞癌的免疫组化诊断推荐方案为:①肝细胞抗原(Hep Par-1,肝细胞特异性,不能区别肝细胞性肿瘤的性质);②磷 GPC3;③CD34(标记肿瘤新生血管);④多克隆性癌胚抗原(pCEA,肝细胞特异性,不能区别肝细胞性肿瘤的性质);⑤CD10(肝细胞特异性,不能区别肝细胞性肿瘤的性质);⑥精氨酸酶-1(arginase-1,肝细胞特异性,不能区别肝细胞性肿瘤的性质);⑦Hsp70;⑧GS;⑨AFP。肝内胆管癌:①细胞角蛋白 CK19、CK7;②黏蛋白-1(MUC-1)。肝癌的一线诊断抗体为 Hep Par 1、多克隆性癌胚抗原(pCEA)和 CD34,二线抗体为 GPC3 和 AFP 等;肝内胆管癌的免疫组织化学诊断推荐方案为:一线诊断抗体为 CK19,二线抗体为 MUC-1。该谱系基本上可解决常规肝脏肿瘤病理学诊断的实际问题。

DUSP6 在肝癌组织过表达,负反馈调节磷酸化细胞外信号调节激酶(p-ERK),可能

促进肿瘤增殖活性。犬尿氨酸-3-单加氧酶可作为肝癌的一种新的预后标志物;白血病抑制因子受体(LIFR)联合 CD34 可对高分化肝癌和高度异型增生性结节进行鉴别诊断。

五、建立肝脏肿瘤病理组织学新分类

WHO 制定的经典《肝和肝内胆管肿瘤的组织学分类》包含约 30 种病变,尚不能完全反映肝胆系统肿瘤在类型构成上的多样性和复杂性。我国病理学者在对人体肝脏肿瘤大型队列研究的基础上,提出了"三大型"(瘤样病变、良性肿瘤、恶性肿瘤)、"六亚型"(肝细胞性、胆管细胞性、肌纤维脂肪性、血管淋巴性、神经和内分泌性、杂类),超过 100 种病变的肝胆肿瘤组织学新分类。在上海东方肝胆外科医院手术切除的肝脏占位性病变中,瘤样病变占4.3%,病例数居前三位的分别是肝局灶性结节性增生(focal nodular hyperplasia,FNH)(51.5%)、肝孤立性坏死结节(19.6%)和肝炎性假瘤(12.0%);良性肿瘤占 12.1%,病例数居前三位的分别是肝海绵状血管瘤(82.9%)、肝血管平滑肌脂肪瘤(4.0%)、肝细胞腺瘤(hepatocellular adenoma,HCA)(3.9%);恶性肿瘤占 83.7%,病例数居前三位的分别是肝细胞癌(90.2%)、肝内胆管癌(8.2%)、肝母细胞瘤(0.1%)以及肝未分化(胚胎性)肉瘤(0.1%)。

自 1992 年上海东方肝胆外科医院病理科报道肝血管平滑肌脂肪瘤(hepatic angiomyolipoma,HAML)以来,HAML 诊断总数已经超过了 HCA。对 189 例手术切除 HCA 的主要研究结果显示,70%的 HCA 病人为中年男性,50%的病人超重或肥胖,即使女性病人也极少有长期服用避孕药物史;基因测序结果显示,HCA 的 HNF1 基因突变热点和发生频率与欧洲国家报道明显不同,尚未发现 β-catenin 和 gp130 基因突变。基于上述结果,认为中国 HCA 的累及人群和发病机制与欧洲国家有所不同。我国肝脏肿瘤病理类型十分丰富,完全有条件对肝脏肿瘤大型队列进行系统的临床病理学研究,今后应重视开展对肝癌生物学行为、治疗模式与临床预后一体化的研究。

六、肝癌分子病理诊断新型标志物研究

(一)预后标志物研究

近年来对肝癌相关的预后标志物的研究一直在进行中。有研究表明丝切蛋白 1(Cofilin1)高表达与肝癌病人术后复发及较短生存时间相关,是肝癌病人行切除术后复发和生存的独立危险因素。除此之外,一系列关于肝癌预后相关的分子标志物的研究都在进行中,研究发现异黏蛋白(MTDH)、肿瘤坏死因子 α 诱导蛋白 3(TNFAIP 3)、CDCA5、PKD3 和Cathepsin B 等分子的表达情况与肝癌的预后均显著相关,但实际临床意义仍需要进一步的多中心验证。

除了在表达水平预测肝癌预后的肿瘤细胞相关分子标志物,alpha B-crystallin 蛋白 Ser59磷酸化水平也是肝癌的独立预后因素,与肝癌的恶性表型和预后相关。而且,有研究发现HnRNPA-1 蛋白在肝癌细胞质中的定位也能够预测肝癌病人的术后预后情况,一些长链非编码 RNA 如 SNHG20 等也与肝癌的预后具有一定相关性。此外,肿瘤微环境也能够在一定程度上反应肝癌病人的术后预后状况,有研究表明,肝癌肿瘤浸润细胞在癌巢内的明显少于

癌周组织,肿瘤及癌周浸润细胞以 CD8⁺ 细胞毒性 T 细胞为主,肿瘤组织内 CD8⁺ T 细胞的浸润数量与预后相关。

（二）复发风险标志物研究

肝癌具有的极强局部扩散和远处转移能力是导致肝癌术后复发率高和远期疗效差的主要病理学机制。资料显示,超过 90% 癌症病人的死亡与转移有关;而肝癌术后 5 年复发率更是高达 60%~90%,成为严重制约远期疗效的瓶颈。因此,探索肝癌转移和复发的分子机制,建立病理学评估和临床个体化治疗的一体化诊疗策略,成为当今肝癌研究领域备受关注的课题。我国学者近年来也在相关方面进行了诸多研究,NUF2 和 AKIP1 等分子以及 SMARCA4/BRG1 的核表达等都和肝癌的早期复发具有相关性,并通过对这些分子引起肝癌恶性表型的研究,发现潜在的治疗靶点。

此外,使用免疫组织化学分析了 29 种生物标志物的临床病理特征和蛋白表达,利用最大相关最小冗余算法与多变量回归方法共同开发和验证预后和复发评价体系,将肝癌病人分为高、低生存率组和复发组,这对于临床医生判断术后辅助治疗是否有益非常有帮助。复旦大学附属中山医院周俭团队应用下一代测序技术,对我国肝癌病人队列进行了深入的基因组分析,描述了肝癌病人的基因组特征,并确定了 WNK2 是治疗性切除术后早期肿瘤复发的一个重要驱动基因。

（三）诊断标志物研究

在对高分化小肝癌病理诊断标志物的研究中,应用同位素标记相对和绝对定量(iso-baric tags for relative and absolute quantification,iTRAQ)蛋白质组学技术结合二维液相色谱串联电喷雾质谱,筛选出 ACY1、SQSTM1、SUOX 等相关免疫标志物,并先后提出"ACY1+SQSTM1+CD34""ACY1+SQSTM+GPC-3"和"SUOX+AKRlB10+CD34"3 种新型免疫组织化学诊断谱。"ACY1+SQSTM1+CD34"主要用于异型增生结节和小肝癌的鉴别诊断,敏感度和特异度分别为 96.1% 和 98.0%。在此基础上提出的"ACY1+SQSTM+GPC-3"诊断谱用以鉴别诊断高度异型增生结节和高分化小肝癌,研究结果显示 95.2% 的高度异型增生结节组织和 33.3% 的高分化小肝癌组织呈 ACY1 阳性,而 SQSTM 阳性率分别为 19.0% 和 84.4%,GPC-3 阳性率分别为 4.8% 和 62.5%。三者联合诊断敏感度为 93.8%,特异度为 95.2%。

（四）药物分子靶点标志物研究

Glypican-3(GPC-3)是一种锚定在细胞膜上的癌胚蛋白多糖,通常在胎儿肝脏中检测到,但在健康成人肝脏中没有检测到。然而,在肝癌病人中,GPC-3 在基因和蛋白水平上均高表达,其表达预示着预后不良。迄今为止,GPC-3 靶向磁共振成像、正电子发射断层扫描和近红外成像已经被用于早期肝癌检测,并且已经开发了针对 GPC-3 的各种免疫治疗方案,包括使用人源化抗 GPC-3 细胞毒性抗体、肽/DNA 疫苗治疗,免疫毒素疗法和基因疗法,GPC-3 靶向的 CAR-T 细胞能有效地清除 GPC-3 阳性肝癌细胞,为 GPC-3 阳性肝癌的治疗提供了一种有前景的干预手段。

复旦大学附属中山医院的研究发现,肝癌组织中 miR-26 低表达的病人对干扰素 α 治疗的敏感性高,可作为药物选择的一个有效靶点。中国人民解放军军事科学院军事医学研究院贺福初院士和复旦大学附属中山医院樊嘉院士团队,首次描绘了早期肝癌的蛋白质组表达谱和磷酸化蛋白质组图谱,发现了肝癌精准治疗的新靶点。该研究根据 101 例早期肝癌病人癌症组织及配对癌旁组织样本的蛋白质组数据,将目前临床上认为的早期肝癌病人分成三种蛋白质组亚型(S-Ⅰ、S-Ⅱ、S-Ⅲ),不同亚型的病人具有不同的预后特征,术后应采取不同的治疗策略。此研究不仅包含了 100 多对肝癌组织的蛋白质组、磷酸化蛋白质组,还涵盖了全基因组测序和 RNA 测序数据。经过系统的数据分析,首次对早期肝癌进行了基于蛋白质组的分子分型,还发现了预后最差的 S-Ⅲ型早期肝癌的新的治疗靶点 SOAT1,并在动物模型人体肿瘤移植(patient-derived tumor xenograft model,PDX)小鼠上得到了验证。南方医科大学病理学系周伟杰教授团队发现,肝血窦毛细血管化促肝纤维化,而汇管区血管新生抑制肝纤维化。从干预血管的角度治疗肝纤维化,应区别对待汇管区血管新生和肝血窦毛细血管化在肝纤维化进展中的不同作用才有可能取得较好的效果。上海市肿瘤研究所覃文新研究员和上海东方肝胆外科医院科研团队,发现了新型抑癌基因 RCAN1.4 在肝癌中显著表达下调,且与肝癌病人的不良预后相关。

在精准医学时代,癌症免疫治疗的最新突破彻底改变了包括肝癌在内的癌症治疗方式,而备受关注的程序性死亡受体-1 及其配体(PD-1/PD-L1)免疫检查点抑制剂在各类实体瘤中显示出良好的临床疗效。Li-Jie Ma 等采用荧光原位杂交技术检测 PD-Ls 的遗传变异,qPCR 结合免疫荧光技术检测 PD-Ls 的 mRNA 和蛋白水平,在 578 例肝癌病人的三个独立队列的组织芯片上研究 PD-1 定位的 *9p24.1* 基因改变的临床相关性和预后价值。结果显示 3 组肝癌病人中 *9p24.1* 的扩增率为 7.1%~15.0%,多聚体扩增率为 15.8%~31.3%,与肝癌病人 PD-1 抗体的客观应答率相似。与无 *9p24.1* 基因改变的病人相比,有 *9p24.1* 基因改变的病人具有不良结局。荧光原位杂交(FISH)和 qPCR 数据结合免疫荧光显示,*9p24.1* 基因的改变有力地促进了 PD-L1 和 PD-L2 的上调。此外,通过多变量分析,PD-L1 而不是 PD-L2 的表达增加也预示着低生存率。同时,PD-1 阳性免疫细胞的高浸润也提示肝癌病人的生存率很低。上述研究表明,PD-L1 的扩增或高表达与肝癌病人的不良生存率密切相关,证实 PD-1/PD-L1 轴是肝癌的合理免疫治疗靶点。

在肝癌领域,多项临床试验都表明 PD-1/PD-L1 单抗治疗也能够为病人带来一定的生存获益,并且已被美国食品药品监督管理局批准用于肝癌的二线治疗。目前已批准上市针对 PD-1/PD-L1 通路的药物有 5 种,2 种针对 PD-1 的人源化 IgG 单克隆抗体,即纳武利尤单抗和帕博利珠单抗,以及 3 种针对 PD-L1 的人源化 IgG 单克隆抗体。而不同的抗体类药物对应靶点的不同抗原表位,因此在实际临床应用中需要对相应的肿瘤组织进行检测,从而明确该类药物能否使病人在治疗中获益。

七、展望

吴孟超院士在 2008 年就指出:我国既往也制定过肝癌诊疗规范,但未与肿瘤分子生物学特性,特别是与肿瘤的转移和侵袭特性相结合,因而对个体化治疗的指导作用有限。这对肝癌的规范化诊断和治疗研究具有重要的指导意义。肝癌的规范化病理学诊断不但对病理学诊断的准确性至关重要,对肝癌临床研究的结果也有很大影响。例如,MVI 病理诊断的"真有""假无",将会影响临床治疗方案的选择。因此,应重视规范病理学诊断流程、统一病理学诊断标准、注重规范化病理学诊断体系的推广和应用。同时,病理学科也需通过多学科综合治疗协作组（MDT）等形式，加强与临床学科的沟通与联系，了解临床实际需求，以此牵引规范化病理学诊断体系的更新与完善，不断提高肝癌病理学规范化诊断的水平。

肝癌易转移和易复发的生物学特性，是提高肝癌远期疗效的主要瓶颈，也是病理学诊断和临床治疗的重点。肝癌分子病理学诊断的核心是分子标志物。目前新型肝癌分子标志物不断出现，但还需科学细致的大样本、多中心临床研究验证，以优化出真正具有临床实际应用和指导价值的分子病理学诊断标志物谱。我国在肝癌临床和病理学研究领域具有优势条件，但目前距离建立起实用和规范的肝癌分子病理学诊断技术体系，还有一定差距。为此，肝脏肿瘤病理学应紧密结合临床重大需求，更新传统形态学诊断理念，积极探索建立"形态学+生物学"的病理生物学诊断新模式，以提高远期疗效为中心，研发新型分子病理学诊断项目，着重建立与高分化小肝癌、癌前病变诊断、侵袭转移能力评价、复发风险预测、克隆起源判断、分子靶点筛选、药物敏感性分析及远期疗效评估等生物学特征相关的诊断指标体系，并注重评估临床转化应用的实际效果。应进一步加强临床和病理学联合研究，为提高我国肝癌治疗水平提供更多有价值的分子病理学依据。

今后，肝胆肿瘤病理学科应积极和主动适应临床肝胆肿瘤学和肿瘤分子生物学发展趋势，开展多学科研究，加强肿瘤生物学特性诊断技术及分子标志物指标体系的研发和临床转化应用研究，当前应特别重视对 MVI 发生机制、移行路径、分布特点、精准识别和有效治疗的系统性研究，积极探索病理诊断新模式，不断拓展临床病理学诊断内涵，形成"形态学+生物学"的整体病理学诊断模式，为临床科学制订诊治计划和提高疗效提供更为丰富和更有价值的肿瘤生物学特性信息，对临床诊疗水平的提升发挥更大作用。

（丛文铭　纪元　王国平　陈佳）

参考文献

［1］中国抗癌协会肝癌专业委员会, 中国抗癌协会临床肿瘤学协作专业委员会, 中华医学会肝病学会肝癌学组, 等. 原发性肝癌规范化病理诊断方案专家共识［J］. 中华医学杂志, 2011, 91（12）: 802-804.

［2］CONG W M, BU H, CHEN J, et al. Practice guidelines for the pathological diagnosis of primary liver cancer: 2015 update［J］. World J Gastroenterol, 2016, 22（42）: 9279-9287.

［3］FUJITA N, AISHIMA S, IGUCHI T, et al. Histologic classification of microscopic portal venous invasion to predict prognosis in hepatocellular carcinoma［J］. Hum Pathol, 2011, 42（10）: 1531-1538.

［4］ROAYAIE S, BLUME I N, THUNG S N, et al. A system of classifying microvascular invasion to predict outcome after resection in patients with hepatocellular carcinoma［J］. Gastroenterology, 2009, 137（3）: 850-854.

［5］JEMAL A, BRAY F, CENTER M M, et al. Global cancer statistics［J］. CA Cancer J Clin, 2011, 61（2）: 69-90.

［6］Global Burden of Disease Cancer Collaboration. Global, regional, and national cancer incidence, mortality, years of life lost, years lived with disability, and disability-adjusted life-years for 32 cancer groups, 1990 to 2015: A systematic analysis for the global burden of disease study［J］. JAMA Oncol, 2017, 3（4）: 524-548.

［7］ZHOU M, WANG H, ZENG X, et al. Mortality, morbidity, and risk factors in China and its provinces, 1990-2017: a systematic analysis for the Global Burden of Disease Study 2017［J］. Lancet, 2019, 394（10204）: 1145-1158.

[8] 汤钊猷. 肝癌转移研究的问题与展望[J]. 中华外科杂志,2008,46(21):1601.

[9] SONG P,CAI Y,TANG H,et al. The clinical management of hepatocellular carcinoma worldwide:A concise review and comparison of current guidelines from 2001 to 2017[J]. Biosci Trends,2017,11(4):389-398.

[10] European Association for the Study of the Liver,European Organisation for Research and Treatment of Cancer. EASL-EORTC clinical practice guidelines:management of hepatocellular carcinoma[J]. J Hepatol,2012,56(4):908-943.

[11] SUMIE S,NAKASHIMA O,OKUDA K,et al. The significance of classifying microvascular invasion in patients with hepatocellular carcinoma[J]. Ann Surg Oncol,2014,21(3):1002-1009.

[12] HIDAKA M,EGUCHI S,OKUDA K,et al. Impact of anatomical resection for hepatocellular carcinoma with microportalinvasion(vp1):A multi-institutional study by the Kyushu Study Group of Liver Surgery[J]. Ann Surg,2020,271(2):339-346.

[13] RODRÍGUEZ-PERÁLVAREZ M,LUONG T V,ANDREANA L,et al. A systematic review of microvascular invasion in hepatocellular carcinoma:diagnostic and prognostic variability[J]. Ann Surg Oncol,2013,20(1):325-339.

[14] FERRER-FÀBREG A J,FORNER A,LICCION I A,et al. Prospective validation of abinitio liver transplantation in hepatocellular carcinoma upon detection of risk factors for recurrence after resection[J]. Hepatology,2016,63(3):839-849.

[15] MENICONI R L,KOMATSU S,PERDIGAO F,et al. Recurrent hepatocellular carcinoma:a Western strategy that emphasizes the impact of pathologic profile of the first resection[J]. Surgery,2015,157(3):454-462.

[16] 丛文铭,吴孟超. 肝癌分子病理诊断新思路与临床治疗新策略[J]. 中华医学杂志,2014,94(20):1521-1523.

[17] WANG B,XIA C Y,LAU W Y,et al. Determination of clonal origin of recurrent hepatocellular carcinoma for personalized therapy and outcome evaluation:a new strategy to hepatic surgery[J]. J Am Coll Surgeons,2013,217(6):1054-1062.

[18] 朱玉瑶,顾怡瑾,陆新元,等. 二例术后远期复发性肝细胞癌的克隆特点分析[J]. 中华肿瘤杂志,2014,36(6):450-452.

[19] CONG W M,WU M C. New insights into molecular diagnostic pathology of primary liver cancer:advances and challenges[J]. Cancer Lett,2015,368(1):14-19.

[20] 丛文铭. 肝癌复发转移的分子机制与病理学评估策略[J]. 中华肝脏病杂志,2016,24(5):324-326.

[21] 杨博,纪元,谭云山. DUSP6 在肝细胞癌中的表达与 MARK 信号通路及临床病理学特征相关性研究[J]. 中国肿瘤临床,2012,39(24):2085-2090.

[22] JIN H,ZHANG Y,YOU H,et al. Prognostic significance of kynurenine 3-monooxygenase and effects on proliferation,migration,and invasion of human hepatocellular carcinoma[J]. Sci Rep,2015,23(5):10466.

[23] LUO Q,ZHANG Y,WANG N,et al. Leukemia inhibitory factor receptor is a novel immunomarker in distinction of well-differentiated HCC from dysplastic nodules[J]. Oncotarget,2015,6(9):6989-6999.

[24] 丛文铭. 肝胆肿瘤外科病理学[M]. 北京:人民卫生出版社,2015.

[25] LIU H P,ZHAO Q,JIN G Z,et al. Unique genetic alterations and clinicopathological features of hepatocellular adenoma in Chinese population[J]. Pathol Res Pract,2015,211(12):918-924.

[26] 赵瀛,张春燕,郭奕超,等. 丝切蛋白1表达水平与原发性肝细胞癌病人预后的相关性[J]. 中国临床医学,2018,25(2):256-261.

[27] 朱凯,战昊,周俭,等. 肝细胞癌组织异黏蛋白的表达变化及临床意义[J]. 中国临床医学,2017,24

（3）:334-336.

[28] 乔鹏,高小妹,郁新新,等.肝细胞癌中 A20 基因的表达及其预后[J].肿瘤,2015,35(6):639-645.

[29] TIAN Y,WU J,CHAGAS C,et al. CDCA5 overexpression is an Indicator of poor prognosis in patients with hepatocellular carcinoma(HCC)[J]. BMC Cancer,2018 ,18(1):1187-1197.

[30] YANG H,XU M,CHI X,et al. Higher PKD3 expression in hepatocellular carcinoma(HCC)tissues predicts poorer prognosis for HCC patients[J]. Clin Res Hepatol Gastroenterol,2017,41(5):554-563.

[31] RUAN J,ZHENG H,RONG X,et al. Over-expression of cathepsin B in hepatocellular carcinomas predicts poor prognosis of HCC patients[J]. Mol Cancer,2016,15:17.

[32] 黄晓勇,柯爱武,施国明,等. AlphaB-crystallin 蛋白 Ser^59 磷酸化在肝细胞癌中的意义[J].中国临床医学,2015,22(6):734-737.

[33] 周正君,王晓怡,陈二宝,等.原发性肝细胞癌中核不均一核糖核蛋白 A1 的定位及临床意义[J].中国临床医学,2016,23(6):720-724.

[34] LIU J,LU C,XIAO M,et al. Long non-coding RNA SNHG20 predicts a poor prognosis for HCC and promotes cell invasion by regulating the epithelial-to-mesenchymal transition[J]. Biomed Pharmac,2017,89:857-863.

[35] 史炯,董琼珠,钦伦秀,等.肝细胞性肝癌组织浸润淋巴细胞表型与分布研究[J].中国肿瘤临床,2015,42(11):559-563.

[36] WANG Y,TAN P Y,HANDOKO Y A,et al. NUF2 is a valuable prognostic biomarker to predict early recurrence of hepatocellular carcinoma after surgical resection[J]. Int J Cancer,2019,145(3):662-670.

[37] CUI Y,WU X,LIN C,et al. AKIP1 promotes early recurrence of hepatocellular carcinoma through activating the Wnt/β-catenin/CBP signaling pathway[J]. Oncogene,2019,38(27):5516-5529.

[38] CHEN Z,LU X,JIA D,et al. Hepatic SMARCA4 predicts HCC recurrence and promotes tumour cell proliferation by regulating SMAD6 expression[J]. Cell Death Dis,2018,9(2):59.

[39] ZHOU S L,ZHOU Z J,HU Z Q,et al. Genomic sequencing identifies WNK2 as a driver in hepatocellular carcinoma and a risk factor for early recurrence[J]. J Hepatol,2019,71(6):1152-1163.

[40] JIN G Z,LI Y,CONG W M,et al. iTRAQ-2DLC -ESI-MS/MS based identification of a new set of immunohistochemical biomarkersfor classification of dysplastic nodules and small hepatocellular carcinoma[J]. J Proteome Res,2011,10(8):3418-3428.

[41] ZHOU F,SHANG W,YU X,et al. Glypican-3:A promising biomarker for hepatocellular carcinoma diagnosis and treatment[J]. Med Res Rev,2018,38(2):741-767.

[42] GAO H,LI K,TU H,et al. Development of T cells redirected to glypican-3 for the treatment of hepatocellular carcinoma[J]. Clin Cancer Res,2014,20(24):6418-6428.

[43] JI J,YU L,YU Z. Development of a miR-26 companion diagnostic test for adjuvant interferon-alpha therapy in hepatocellular carcinoma[J]. Int J Biol Sci,2013,9(3):303-312.

[44] JIANG Y,SUN A,ZHAO Y,et al. Proteomics identifies new therapeutic targets of early-stage hepatocellular carcinoma[J]. Nature,2019,567(7747):257-261.

[45] XU M,XU H H,LIN Y. LECT2,a Ligand for Tie1,Plays a crucial role in liver fibrogenesis[J]. Cell,2019,178(6):1478-1492.

[46] JIN H,WANG C,JIN G,et al. Regulator of calcineurin 1 gene isoform 4,down-regulated in hepatocellular carcinoma,prevents proliferation,migration,and invasive activity of cancer cells and metastasis of orthotopic tumors by inhibiting nuclear translocation of NFAT1[J]. Gastroenterology,2017,153(3):799-811.

[47] MA L J,FENG F L,DONG L Q,et al. Clinical significance of PD-1/PD-Ls gene amplification and overex-

pression in patients with hepatocellular carcinoma[J]. Theranostics,2018,8(20):5690-5702.

[48] 陈孝平,张志伟.肝癌多学科综合治疗团队建立与运作[J].中国实用外科杂志,2014,34(8):685-687.

[49] 丛文铭,吴孟超.努力提高我国肝癌微血管侵犯的精细化诊断和个体化治疗水平[J].中华肝胆外科杂志,2019,25(10):721-724.

[50] SHENG X,JI Y,REN G P,et al. A standardized pathological proposal for evaluating microvascular invasion of hepatocellular carcinoma:a multicenter study by LCPG[J]. Hepatol Int,2020,14(6):1034-1047.

第三章 肝癌外科治疗的发展历程

第一节 肝癌局部治疗手段的概述与分类

早在2001年10月,中华医学会外科学分会肝脏外科学组在武汉制定了我国最早的《原发性肝癌外科治疗方法的选择》,阐明了原发性肝癌应采用以外科为主的综合治疗模式,详细描述了原发性肝癌手术治疗、局部治疗等指征。由于我国多数病人确诊时已是中晚期,合并肝硬化的比例高,手术切除率较低;同时,肝癌术后高复发率的问题也给手术治疗带来挑战。局部治疗具有微创、经济、重复性佳及疗效好等优点。因此,局部治疗在肝癌治疗中的应用也越来越广泛。本节对目前肝癌局部治疗的概述与分类进行综述。

局部治疗可分为两大类:局部物理治疗和化学治疗。局部物理治疗主要包括经皮射频消融(percutaneous radiofrequency ablation,PRFA)、经皮微波固化(percutaneous microwave coagulation therapy,PMCT)、高强度聚焦超声(high intensity foucsed ultrasound,HIFU)、亚氮冷冻治疗、外照射放疗等。局部化学治疗主要通过入肝血管途径进行治疗,其主要包括:经导管肝动脉栓塞术(transcatheter arterial embolization,TAE)、经导管肝动脉化疗栓塞术(transcatheter arterial chemoembolization,TACE)、加入药物洗脱珠的经导管肝动脉化疗栓塞术(drug-eluting bead transcatheter arterial chemoembolization,DEB-TACE)、应用钇-90(Yttrium-90)微球的经动脉放射栓塞术(transcatheter arterial radioembolization,TARE)、埋植式化疗泵灌注化疗和经皮局部乙醇注射(percutaneous ethanol injection,PEI)。同时一些肿瘤亦推荐局部物理和化学联合治疗。

一、经肝动脉介入治疗

经肝动脉介入治疗是指通过导管选择性地向肝内营养肿瘤的动脉注入微粒物质,以阻断肿瘤血供,杀死肿瘤细胞的微创治疗方式,其治疗可行性基础在于肝脏是具有肝动脉、门静脉双重血供的器官。正常肝脏血供25%由肝动脉供给,75%由门静脉供给,而肝脏肿瘤的血供则主要来自肝动脉。通过肝动脉注入栓塞剂及化疗药物,不仅减慢、阻断了瘤体血流,使癌肿发生缺血性变化,也延长了化疗药物作用时间,提高了瘤体内的药物浓度,同时也显著降低了全身化疗副作用。两者相辅相成,大大提高了治疗效果。

目前,应用于临床的经肝动脉介入治疗方式主要包括:TAE、TACE、DEB-TACE 和应用^{90}Y 微球的 TARE。TACE、DEB-TACE 和 TARE 均由 TAE 发展而来,不同的是栓塞剂中加入了化疗药物、药物洗脱珠或放射性元素。

1953年,Seldinger 创立了经皮动脉穿刺动脉造影方法。1983年 Konno T 等最早报道了经肝动脉使用碘油混合抗癌药治疗肝癌。1987年我国学者发表了国内第一篇关于腹部血管造影和栓塞药物诊断与治疗肝癌的研究。伴随着影像学技术的进步,汤钊猷与陈汉等开展了肝癌经介入治疗缩小后的二期手术,为提高肝切除术治疗肝癌的疗效开辟了新的途径。在 2003 年第七届全国肝脏外科学术会议中,吴孟超认为 TACE 是治疗不可切除肝癌的首选治疗方法。但众多研究表明对可切除的肝癌病人,术前行 TACE 弊大于利。

2018 年版欧洲肝脏研究学会(EASL)指南推荐:①TACE 被推荐用于 BCLC B 期病人(证据等级高,推荐强度强);②DEB-TACE 与传统 TACE 相比具有相似的疗效(证据等级高,推荐强度强);③TACE 禁止用于肝功能失代偿、进展期肝功能不全和肾功能不全的病人(证据等级高,推荐强度强);④TARE 被用于 BCLC A 期病人桥接肝移植治疗,也用于 BCLC B 期病人中,可与 TACE 相比较。现有数据显示出其是安全可行的,并且取得了良好的局部控制效果,但整体生存期低于接受索拉非尼治疗的 BCLC B 期和 C 期病人(证据等级中)。

在 2019 年版我国原发性肝癌诊疗规范中:①对于中国肝癌分期方案(CNLC)Ⅱb 期肝癌病人,在多数情况下 TACE 等非手术治疗疗效并不差于手术切除;②对于 CNLC Ⅲa 期肝癌病人伴有门静脉主干癌栓(Ⅲ型)者,TACE 或外放疗与手术疗效可能相当(证据等级 3);③提倡 TACE 联合局部消融、外科手术、放射治疗、分子靶向药物、免疫治疗、抗病毒治疗等综合治疗以进一步提高 TACE 疗效。

因肝癌术后复发率高,最早预防术后肝内复发的方式多采用全身化疗,但其副作用大,效果差。埋植式化疗泵灌注化疗是将药泵导管通过肝动脉、门静脉直接给药至肝脏。同时,化疗药在低压、低流的门静脉系统内缓慢流动,增加了肿瘤与化疗药物接触时间,有利于杀死癌细胞。此法具有全身反应轻,局部药物浓度高,疗效显著,简便易行等优点,是术后辅助化疗的新途径。现有研究表明肝动脉灌注奥沙利铂、亚叶酸钙、氟尿嘧啶明显改善生存和提高肿瘤反应率,且不良反应可以耐受。肝动脉灌注 FOLFOX 方案比 TACE 有更佳的客观反应率和无进展生存期,以及更低的不良反应。肝癌灌注化疗的用药方案繁多,并取得了一定的作用。埋植式化疗泵灌注化疗辅助从门静脉注入化疗药物,可以防止癌细胞经门静脉扩散,从而在一定程度上弥补了 TACE 的不足。

二、消融治疗

消融治疗是一种通过化学、冷冻、加热手段使肿瘤直接坏死的治疗方式,具有微创、经济、重复性好等优势。它包括化学消融(乙醇注射、醋酸注射等),冷冻消融,热消融(射频消融及微波消融)。消融治疗可以经皮、通过腹腔镜或开腹手术途径实施。其中,微波消融(microwave ablation,MWA)、射频消融(radiofrequency ablation,RFA)及经皮无水乙醇注射(percutaneous ethanol injection,PEI)为常用的消融治疗方式,经皮为常见的手术途径。

《原发性肝癌外科治疗方法的选择》提出了射频、冷冻、无水乙醇注射及微波治疗技术的病例选择的原则。在 2017 年《肝细胞癌外科治疗方法的选择专家共识》的解读中再次明确了超声或 CT 引导下局部消融治疗(射频消融、冷冻、微波及无水乙醇)的适应证:

(1) 对全身状况的要求:①病人一般情况较好(PST 评分为 0~2 分);②无明显心、肺、肾、脑等重要器官质性病变,功能状态良好,或仅有轻度损害;③肝功能正常或仅有轻度损害,肝功能 Child-Pugh A 级或 B 级;④肝脏储备功能良好或轻度不良。

(2) 对局部情况的要求:①单个肿瘤,或癌灶<5 个,单个肿瘤最大径<5cm;②肝切除术后短期复发的肝癌,不适宜或病人不愿接受再次肝切除术;③无水乙醇注射主要与射频消融、冷冻及微波消融等联合应用于特殊部位肝癌(近第一肝门、胆囊、胃、结肠及膈肌),以减

轻相应器官或脉管的损伤。

（3）术中应用：对切缘疑有癌细胞残留的肝断面可行局部消融治疗；主要病灶切除后，术中超声检查发现肝内残余灶可行局部消融治疗；经腹腔镜对特殊部位肝癌（近第一肝门、胆囊、胃、结肠及膈肌）可行局部消融治疗；不可切除的巨块型肝癌行肝动脉插管栓塞化疗后，术中可联合局部消融治疗；可应用局部消融治疗处理肝切除创面的出血。

（一）微波消融

MWA 是将微波电极导入肿瘤实质内部，由于细胞内液和组织液中含有大量的带电粒子和蛋白质等极性分子，它们可以随微波的频率旋转摆动摩擦产热。微波治疗可以通过热凝团使蛋白质变性、细胞核凝固，最终导致肿瘤细胞死亡起到直接杀伤肿瘤的作用。

1986 年，日本 Tabuse 等研制成小管径同轴微波系统。1990 年 MWA 技术第一次被用于治疗肝癌。我国在 1995 年首次报道了关于微波组织凝固技术用于肝癌破裂出血的研究。

对于符合米兰标准的，肿瘤数目为一个、直径≤5cm，或不超过 3 个、直径≤3cm 或更小的单发肝细胞癌（hepatocellular carcinoma，HCC），MWA 可能比手术术后并发症的发生率降低，并提供类似的治疗效果，特别是对白蛋白水平较低的病人。RFA 与 MWA 效果相比，两种手段在治疗效果和并发症发生率等方面均未见明显差异，但 MWA 手术时间要显著低于 RFA。

（二）射频消融

RFA 的消融原理与 MWA 原理基本相同，不同的是 RFA 采用的电磁波频率范围一般低于微波消融所采用的频率。这致使两种不同的治疗引起瘤体内带电离子高速振动频率以及单位时间内分子间相互摩擦产生热量不同，导致探针周围瘤体组织发生蛋白变性及不可逆的凝固性坏死的速率有所不同，就意味着 RFA 的效率低于微波消融的效率。其适应证与禁忌证与微波消融基本一致。

1990 年 MWA 技术被用于治疗肝癌，同时 1990 年 McGahan 和 Rossi 等提出了 RFA 治疗肝癌，并于 1995 年发表了经皮 RFA 治疗小肝癌的研究。在我国，华中科技大学同济医学院附属同济医院于 2001 年引进亚太第一台冷循环 RFA 治疗仪器用于复发性肝癌和不宜行手术切除的肝癌肝硬化病人，并于 2005 年发表了超声引导下冷循环 RFA 治疗肝脏肿瘤的研究文章。文章中认为超声引导下冷循环 RFA 治疗适用于肝脏多个独立肿块不宜手术、肝功能不全、合并其他疾病不耐手术、术后复发和不愿手术者，对<5cm 肝脏肿瘤行该方法治疗效果确切，并发症少。

就整体生存率、无复发生存时间、复发率方面，RFA 都要优于 PEI。单个小肝癌与手术切除比较的研究表明，RFA 病人的复发率要高于手术组，但是严重并发症的数量少以及在院时间短。

（三）无水乙醇注射

PEI 是化学消融的一种，具有操作简便、价格低廉、副作用小等优点。乙醇可以损伤肝内微小血管内膜、使蛋白质变性，造成微血管长期栓塞；纯乙醇可直接使肿瘤组织凝固变性、坏死。PEI 的疗效取决于注射量是否足够以及乙醇能否均匀浸润整个肿瘤。肿瘤组织成分单一、结缔组织少，乙醇弥散完全，其疗效较好。肿瘤组织存在纤维间隔，乙醇弥散不完全，疗效差。

1986 年意大利的 Livraghi 等第一次报道了超声引导下 PEI 治疗小肝癌及腹腔小肿瘤的

探究。1987 年,我国发表了第一篇无水乙醇瘤内注射治疗原发性肝癌的初步报告。

多项研究表明,PEI 对于直径<2cm 的肿瘤完全消融率可达 90%。而对于直径>2cm 的肿瘤绝大部分都不能达到完全消融效果,从而导致了术后局部复发率的升高。然而,没有足够的证据支持 RFA 在肝硬化 HCC 病人中优于 PEI 的观点。

(四) 醋酸注射

醋酸注射疗法作用机制是 50%浓度的醋酸使细胞蛋白质变性、凝固坏死,而且还可以通过直接损伤细胞的各种膜性结构或者改变,破坏细胞内环境的稳定,导致细胞死亡。与无水乙醇相比,醋酸具有更强的渗透能力,容易穿透癌组织的纤维间隙而均匀弥散,因而具有更强的杀伤肿瘤细胞能力。50%醋酸对组织蛋白的消融效力为 1∶3,具有注射总量少、次数少的优点。

1994 年日本的 Ohnishi 等发表了第一篇关于超声引导下醋酸注射治疗小肝癌的研究。1997 年,我国学者发表了第一篇经皮注射醋酸治疗小肝细胞癌的研究。

目前已有的临床研究表明,经皮醋酸注射治疗效果并不优于经皮乙醇注射治疗。经皮乙醇注射和醋酸注射在治疗早期 HCC 病人的益处和危害方面没有显著差异,也没有足够的证据来确定经皮乙醇注射与外科手术(肝部分切除)相比是否更有效。

(五) 冷冻消融

氩氦冷冻消融(氩氦刀)是以高压氩气快速释放产生-140℃超低温,继以高压氦气产生约30℃热效应,并重复几个循环,从而最大限度地摧毁肿瘤组织的治疗方式。越来越多的证据表明,冷冻消融是一种安全有效的肝癌替代治疗方法。

1970 年德国学者 Stucke 等第一次报道了对于恶性肝脏肿瘤的冷冻治疗的研究。1979 年我国学者周信达和汤钊猷等在国内第一次发表了冷冻治疗肝癌的实验和临床研究文章。

临床研究证实冷冻消融显示出与 RFA 类似的、安全的疗效,且局部肿瘤进展率可能低于 RFA 组。

三、外照射放疗

外照射放疗(external beam radiotherapy,EBRT)是将高剂量放疗施加于肝脏肿瘤而不损害周围肝组织的治疗方式。目前应用于肝癌治疗的外照射放疗主要包括三维适形放疗(three-dimensional conformal radiotherapy,3D-CRT)、体部立体定向放疗(stereotactic body radiotherapy,SBRT)及质子重离子放疗等。

外照射放疗主要适用于病变无法切除的病人或者由于伴随疾病而无法耐受手术的病人。同时,也可作为消融或动脉介入治疗的替代或补充手段。一般来说,肿瘤的放射治疗效果与照射剂量、分割剂量等因素密切相关,在肝脏耐受范围内,照射剂量越高,疗效越好。3D-CRT 对于肝癌伴有癌栓是有效的治疗方式。SBRT 研究多应用于较小的肝癌,近期治疗效果较为明显。质子重离子放射治疗只局限于少数几个中心内,而且价格昂贵,短时间内广泛应用不现实,很难成为一种常规治疗手段。

目前,3D-CRT 是辅助治疗肝癌的重要措施。3D-CRT 操作基本不受肝癌邻近组织的局限,可操作范围大,适应性良好且造成损伤小。2000 年华中科技大学同济医学院附属同济医院一项关于肝肿瘤 SBRT 的研究显示立体定向放疗治疗肝脏肿瘤是一种安全有效的方法,完全缓解率较高。

SBRT 属于 3D-CRT 的一种特殊类型。相对于传统的放射治疗,SBRT 的优势在于跟踪肿瘤的方式,减少了对周围正常肝脏或周围胃肠等脏器损伤,尽量避免了呼吸动度对于放疗的影响。

质子重离子有足够的放射剂量能到达体内更深部位的肿瘤可释放其最大能量,杀灭肿瘤细胞,并最大可能保护肿瘤周围的正常组织,是一项理论上具有前途的肝癌治疗手段。一项前瞻性的随机对照试验显示,符合米兰标准的病人,质子束照射治疗与 TACE 相比,在肿瘤局部控制效果及无瘤进展生存方面更优。

四、高功率聚焦超声

HIFU 能将高强度的超声波聚焦于体内某一靶区,致靶区高温破坏,而靶区以外的周围正常组织因温度不高而不损伤或损伤较少,随着现代影像学技术的发展,这门新技术用于肝癌的治疗已越来越受到重视。在动物实验上,经高功率聚焦超声多次照射后的靶区病理活检提示仍有存活肿瘤,说明其在技术设备、操作标准流程等方面上还有改进空间。目前国内外对 HIFU 应用于临床肝癌病人的疗效还缺少大宗病例的评价。最近的一项回顾性研究显示,在肝癌病人中,高功率聚焦超声治疗与 TACE 治疗效果相似,不会增加治疗风险。这可能为临床治疗提供一种新的策略,特别是对于直径较小的 HCC 病人。

五、局部治疗联合应用

为了确切、可靠地提高治疗的有效性和彻底性,大部分的肝癌都需要多学科的综合治疗,不同局部治疗手段可联合应用。目前比较常用的联合局部治疗方式主要有 TACE+消融治疗、消融治疗+放射治疗、TACE+消融治疗+放射治疗等。一般来说,局部治疗进行合适的联合应用可进一步提高治疗效果。

六、总结和展望

对于肝癌的治疗,现仍以外科手术(切除和肝移植术)占主导地位;对于无法接受手术治疗的病人而言,局部治疗方式(单独使用及联合使用)是重要的治疗措施;全身治疗(化学治疗及分子靶向治疗)具有一定疗效;多种治疗方式的适当联合应用可发挥协同作用,提高疗效。此外,对于局部治疗还需要进一步改进设备、研发更好治疗药物及改良治疗方法并形成相关规范,以期可以彻底清除肿瘤、减少组织损伤、提升临床疗效,甚至达到手术根治效果,让更多的肿瘤病人从中受益。

(张万广)

参考文献

[1] 陈孝平,陈汉. 原发性肝癌外科治疗方法的选择[J]. 中华普通外科杂志,2001,23(10):762-763.

[2] KONNO T,TASHIRO S,MAEDA H,et al. Intra-arterial injection of an oily antineoplastic agent in hepatic cancer[J]. Gan to Kagaku Ryoho,1983,10(2 Pt 2):351-357.

[3] 孙忠礼. 68 例腹部血管造影和栓塞药物治疗[J]. 现代医学,1987,15(4):198.

[4] 陈孝平. 肝脏外科的发展历程与展望[J]. 中华消化外科杂志,2015,14(1):9-10.

[5] 李兴睿,张志伟,陈孝平. 第七届全国肝脏外科学术会议纪要[J]. 腹部外科,2003,16(1):64-65.

[6] GALLE P R,FORNER A,LLOVET J M,et al. EASL Clinical Practice Guidelines:Management of hepatocellular carcinoma[J]. J Hepatol,2018:S0168827818302150.

[7] 中华人民共和国国家卫生健康委员会医政医管局. 原发性肝癌诊疗规范(2019 年版)[J]. 临床肝胆病

杂志,202,36(2):277-292.

[8] HE M,LI Q,ZOU R,et al. Potential areas of interest in a trial of sorafenib plus hepatic arterial infusion of ox-aliplatin,fluorouracil,and leucovorin vs. sorafenib alone for hepatocellular carcinoma with portal vein invasion:a randomized clinical trial[J]. JAMA Oncol,2019,5(7):953-960.

[9] HE M K,LE Y,LI Q J,et al. Hepatic artery infusion chemotherapy using mFOLFOX versus transarterial che-moembolization for massive unresectable hepatocellular carcinoma:a prospective non-randomized study[J]. Chinese J Cancer,2017,36(1):83.

[10] 陈孝平,张志伟.《肝细胞癌外科治疗方法的选择专家共识》解读[J]. 中华外科杂志,2017,55(1):7-10.

[11] 刘绪田,夏振龙. 微波组织凝固技术用于肝癌破裂出血[J]. 中华普通外科杂志,1995,10(4):193-195.

[12] ZHANG Q B,ZHANG X G,JIANG R D,et al. Microwave ablation versus hepatic resection for the treatment of hepatocellular carcinoma and oesophageal variceal bleeding in cirrhotic patients[J]. Int J Hyperth,2017,33(3):255-262.

[13] KAMAL A,ELOMETY A,ROSTOM Y,et al. Percutaneous radiofrequency versus microwave ablation for management of hepatocellular carcinoma:a randomized controlled trial[J]. J Gastrointest Oncol,2019,10(3):562-571.

[14] ROSSI S,DI STASI M,BUSCARINI E,et al. Percutaneous radiofrequency interstitial thermal ablation in the treatment of small hepatocellular carcinoma[J]. Cancer J Sci Am,1995,1(1):73-81.

[15] 乔森,陈孝平. 超声引导下冷循环射频消融治疗肝脏肿瘤[J]. 山东医药,2005,45(21):62-63.

[16] GERMANI G,PLEGUEZUELO M,GURUSAMY K,et al. Clinical outcomes of radiofrequency ablation,per-cutaneous alcohol and acetic acid injection for hepatocelular carcinoma:A meta-analysis[J]. J Hepatol,2010,52(3):380-388.

[17] CHO Y K,KIM J K,KIM M Y,et al. Systematic review of randomized trials for hepatocellular carcinoma treated with percutaneous ablation therapies[J]. Hepatology,2010,49(2):453-459.

[18] ORLANDO A,LEANDRO G,OLIVO M,et al. Radiofrequency thermal ablation vs. percutaneous ethanol in-jection for small hepatocellular carcinoma in cirrhosis:meta-analysis of randomized controlled trials[J]. Am J Gas-troenterol,2009,104(2):514-524.

[19] 陈元,胡国清,黄河. 肝脏肿瘤立体定向放疗的近期疗效[J]. 华中科技大学学报(医学版),2000,29(6):578-580.

[20] LIVRAGHI T,FESTI D,MONTI F,et al. US-guided percutaneous alcohol injection of small hepatic and ab-dominal tumors[J]. Radiology,1986,161(2):309-312.

[21] 戴松林,方仲雄,刘绍魁. 无水酒精瘤内注射治疗原发性肝癌初步报告[J]. 上海医学,1987,10(3):161-162.

[22] LIVRAGHI T,GIORGIO A,MARIN G,et al. Hepatocellular carcinoma and cirrhosis in 746 patients:long-term results of percutaneous ethanol injection[J]. Radiology,1995,197(1):101-108.

[23] SALA M,LLOVET J M,VILANA R,et al. Initial response to percutaneous ablation predicts survival in pa-tients with hepatocellular carcinoma[J]. 2005,40(6):1352-1360.

[24] DE MATTHAEIS N,SAVIANO A,DE SIO I,et al. Single hepatocellular carcinoma smaller than 2 cm:Are ethanol injection and radiofrequency ablation equally effective [J]? Anticancer Res,2013,58:S108-S109.

[25] YANG B,ZAN R Y,WANG S Y,et al. Radiofrequency ablation versus percutaneous ethanol injection for hepa-tocellular carcinoma:a meta-analysis of randomized controlled trials[J]. World J Surg Oncol,2015,8(13):96-98.

[26] OHNISHI K,OHYAMA N,ITO S,et al. Small hepatocellular carcinoma:treatment with US-guided intratu-moral injection of acetic acid[J]. Radiology,1994,193(3):747-752.

[27] 任示强. 经皮注射醋酸治疗小肝细胞癌的预后研究[J]. 国外医学·肿瘤学分册,1997,24(2):123.

［28］HUO T I,HUANG Y H,WU J C,et al. Comparison of percutaneous acetic acid injection and percutaneous ethanol injection for hepatocellular carcinoma in cirrhotic patients:A prospective study［J］. Scand J Gastroenterol, 2003,38(7):770-778.

［29］SCHOPPMEYER K,WEIS S,MSSNER J,et al. Percutaneous ethanol injection or percutaneous acetic acid injection for early hepatocellular carcinoma［J］. Cochrane Database Syst Rev(Online),2009,1(3):CD006745.

［30］STUCKE K,HIRTE D. Cryosurgery of malignant liver tumors［J］. Acta hepatosplenol,1970,17(6):416.

［31］周信达.冷冻治疗肝癌的实验和临床研究［J］.中华外科杂志,1979,17(6):480-483.

［32］WANG C,WANG H,YANG W,et al. Multicenter randomized controlled trial of percutaneous cryoablation versus radiofrequency ablation in hepatocellular carcinoma［J］. Hepatology,2015,61(5):1579-1590.

［33］BUSH D A,SMITH J C,SLATER J D,et al. Chemoembolization for hepatocellular carcinoma:results of an interim analysis［J］. Int J Radiat Oncol Biol Phys,2016,95(1):477-482.

［34］HUANG L,ZHOU K,ZHANG J,et al. Efficacy and safety of high-intensity focused ultrasound ablation for hepatocellular carcinoma by changing the acoustic environment:microbubble contrast agent(SonoVue)and transcatheter arterial chemoembolization［J］. Int J Hyperthermia,2019,36(1):244-252.

第二节　近十年肝癌外科技术的中国创新与突破

目前,以外科手术切除为主的综合治疗方案是肝癌治疗的共识。1958 年,武汉医学院第二附属医院(现为华中科技大学同济医学院附属同济医院)在国内首次报告肝切除术治疗肝癌,标志着我国手术治疗肝癌的开始。随着肝脏外科技术的不断进步,越来越多的病人可以从手术切除中获益。华中科技大学同济医学院附属同济医院牵头依托中华医学会肝脏外科学组组织全国 112 家医疗机构,统计了全国 42 573 例肝切除病例的流行病学资料,其中 67% 为肝细胞癌病人(图 3-1),结果表明我国肝癌肝切除术后总体生存时间为 631 天,3 年和 5 年总体生存率为 28.8% 和 19.6%(图 3-2)。近十年,在广大肝脏外科医生的共同努力下,中国肝癌外科治疗技术取得了一系列非常瞩目的成就。

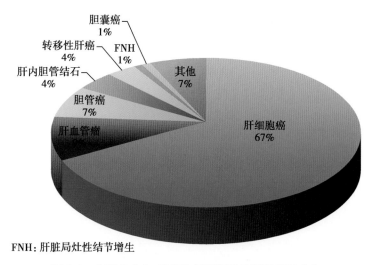

FNH:肝脏局灶性结节增生

图 3-1　全国多中心 42 573 例肝切除病例的病种分布

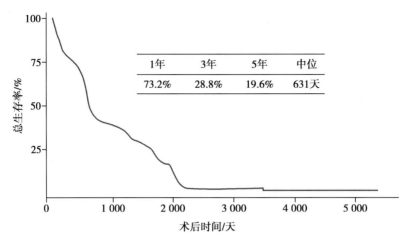

图 3-2　全国多中心 18 275 例肝细胞癌病人总体生存情况

一、术前评估精确化

在临床实践中,充分、精确的术前评估是病人安全的保证,既保证能根治性切除肿瘤,又能保证足够的剩余肝脏功能。汇集全国多中心肝脏储备功能评估经验,《肝切除术前肝脏储备功能评估的专家共识(2011 版)》指出,术前精确评估肝脏储备功能,对于选择合理的治疗方法,把握安全的肝切除范围,降低病人术后肝功能衰竭发生率有重要意义。目前最常用的肝功能评分系统仍是 Child-Pugh 改良分级评分(表 3-1);吲哚菁绿(ICG)排泄试验作为一种定量评估肝脏储备功能较为准确的方法,在全国多个中心得到越来越广泛应用。

表 3-1　Child-Pugh 改良分级评分

临床生化指标	1 分	2 分	3 分
凝血酶原时间延长/秒	1~3	4~6	>6
总胆红素/(μmol/L)	<34	34~51	>51
白蛋白/(g/L)	>35	28~35	<28
肝性脑病/级	无	1~2	3~4
腹水	无	轻度	中、重度

注:A 级为 5~6 分;B 级为 7~9 分;C 级为 10~15 分。

近些年,由于影像学检查手段的不断进步,通过超声、电子计算机断层扫描(computed tomography,CT)和磁共振成像(magnetic resonance imaging,MRI),我们可以更精确地确定病变范围及其与肝内重要管道结构的毗邻关系,从而更好地确定手术等治疗方案。随着数字医学的进步,我们可以通过二维影像数据重建三维可视化模型,甚至进行虚拟现实重建。《肝细胞癌外科治疗方法的选择专家共识(2016 年第 3 次修订)》《肝切除术围手术期管理专家共识》《原发性肝癌诊疗规范(2019 年版)》《精准肝切除术专家共识》等均明确指出:三维可视化技术可以清晰显示肝内病灶与脉管系统的空间结构,借助于肝脏透明化和局部放大技术,更好地进行术前手术规划。而且三维重建得出的肝脏体积立体定量评估,可以精确掌握术后预留肝脏体积,极大程度上保证了病人的安全。

关于术前病人评估的具体临床实践，国内外各肝胆外科中心的经验和认知有不同。目前华中科技大学同济医学院附属同济医院临床实践的标准是，对于术前 Child-Pugh 改良分级评分要求<7 分；如果行大范围肝切除，ICGR15 应<10%；对于肝切除术后剩余肝脏体积，我们一般要求剩余肝脏重量需保证在体质量的 1% 以上。这些精确的术前评估使目前国内一些较大肝脏外科中心的肝切除术后并发症大大降低，死亡率低于 1%。最近一项 140 例机器人肝切除病例统计显示，79 例肝癌病人围手术期死亡率为 0，Clavien-Dindo 3、4 级并发症发生率为 8.6%。因此，通过上述详细术前量化评估，病人的手术安全性得到了有力的保障。

二、肝切除技术微创化

近十年，随着外科技术的进步，腹腔镜技术在肝切除方面亦得到了长足的发展。2015 年，对 2008—2013 年 27 个肝脏外科中心共 3 765 例腹腔镜肝切除的调查显示，其中肝细胞癌超过 1 640 例，占 43.6%。目前国内一些较大肝脏外科中心，腹腔镜肝切除治疗肝癌均已累积超过千例。

现有证据表明，腹腔镜肝切除治疗肝癌具有切口小、术中出血量少、术后胃肠道功能恢复较快、平均住院时间短和整体恢复较快的优点。Parks 和 Cheung 等大样本回顾性研究显示，腹腔镜肝切除治疗肝癌的长期生存获益基本与开放肝切除相当。我国郑树国教授团队的前瞻性队列研究表明：腹腔镜肝切除治疗肝癌 1、3 年总体生存率为 94.4% 和 81.4%，而开放组为 93.6% 和 82.2%，差异无统计学意义。

当然，手术适应证选择和学习曲线也是腹腔镜肝切除治疗肝癌临床实践中不容忽视的问题。因此，腹腔镜肝切除国际会议形成的盛冈共识提出，腹腔镜下小范围肝切除可成为一种标准术式，大范围肝切除术的可行性及安全性值得进一步探索，对于一些难以耐受气腹者、腹腔内致密粘连、病变紧贴或直接侵犯大血管者、病变影响第一肝门和第二肝门显露和分离，无法在腹腔镜下安全操作或肝门部受侵犯以及存在门静脉癌栓等情况，是否行腹腔镜肝切除术，需临床医生慎重决策。2016 年，肝细胞癌腹腔镜肝切除术的亚太共识亦持类似态度，除确实有出血少等优势外，腹腔镜肝切除治疗肝癌对于小范围肝切除包括左外叶切除应该是首选的。而且对于周边部位小肝癌，腹腔镜肝切除肿瘤学疗效明显优于射频消融治疗，因此值得推荐。但是对于超过 3 个肝段的大范围肝切除，由于技术门槛问题，仅推荐在少数经验丰富的腹腔镜中心进行。

最近十年，随着达芬奇机器人系统逐步进入中国大陆地区，越来越多的单位也开始尝试将机器人肝切除应用于治疗肝癌。与传统腹腔镜相比，机器人系统具有高清 3D 视野、多自由度的器械设计、精细操作的优势，临床实际应用优势明显。华中科技大学同济医学院附属同济医院自 2015 年 2 月开展第一例机器人肝切除以来，迄今共开展各类机器人腹腔镜肝切除 300 余例，手术方式涉及半肝、右后叶、尾状叶等肝脏各个领域。而且华中科技大学同济医学院附属同济医院的经验提示，机器人肝切除的学习曲线比传统腹腔镜要短，只需要 30 例左右即可，明显更容易上手。中国香港 Eric Lai 报道 135 例肝癌病人对比研究，其中机器人肝切除术 100 例，传统腹腔镜手术 35 例；与腹腔镜组比较，机器人组除了手术时间更长外，其他术中出血量及并发症率、R0 切除率、无瘤生存率和 5 年生存率差异均无统计学意义。但这两组样本量差异较大，而且两组肿瘤体积、位置及肝切除范围方面可比性较差，结论还需要进一步研究。我们同时进行一项比较机器人与传统腹腔镜肝切除治疗肝癌的前瞻性队列研究,目前还在持续随访过程中,初步结果提示,两组近远期疗效相当。当然,现阶段达芬奇机器人系统也存在诸如整体系统较为昂贵、器械费用较高、机器臂系统过于庞大等弊端,这些问题亦造成其短期内还是无法广泛推广使用。

三、肝切除理念标准化

近十年,关于肝切除治疗肝癌的理念取得一些进展。

(一) 解剖性切除还是非解剖性切除的理念之争

Moris 等总结 12 429 例肝癌肝切除病例,其中解剖性肝切除 6 839 例,非解剖性切除 5 590 例。结果表明,解剖性肝切除组术后 1、3、5 年无瘤生存有明显获益,但是两组总体生存率并无明显差别。而日本 Eguchi 报道在单发肿瘤直径分别<2cm、2~5cm、>5cm 三组中,只有 2~5cm 组接受解剖性肝切除的病人无瘤生存瘤获得明显提高。事实上,2015 年关于腹腔镜肝切除的盛冈共识明确指出对于肝癌应该行解剖性肝切除。但是 2018 年欧洲肝脏研究学会(EASL)肝癌指南推荐,目前证据还是认为解剖性和非解剖性肝切除方式都是可选的。而且对于直径<2cm 的单发肝癌,切除和消融治疗都可以作为一线选择,这在某种程度上亦是认可了非解剖性肝切除的地位。

因此,《肝细胞癌外科治疗方法的选择专家共识》和《原发性肝癌诊疗规范(2019 年版)》都明确肝癌肝切除的基本原则是:①彻底性:完整切除肿瘤,切缘阴性;②安全性:保留有足够功能肝组织,降低手术死亡率及手术并发症。

判断肝癌根治性切除标准包括术中和术后两部分:

(1) 术中判断标准:①脉管未见肉眼癌栓;②无邻近脏器侵犯,无肝门淋巴结或远处转移;③切缘超过 1cm 或尽管切缘小于 1cm 但组织学检查证实切缘阴性。

(2) 术后判断标准:①术后 2 个月影像学未见肿瘤病灶;②如术前甲胎蛋白(AFP)阳性,术后 2 个月 AFP 水平恢复到正常范围。

只要符合上述标准,均是治疗肝癌的合适手段。而解剖性切除或非解剖性切除均是治疗肝癌的常用手术技术,并没有作倾向性推荐。事实上,中国肝癌病人中超过80%有乙型病毒性肝炎背景,这其中半数以上的病人有肝硬化背景,有时候是否行解剖性切除,并不是由医生的个人意愿决定的,具体肝切除范围还要考虑到病人肝功能情况、肝硬化程度以及肿瘤相关因素等。目前华中科技大学同济医学院附属同济医院的做法是两种肝切除策略并存,推荐行解剖性肝切除,但要把病人安全性保证放在首要位置,尤其是对于那些直径在 2~5cm 范围内的单发肝癌病人。以机器人肝切除肝癌病人为例,前期 121 例肝癌病人,有 84 例接受解剖性肝切除,其余 37 例行非解剖性肝切除。

(二) 肝切除时是否需要血流阻断

近年来,国内有一部分学者认为,肝切除时无需阻断血流,这样可以减少肝组织的缺血再灌注损伤。事实上,有太多临床证据表明,肝切除过程中采用入肝血流阻断(即 Pringle 法,图 3-3),只要遵循一定的原则(15 分钟阻断—5 分钟再灌注,对于肝硬化可变更为 10 分钟—5 分钟再灌注),即使多次阻断,对于术后的肝功能恢复并无明显影响。为此,中华医学会外科学分会肝脏外科学组亦专门对目前临床常用的一些血流阻断方法及选择原则进行了共识性描述。我们认为,合理的血流阻断技术及术中控制性低中心静脉压的应用可以使手术视野清晰、病人安全性得到很好的保障。对于低中心静脉压技术,有两种方法可供选择:一种是传统意义上麻醉师掌握的控制性低中心静脉压技术,需要应用硝酸甘油、呋塞米等药物;另一种是我们中心提出的入肝血流阻断联合肝下下腔静脉阻断技术,通过阻断肝下下腔静脉(图 3-3)减少 60%~70% 的回心血流,使中心静脉压迅速下降。当然,并不是所有病人均需要使用这些技术,正如中华医学会外科学分会肝脏外科学组关于术中控制出血方法和选择原则中所指出,肝切除术中控制出血方法的选择与病人的年龄、全身情况、肝硬化程度、肝脏储备功能以及肿瘤大小、部位、肝切除范围、手术方法有关,需要结合术者经验及手术室设备条件等多方面因素灵活运用,一切的原则和前提就是要把病人的安全放在第一位。

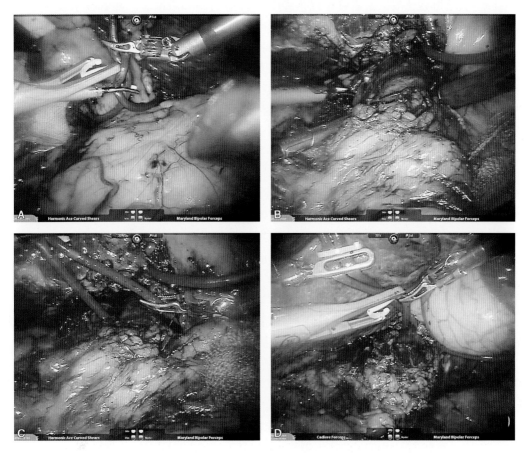

图 3-3　机器人肝切除术中应用 Pringle 法联合肝下下腔静脉阻断技术
A. Pringle 法;B. 肝下下腔静脉;C. 肝下下腔静脉绕置阻断带;D. 阻断肝下下腔静脉。

(三) 导航技术(超声、ICG、混合现实技术)在肝切除中的应用

可视化技术使肝切除更加安全。关于超声导航,早在 20 世纪 80 年代,日本 Makuuchi 教授首先在肝切除过程中运用超声技术。目前术中超声在肿瘤定位、肝切除规划、管道注射穿刺和消融引导等方面均有独特的优势。近年来,随着临床上腹腔镜肝切除术的广泛开展,腹腔镜超声的使用亦越来越普及,其图像分辨率高,可以发现很多微小的卫星灶和转移灶、标记重要管道结构、切缘的确认、引导穿刺等,作为肝胆外科医生的"第三只眼睛",弥补了腹腔镜肝脏手术因丧失触觉而造成一些探查和辨别障碍,有效提高了腹腔镜肝切除术的安全性和有效性。

目前,随着机器人腹腔镜肝切除术的不断开展,华中科技大学同济医学院附属同济医院结合术中超声使用经验,首次提出了机器人肝切除四步法超声使用步骤:探查、辨别、导航及确认。在前期110例机器人肝切除病人中,有10%发现了意外小病灶,其中6例为肝癌病人,除1例意外小病灶位于拟切除肝脏范围外,其余5例均需调整手术方案。这些数据表明术中超声在肝切除过程中的重要性,尤其是针对包括机器人在内的腹腔镜肝切除而言,由于缺乏直接触觉反馈,术中超声即显得尤为重要。

ICG荧光显像技术目前在传统腹腔镜肝切除中应用较为广泛,是热点之一。这一技术在肿瘤标记、肝叶或肝段的染色方面作用突出,但也存在一些明显缺点,比如荧光穿透性差、假阳性率高、受肝硬化等因素影响难以把控ICG注射时间和浓度等。随着技术设备不断升级,上述一些实时显像技术在肝切除方面的应用前景将会越来越广泛。

(四) 联合肝脏分隔和门静脉结扎的二步肝切除术(ALPPS)在肝癌中的应用

这一技术是近些年发展出来的术,适用于预期残存肝脏体积占标准肝体积不足30%~40%的病人。经过一期手术门静脉结扎同时联合肝实质离断方法,健侧剩余肝脏一般可以在1~2周后增生30%~70%,达到占标准肝脏体积至少30%的要求,从而可接受安全的二期手术切除。对于这类手术病人的选择,需要考虑到肝硬化程度、病人年龄、短期承受两次手术的能力和肿瘤在等待期内快速进展风险等。当然,在临床实际应用时,目前亦出现了一些消融、捆绑替代肝实质离断技术、腹腔镜手术降低手术创伤等改进。《原发性肝癌诊疗规范(2019年版)》列出了此类手术的一些禁忌情况,可供临床参考:①存在不可切除的肝外转移病灶;②伴随有严重的门静脉高压症的病人;③全身情况差不能耐受大手术和其他麻醉高风险病人;④一期手术中发现保留侧肝脏有肉眼可见肝癌结节病人。多数作者认为ALPPS并发症率和高死亡率均较高,因而不适合有明显肝硬化的大肝癌病例。

四、肝移植适应证扩大化

肝移植亦是治疗肝癌的外科治疗手段。目前,肝癌肝移植受体选择标准应用最广泛的仍是米兰标准,即单发肿瘤直径≤5cm或多发肿瘤≤3个,且每个直径≤3cm,同时不能有大血管侵犯和肝外转移。符合这一标准的肝癌病人肝移植术后4年总体生存率和无复发生存率分别为85%和92%。但是由于其条件过于严苛,造成大量超过米兰标准的病人无法从肝移植中获益。因此,国外学者提出了Pittsburgh标准、UCSF标准和Up-to-7标准,这些标准(表3-2)都在一定程度上扩大了肝移植受体选择的适应证,取得了不错的效果。

表3-2　肝癌肝移植受体选择标准

选择标准	具体内容
Milan标准	单个肿瘤直径≤5cm,或肿瘤数目≤3个且最大直径≤3cm,无血管侵犯和淋巴结转移
Pittsburgh标准	大血管侵犯、淋巴结受累、远处转移这三项均为移植禁忌证,而肿瘤大小、数目和分布均不作为排除标准
UCSF标准	单个肿瘤直径≤6.5cm或数目≤3个、每个肿瘤直径≤4.5cm、直径总和≤8cm
Up-to-7标准	肿瘤最大直径与肿瘤个数之和≤7,无大血管侵犯、淋巴结转移和肝外转移
杭州标准	无大血管侵犯、肿瘤累计直径≤8cm或直径>8cm且术前AFP≤400ng/ml且组织学分化为高/中分化
上海复旦标准	单个肿瘤直径≤9cm,或多发肿瘤数目≤3个且每个肿瘤直径均≤5cm,直径总和≤9cm,无大血管侵犯、淋巴结转移和肝外转移

国内肝移植学者亦为此作出了不断努力和探索。樊嘉等提出了肝癌肝移植选择的上海复旦标准,其适应证扩大为:①单发肿瘤直径≤9cm;②多发肿瘤≤3个,且直径≤5cm;③全部肿瘤直径总和≤9cm。随访结果显示符合复旦标准的病人生存率与米兰标准相当,术后5年生存率达78.1%。郑树森等提出了杭州标准:①无大血管侵犯或肝外转移;②癌灶累计直径≤8cm或癌灶累计直径>8cm、术前 AFP≤400ng/ml 且组织学分级为高、中分化。这一标准创新性的引入了 AFP 和组织学分级等生物学指标作为标准之一,验证结果显示较米兰标准将获益人群扩大了51.5%,同时获得了相似的长期生存。国内其他类似的还有华西标准和三亚共识,最新版的规范推荐的是美国 UCSF 标准。在供体依然紧缺的今天,我们认为肝癌肝移植受体选择标准仍然宜紧不宜松,尤其对活体肝移植,受体选择更应慎重。

(朱鹏 陈孝平)

参考文献

[1] 夏穗生.肝部分切除手术[J].武汉医学院学报,1958,1:9.

[2] ZHANG B,ZHANG B,ZHANG Z,et al. 42,573 cases of hepatectomy in China:a multicenter retrospective investigation[J]. Sci China Life Sci,2018,61(6):660-670.

[3] 董家鸿,郑树森,陈孝平,等.肝切除术前肝脏储备功能评估的专家共识(2011版)[J].中华消化外科杂志,2011,10(1):20-25.

[4] 中华医学会外科学分会肝脏外科学组.肝细胞癌外科治疗方法的选择专家共识(2016年第3次修订)[J].中华消化外科杂志,2017,16(2):113-115.

[5] 陈孝平,毛一雷,仇毓东,等.肝切除术围手术期管理专家共识[J].中国实用外科杂志,2017,37(5):525-530.

[6] 中华人民共和国卫生和计划生育委员会医政医管局.原发性肝癌诊疗规范(2019年版)[J].中华消化外科杂志,2020,19(1):1-20.

[7] 中国研究型医院学会肝胆胰外科专业委员会.精准肝切除术专家共识[J].中华消化外科杂志,2017,16(9):883-893.

[8] WAKABAYASHI G,CHERQUI D,GELLER D A,et al. Recommendations for laparoscopic liver resection:a report from the second international consensus conference held in Morioka[J]. Ann Surg,2015,261(4):619-629.

[9] CHEUNG T T,HAN H S,SHE W H,et al. The Asia Pacific Consensus Statement on laparoscopic liver resection for hepatocellular carcinoma:a report from the 7th asia-pacific primary liver cancer expert meeting held in hong kong[J]. Liver Cancer,2018,7(1):28-39.

[10] European Association for the Study of the Liver. EASL Clinical Practice Guidelines:Management of hepatocellular carcinoma[J]. J Hepatol,2018,69(1):182-236.

[11] 中华医学会外科学分会肝脏外科学组.肝脏解剖和肝切除手术命名及肝切除术中控制出血方法和选择原则(2017年第1次修订,第2版)[J].腹部外科,2017,30(2):75-78.

第三节　小肝癌治疗进展与小肝癌早期诊治体系的建立

一、定义

近年来,得益于影像诊断技术的不断发展,肝癌早期诊断水平迅速提高,临床上小肝癌的病例数越来越多。小肝癌的早期发现大幅度提高了肝癌切除的疗效,从而极大改善了肝癌的预后,使肝癌由"不治之症"变为"部分可治之症"。

目前国际上对小肝癌的定义尚不统一,1983年日本肝癌研究组出版的《原发性肝癌临床和病理研究规范》中将小肝癌定义为直径小于2cm的病灶。肝癌肝移植的Milan标准为:单发的不大于5cm的癌灶,或者癌灶数目不超过3个,每个不大于3cm,并且不伴有血管浸润和远处转移。Llovet等在1999年提出的BCLC方案中以≤3cm肝癌为早期癌;2004年提出的修订BCLC方案中以≤2cm为极早期癌。AJCC/UICC第8版肝癌分期中对T分期进行了更新。一项包含1 019例肝癌病人的研究显示,直径<2cm的单发肿瘤,不论有无血管侵犯和组织学分级程度,病人都有较长的生存期。AJCC第8版肝癌分期系统根据肿瘤大小和有无血管侵犯,将T1又分成T1a和T1b,T1a指孤立肿瘤直径≤2cm,不论有无血管侵犯;T1b指孤立肿瘤直径>2cm且没有血管侵犯。根据我国《原发性肝癌规范化病理诊断指南(2015年版)》和《原发性肝癌诊疗规范(2011年版)》,将单发肿瘤≤3cm,或多个癌结节数目不超过2个,其最大直径总和≤3cm定义为小肝癌。复旦大学肝癌研究所的小肝癌定义为单发肿瘤结节<5cm或两个肿瘤结节直径总和<5cm。有研究显示小肝癌生长至直径3cm时,是其生物学特性由相对良性向高度恶性转变的重要时期;>3cm的肝癌发生微血管侵犯、卫星结节以及不良预后的风险显著增加,以≤3cm作为小肝癌的瘤体积标准能较好地反映早期肝癌的生物学特性。

二、处理方法

手术切除一直都被视为治疗小肝癌的金标准,近年来微创技术发展迅猛,在治疗上微创观念不断深入,小肝癌的临床治疗方式已由传统的"单一手术切除"演变为目前的"手术切除、局部治疗和肝移植相结合,辅以生物、免疫治疗"的综合治疗。临床上应用较为普遍的为外科手术切除、肝移植、射频或微波消融术、TACE、PEI、SBRT等,其中手术切除、肝移植以及局部消融治疗为根治性治疗方法。治疗方式的选择取决于肿瘤的大小,数目,位置和肝功能分级等,在小肝癌的理想治疗措施的选择上依然存在争议。

(一) 手术切除

手术切除是小肝癌的首选治疗手段,是病人获得长期生存的重要途径。复旦大学肝癌研究所1 000例小肝癌手术切除后的5年存活率为62.7%,10年存活率为46.3%。中山大学肿瘤防治中心1964—1999年采用不规则肝切除和简化肝切除治疗小肝癌380例,术后5年生存率为57.13%。郭荣平等回顾性分析了406例手术切除小肝癌病人的生存情况,切除术后3年生存率为72.11%,其中262例肝肿瘤小于3cm病人的3年生存率为73.13%,144例肝肿瘤3~5cm病人的3年生存率为70.15%,全组术后2年和3年复发率分别为29.19%和39.18%。日本学者总结1990—1999年全日本手术切除肝癌12 118例的疗效,其中直径≤2.0cm的小肝癌2 320例,术后5年生存率为66%;2.1~5.0cm的肝癌5 956例,5年生存率为53%。

手术切除方式包括解剖性肝切除(anatomical resection,AR)与非解剖性肝切除(non-anatomical resection,NAR)。NAR术后可留下较大部分功能单位的实质,保留>1cm的无肿瘤边缘。解剖性肝切除是以肝段为基本单位,切除其周围部分门静脉系统,对减少癌细胞的扩散转移及术后复发有一定的益处,是较合理的方法。但原发性肝癌病人多数伴有肝硬化背景,虽然规则性切除效果不错,但肝组织切除多,对肝脏储备能力的破坏大,可能导致病人术后肝功能衰竭而死亡。对于小肝癌而言,解剖性切除是否有必要,目前国内外仍存在争议。一项日本的全国范围内的多中心研究显示AR仅对2~5cm的肝癌带来生存获益,但是对于

<2cm 的小肝癌，与 NAR 比较，AR 没有生存优势。韩国最近一项研究纳入 1 572 例肿瘤直径 2~5cm 的单发肝癌肝切除病例，根据 AFP、异常凝血酶原（DCP）和肿瘤体积建立 ADV 评分判断肿瘤侵袭性，发现 ADV≤4log 或缺乏微血管侵犯（microvascular invasion，MVI）的病人通过解剖性肝切除将得到更多生存获益。Shin S 等纳入 116 例<3cm 的进行过肝切除的小肝癌病人，在总体存活率和无复发存活率上，AR 与 NAR 比较没有显著差别。对于怀疑 MVI 的病人，推荐肝切除时保证宽切缘（>1cm），有助于减少术后复发率。Yamashita 等研究发现对于怀疑有 MVI 的小肝癌病人，解剖性肝切除比非解剖性肝切除及 RFA 有更好的总体存活率及无复发存活。与此相似，Cucchetti A 等研究发现对于合并肝硬化的早期肝癌，AR 能显著降低低分化、MVI 病人的早期复发率。韩双喜等进行荟萃分析发现解剖性切除有更好的 3 年、5 年总存活率和 1 年、3 年、5 年无瘤存活率，作者认为对肝储备功能良好的病人，当肿瘤适宜于行解剖性肝段切除时应首选解剖性切除；对肝储备功能较差的病人，则应行非解剖性切除，避免术后发生肝功能衰竭。

随着腹腔镜技术的改进和新技术设备的发展，越来越多的肝胆外科中心采用腹腔镜肝切除术治疗小肝癌病人。2008 年"路易斯维尔宣言"确定腹腔镜肝切除术主要适应证为：位于肝 2~6 段位置表浅的局限性病变；良性肿瘤直径≤5cm（外生性肿瘤除外）；恶性肿瘤直径≤3cm，且未侵犯大血管或胆管。随着腹腔镜肝切除术技术的进步、设备和器械改进、经肋间隙穿刺孔、经胸和经腹膜后入路的应用，切除肿瘤的部位逐渐扩大到早期所谓的"非腹腔镜肝段"或肝后上段，即肝 1、4a、7 和 8 段，肿瘤的直径限制也扩大到 8cm。2012 年陈孝平教授倡导并组织国内肝脏外科专家制定我国首部《腹腔镜肝切除术专家共识和手术操作指南（2013 版）》，并于 2015 年创立亚太及中国腹腔镜肝切除技术推广与发展专家委员会，对亚太地区和国内腹腔镜肝切除技术的推广与发展做出积极贡献。

研究表明腹腔镜肝切除术较传统开腹肝切除在肿瘤切缘、术中出血、血行转移、术后病死率、术后并发症发生率、住院时间等方面均有优势，在总体存活率和无复发存活率方面无统计学差异，因此腹腔镜肝切除在小肝癌治疗中的应用越来越受到重视。腹腔镜肝切除治疗小肝癌要严格选择适应证，要兼顾安全性和疗效。在判断可切除性时，要考虑小肝癌的位置及与肝脏重要血管胆管结构的解剖关系，位于肝脏周边区域的小肝癌是腹腔镜肝切除的良好适应证；位于肝后上段的困难部位的小肝癌，需要在具有丰富经验的肝胆外科中心完成。由于腹腔镜下控制大出血和准确判断手术切缘上存在一定局限性，位于肝脏深部的小肝癌，尤其是与血管胆管关系密切的病灶，可采用开腹手术或消融治疗完成。

对小肝癌合并门静脉高压、脾功能亢进病人进行全面的疾病评估是选择合理的治疗方案的前提和关键。不仅 HCC 决定其预后，而且门静脉高压、脾功能亢进及肝功能状态也是决定其预后的重要因素。①对肝功能良好的可切除 HCC，若合并严重食管胃底静脉曲张、有出血史或出血倾向的病人可选择肝切除+脾切除+贲门周围血管离断术；若静脉曲张不重，而合并脾功能亢进者可行肝切除+脾切除。此术式既切除了 HCC，又可预防出血，还纠正了脾功能亢进，是最为理想的方法。②对肝功能较差不能耐受手术，且伴有严重脾功能亢进者，可行 HCC 综合治疗+脾动脉栓塞，若合并严重食管胃底静脉曲张、有出血史或出血倾向的病人可行食管静脉套扎或注射硬化剂。③对伴有轻、中度静脉曲张、脾功能亢进不明显者，无须处理静脉曲张及脾脏，只需按 HCC 治疗原则处理小肝癌即可。

理论上，小肝癌最好的治疗方法是肝移植。肝移植在治疗肿瘤的同时移除了有肝硬化的病肝，可有效降低肝癌复发和逆转肝衰竭。器官供体的严重短缺是肝移植的一个难题，每年在移植名单上等待供体的病人有 20% 因等待时间过长而死亡,因此迫切需要将有限的供体分配给最有可能通过肝移植获得最大生存收益的病人。最广泛接受的肝癌肝移植选择标准是 1996 年 Mazzaferro 等提出的 Milan 标准。由于长期生存结果相似,UCSF 标准等扩展标准也被普遍认为适合于肝癌肝移植病人。大多是肝癌肝移植标准是基于影像学结果,最近一些研究将肿瘤标志物纳入移植标准,以更好地选择用于肝移植的 HCC 病人。最常用的生物标志物之一是移植前的 AFP 水平。Hameed 等报道,AFP 水平>1 000ng/ml 是 HCC 复发的唯一重要预测指标,并将其作为临界点,4.7% 的病人 AFP 水平超过此临界点,将这些病人排除在 LT 之外会使移植后 HCC 总复发率降低 20%。在一些亚洲肝移植中心,其他生物标志物(如 DCP 或 PIVKA-Ⅱ)常用于肝癌病人。Chaiteerakij R 等人发现,使用三种生物标志物,包括 AFP、AFP-L3 和 DCP,能够预测肝癌肝移植术后复发风险,联合肿瘤标志物和 Milan 标准能更好地优化肝癌肝移植病人的选择。总之,越来越多的证据表明 Milan 标准可能过于严格,目前已经提出了几种替代肝癌肝移植标准,但尚未达成一致意见。

有研究报道,由于肿瘤进展,20%~30% 等待肝移植的肝癌病人从等待名单中剔除。为了延迟肿瘤进展,减少肝癌病人在等待移植过程中因肿瘤进展而失去肝移植的机会,桥接治疗被提出。2012 年内国际会议共识建议预计等待超过 6 个月的肝移植病人应接受桥接治疗。在最近发表的一项回顾性研究中,Mehta 等发现以下因素是肝癌病人从等候名单中被剔除的高危因素:单发 3~5cm 肿瘤(相对于 ≤3cm),2 或 3 个肿瘤,第一次局部区域治疗后缺乏完全反应,第一次局部区域治疗后高 AFP 水平。采用何种桥接治疗取决于肿瘤大小和数量以及肝功能。对于 ≤3cm 的较小肿瘤,消融是最佳的方法。较大的病变和多个病变建议采用 TACE 或 TARE 治疗。近年来,SBRT 已成为肝功能不良病人的桥接疗法,为这些病人提供了一种有前景的替代疗法。全身化疗仍然是实验性的,目前不推荐作为标准疗法。

拯救性肝移植(salvage liver transplantation,SLT)策略是指对肝功能良好的可切除小肝癌首先采取肝癌切除治疗,在术后出现肝癌肝内复发或肝功能衰竭时再行肝移植的治疗策略。小肝癌的根治性治疗包括肝部分切除术和肝移植。研究表明对于早期肝癌,与肝移植相比,肝切除术后的总生存率没有明显差异。但由于 HCC 的侵袭性和转移性,肝切除术后可能面临更高的肿瘤复发或肝功能恶化的风险。研究表明,近 70% 的病人在肝切除术后 5 年内会发生肝内复发。但令人欣慰的是,80% 的根治性切除术后复发性 HCC 病人有机会接受肝移植手术。多数学者将肝功能良好(Child-Pugh A 级)且符合肝移植纳入标准的可切除性复发性小肝癌病人列为拯救性肝移植策略的纳入对象。近期,Wang 等对复发性肝癌采用拯救性肝移植还是治愈性局部区域治疗的比较研究进行了荟萃分析,总共 7 项回顾性研究的 840 例病人纳入分析,结果显示 5 年总生存率及 1、3、5 年无病生存率均是 SLT 优于治愈性局部区域治疗,提示拯救性肝移植策略能进一步提高复发性小肝癌的治疗效果。

(二) 消融治疗

目前在临床中使用的消融治疗方法具有不同的细胞损伤机制。这些方法可大致分为通过高温加热引起热损伤的技术(射频和微波能量、超声波或激光能量),极端冷冻技术(如冷冻消融),暴露于细胞毒性化学物质(如乙醇或乙酸注射)或非热能(如不可逆电穿孔)。射频消融(radiofrequency ablation,RFA)和微波消融(microwave ablation,MWA)是目前临床实践中使用最普遍的消融技术。两种类型的消融都会使组织温度升高到足以产生不可逆的细胞损伤区域。在高于 60℃ 的温度下,细胞蛋白会立即发生不可逆的热损伤,导致细胞死亡,称为凝固性坏死。

虽然在实践中使用乙醇进行化学消融的时间最长，但在一项比较 RFA 和无水乙醇治疗 Child-Pugh A 级或 B 级肝硬化病人的单个早期 HCC（大小≤3cm）的随机研究中，Lencioni 等报道 RFA 与乙醇消融相比，2 年无复发生存率显著提高（96% vs 62%）。Livraghi 等研究也表明，与乙醇消融相比，RFA 治疗中完全坏死率更高。因此，无水乙醇消融更常用于热消融在技术上不可行的情况，比如由于靠近附近重要管道结构，具有热损伤风险，或者需要更具成本效益的方法。无论选择何种消融方式，最佳消融结果与操作者的经验密切相关。Lee 等人最近的研究中显示：对于接受 RFA 治疗早期 HCC，由经验丰富的操作者（>70 例）与经验不足的操作者（<10 例）治疗的病人相比，2 年 HCC 复发的风险显著降低。

在早期的报道中，RFA 治疗<2cm（非常早期 HCC）和 3cm（早期 HCC）的 HCC 肿瘤最有效，达到 90% 的完全坏死率；对于肝功能正常（Child-Pugh A 级）、直径≤3cm 的肿瘤，5 年总体存活率可以达到 61%~86%；对于直径≤2cm 的肿瘤，RFA 和 MWA 的长期疗效相似，总体存活率、无复发存活率及肿瘤进展时间两者没有显著差别。还有证据表明，与 RFA 相比，消融较大血管附近的病变，MWA 更有效。对于>3cm 的肝癌，使用 RFA 具有较差的局部肿瘤控制率和长期结果。直径 3~5cm 的病灶，完全坏死率下降至约为 70%；>5cm 的病变完全坏死率约为 24%，并且在浸润性肿瘤中甚至更低。对于小于或等于 3cm 的肿瘤，大约 10% 的病例治疗后第 12~18 个月内在消融边缘出现局部肿瘤进展。虽然可以对消融边缘处的残余肿瘤进行重复消融，但是这些病人的长期存活率通常比完全消融的病人的低。对于小肝癌肿瘤侵袭性较强的特征，比如 MVI、高水平肿瘤标志物、低分化肿瘤等，与局部肿瘤进展率较高，总体生存率较差有关。

目前对小肝癌行手术切除治疗还是消融治疗一直存在争议。在 2008 年的回顾性队列分析中，Livraghi 等研究表明，对于≤2cm 的小肝癌，RFA 可代替手术切除，因为两组生存预后相似：RFA 组的持续完全缓解率为 97.2%，5 年生存率为 68.5%（当时报告的手术切除 5 年生存率为 62%~70%）。然而，随着肿瘤直径的增加，特别是当肿瘤>4cm 和 5cm 时，手术切除的长期效果更好。到目前为止，有 5 项前瞻性随机对照研究比较了消融治疗和手术切除的疗效。2006 年陈敏山等研究纳入单发直径≤5cm 的小肝癌，结果表明 RFA 组（$n=71$）与手术切除组（$n=90$）1、2、3、4 年总生存率和无病生存率的差异无统计学意义，手术切除组并发症发生率更高。2010 年 Huang 等纳入 230 例符合 Milan 标准的小肝癌病人，无论是总体存活率还是无复发存活率，RFA 组都显著差于手术切除组，研究者认为对于符合 Milan 标准的小肝癌手术切除的效果更好。2012 年 Feng 等纳入 168 例肿瘤最大直径≤4cm，最多两个病灶的小肝癌病人，手术切除组和 RFA 组在总生存率和无复发生存率上没有显著差异。2014 年 Fang 等纳入 120 例单发直径≤3cm 的小肝癌病例，在 1、2、3 年的总生存率和无复发生存率上 RFA 组和手术切除组没有显著差异，RFA 组有更少的并发症发生率和住院时间。2018 年 Lee 等纳入 63 例单发肿瘤直径 2~4cm 的小肝癌病例，5 年总生存率没有显著不同，但是 3、5 年的无病生存率手术切除组显著优于 RFA 组，RFA 组的肝内复发率更高。各个研究结果存在差异的主要原因包括：研究的小肝癌纳入标准不一样，RFA 的疗效容易受到医生经验和设备的影响。最近一项纳入以上 5 项前瞻性随机对照研究的荟萃分析表明，RFA 和手术切除有相似的 1、3 年总生存率，但 5 年总生存率 RFA 组显著低于手术切除组，而且总体复发率更高。

（三）TACE

原理是将导管选择性地插入肿瘤供血动脉,并将栓塞材料和化学治疗药物注入肿瘤内。这样,一方面肿瘤血供减少,引起肿瘤缺血坏死,另一方面化学治疗药物流失减少,增加了肿瘤细胞与药物的接触时间,起到化疗与栓塞并举的作用,从而达到杀灭肿瘤细胞的目的。目前,TACE 主要适用于不能或不愿意手术或 RFA 治疗、没有血管侵犯和肝外转移、肝功能良好、多中心的小肝癌病人。

Bargellini 等报道了对于符合 Milan 标准的 HCC 病人接受 RFA（$n=315$）或者 TACE（$n=215$）进行一线治疗,单变量分析 RFA 组较 TACE 组有更长的生存期,而倾向性评分匹配后,两组总体生存率差异无统计学意义。而另一项类似研究却发现:对于符合 Milan 标准的小肝癌病人,接受 TACE 治疗的病人的长期生存率显著差于接受 RFA 治疗的病人。Kim JW 等研究表明,对于巴塞罗那（BCLC）0 期的小肝癌病人,TACE 和 RFA 治疗的病人 5 年总生存期无明显差异,提示对于 BCLC 0 期且不适合手术及 RFA 治疗的小肝癌病人,TACE 可作为替代治疗。对于 BCLC A 期肝癌病人,TACE 可降低长期局部肿瘤进展率。Martin AN 等研究发现,对于直径≤3cm 的单发小肝癌,TACE、RFA 或者 TACE 联合 RFA 有相似的 1 年无复发生存率和 5 年总生存率。

传统 TACE 以碘化油为栓塞材料,远期栓塞效果欠佳、全身毒副作用大等缺点一直困扰着众多学者,为此学界一直致力于新栓塞材料的研究。载药微球（drug-eluting beads,DEB）作为肝癌栓塞治疗的新兴材料,具有可观的栓塞效果和较低的全身毒副作用,其用途和前景受到广大研究者的关注。近期,Lee IJ 等比较了传统 TACE 和 DEB-TACE 治疗直径≤5cm 的单发小肝癌的疗效,研究发现两组病人的总体存活率相似,但是传统 TACE 无进展存活率要比 DEB-TACE 更长;这项研究还表明,直径 1.0~2.0cm 小肝癌的 DEB-TACE 术后肿瘤反应明显差于直径 2.1~5.0cm 肝癌的肿瘤反应。Manini MA 等对 55 例符合 Milan 标准的肝癌病人采用 DEB-TACE 进行治疗,第一次 TACE 后 53% 的病人出现完全缓解,1、2、3 年的无瘤生存率分别为 29%、21% 和 9%,研究者认为 DEB-TACE 等可有效控制肝癌肝移植病人等待期间的肿瘤进展。

（四）放疗

近年来,随着精确放疗技术的快速发展,肝癌放疗的临床应用逐渐增多,大量研究证实放疗为早、中、晚各期肝癌病人均可以带来临床获益。美国国家综合癌症网络（NCCN）指南是目前国际上最全面,同时也是最受认可的肿瘤临床实践指南之一。专家组对 SBRT 进行了特别推荐,可作为消融/TACE 等治疗手段的替代方案,消融/TACE 等治疗失败后的选择方案,或者消融/TACE 禁忌证病人的治疗选择。通常认为 SBRT 适用于直径≤4~5cm 的小肿瘤。2016 年第七届亚太地区肝癌领域的专家协会（APPLE）年会制定了小肝癌 SBRT 共识,该共识明确了小肝癌和 SBRT 的定义、指征、放疗效果和毒副作用、放疗剂量、放疗技术和影像学随访的变化。该共识认为 SBRT 是早期肝癌（单发的不大于 5cm 的癌灶,或者癌灶数目不超过 3 个,每个不大于 3cm）的有效治疗方法。我国《2016 年原发性肝癌放疗共识》推荐:小肝细胞癌不宜手术切除者,SBRT 与射频消融一样,作为不能手术的肝细胞癌的替代治疗手段。日本 Sanuki 等报道 185 例直径<5cm 的肝细胞癌接受 SBRT,3 年局部控制率和总体存活率分别为 91% 和 70%。我国报道的 5 年总生存率为 64%,与文献报道的小肝癌外科手术切除或肝移植的生存情况相似。Wahl DR 等报道 224 例不能手术切除的小肝细胞癌,其中 161 例接受 RFA,63 例接受 SBRT,回顾性分析显示射频消融和 SBRT 的 1、2 年总生

存率两组无显著差别。一项单中心研究比较了 209 例小肝癌病人接受 TACE 和 SBRT 治疗的结果,两组总体存活率没有显著差异,但与 TACE 相比,SBRT 组的 2 年局部控制率更高。SBRT 对于等待肝移植的 HCC 病人也是一种合适的桥接疗法。Katz AW 等回顾性分析了 18 例接受 SBRT 治疗的肝癌病人,其中的 11 例随后成功进行了原位肝移植。

（五）联合治疗

1. TACE 联合消融治疗　目前联合治疗中应用最广泛的是 TACE 联合消融治疗。TACE 相对于 RFA 的顺序和时间是一个有争议的问题。如果 RFA 术前行 TACE,栓塞了肿瘤的供血动脉,一方面能使肿瘤缺血、坏死,使肿瘤缩小,另一方面也减少了 RFA 治疗时的"热流失效应",使消融范围更大、更彻底。如果首先进行消融治疗,TACE 可以针对尚未完全消融的肿瘤边缘残余区域进行治疗。研究表明,使用联合疗法可以对大于 3cm 的病灶达到完全反应的效果。在一项前瞻性随机对照试验中,Peng 等比较 TACE 联合 RFA 与 RFA 单独用于 ≤7cm 的单发肝癌的疗效,研究发现当 TACE 与 RFA 联合应用时,总体生存率（4 年生存率,62% vs 45%）和无复发生存率（4 年生存率,55% vs 39%）显著优于单独 RFA 组。联合 TACE 和消融治疗直径小于 3cm 的肿瘤的作用是有争议的,一些研究表明,与单独消融相比没有明显的优势。一项将 TACE 与 RFA 或 MWA 联合用于患有 Child-Pugh A 级或 B 级肝硬化且肝癌 ≤5cm 的病人的研究发现:直径 3~5cm 的肿瘤,TACE 和 MWA 的完全缓解率高于 TACE 和 RFA 的完全缓解率;但是对于较小病灶,在反应率和存活率上两组没有差异,组间也没有差异。日本学者 Shibata 等前瞻性的纳入 89 例肿瘤直径 ≤3cm 的小肝癌,比较 RFA 联合 TACE 与单独 RFA 治疗的疗效,发现 1、2、3、4 年的局部肿瘤进展率、总体生存率、无进展生存时间及无复发生存时间两组间没有显著差异,因此认为没有必要联合治疗小肝癌。

2. 消融治疗联合全身系统治疗　一些研究将 RFA 与索拉非尼联合,索拉非尼是一种抑制血管生成的多激酶抑制剂,对提高晚期肝癌病人的生存率有一定的效果。几项初步小型研究报告显示与单独使用 RFA 相比,RFA 后联合索拉非尼治疗降低早期 HCC 病人肿瘤复发率,提高了总体生存率。但是,近期评估索拉非尼用于肝癌切除或射频术后辅助治疗的疗效和安全性的 STORM 研究发现:与安慰剂组相比,索拉非尼并未改善无复发存活率。另有研究表明,脂质体多柔比星联合消融可以增加局部肿瘤细胞的细胞毒性,并扩大消融范围。最近的一项 Ⅲ 期前瞻性随机研究,纳入 701 例不可切除的肝细胞癌病变病人,肿瘤直径 3~7cm,RFA 联合热敏脂质体阿霉素与单独 RFA 相比 3 年总生存率没有改善;然而,在 285 例接受延长消融时间（>45 分钟）病人的亚组分析中,联合治疗组的总生存率得到改善。消融治疗与免疫治疗的联合也是目前研究的热点。局灶性肿瘤消融有可能通过细胞损伤释放肿瘤抗原,同时也引发一系列局部组织反应,包括炎症,血管通透性改变和免疫细胞募集,增强免疫疗法的疗效。在最近的一项试验性研究中,21 例病人患有晚期多发肝癌,用 CTLA-4 抑制剂治疗 4 周,然后用 RFA 或冷冻消融,消融后再行持续免疫治疗,在 26% 的病人中观察到部分反应,在随访过程中肿瘤活检显示细胞毒性 $CD8^+T$ 细胞水平增加。

（张伟　陈孝平）

参考文献

[1] BRUIX J,TAKAYAMA T,MAZZAFERRO V,et al. Adjuvant sorafenib for hepatocellular carcinoma afterresection or ablation（STORM）:a phase 3,randomised,double-blind,placebo-controlled trial[J]. Lancet Oncol,

2015,16(13):1344-1354.

[2] DUFFY A G,ULAHANNAN S V,MAKOROVA-RUSHER O,et al. Tremelimumab in combination with abla-tion in patients with advanced hepatocellular carcinoma[J]. J Hepatol,2017,66(3):545-551.

[3] Liver Cancer Study Group of Japan. classification of primary liver cancer. first english edition[M]. Tokyo:Kanehara Press Co,1997.

[4] MAZZAFERRO V,REGALIA E,DOCI R,et al. Liver transplantation for the treatment of small hepatocellular carcinomas in patients with cirrhosis[J]. N Engl J Med,1996,334(11):693-699.

[5] LLOVET J M,BRÚ C,BRUIX J. Prognosis of hepatocellular carcinoma:the BCLC staging classification[J]. Semin Liver Dis,1999,19(3):329-338.

[6] AMIN M B,EDGE S B,GREENE F L,et al. AJCC Cancer Staging Manual[M]. 8th ed. New York:Springer,2016.

[7] SHINDOH J,ANDREOU A,ALOIA T A,et al. Microvascular invasion does not predict long-term survival in hepatocellular carcinoma up to 2 cm:reappraisal of the staging system for solitary tumors[J]. Ann Surg Oncol,2013,20(4):1223-1229.

[8] 吴孟超,汤钊猷,刘彤华,等. 原发性肝癌规范化病理诊断指南(2015 年版)[J]. 临床肝胆病杂志,2015,31(3):241-246.

[9] 中华人民共和国卫生部. 原发性肝癌诊疗规范(2011 年版)[J]. 临床肿瘤学杂志,2011,16(10):929-946.

[10] 周信达,汤钊猷,杨秉辉,等. 1000 例小肝癌手术切除经验[J]. 中国实用外科杂志,2001,21(1):41-44.

[11] 丛文铭,吴孟超. 小肝癌生物病理学特性研究进展[J]. 国外医学:肿瘤学分册,1989,4:198-199.

[12] TAK W Y,LIN S M,WANG Y,et al. Phase Ⅲ HEAT study adding lyso-thermosensitive liposomal doxorubi-cin to radiofrequency ablation in patients with unresectable hepatocellular carcinoma lesions[J]. Clin Cancer Res,2018,24(1):73-83.

[13] 张耀军,陈敏山. 小肝癌的多学科治疗策略[J]. 中国癌症防治杂志,2017,9(6):423-426.

[14] 郭荣平,李锦清,李国辉,等. 小肝癌的临床治疗[J]. 中国医学科学院学报,2006,28(3):318-321.

[15] IKAI I,ARII S,KOJIRO M,et al. Reevaluation of prognostic factors for survival after liver resection in pa-tients with hepatocellular carcinoma in a Japanese nationwide survey[J]. Cancer,2004,101(4):796-802.

[16] EGUCHI S,KANEMATSU T,ARII S,et al. Comparison of the outcomes between an anatomical subsegmente-ctomy and a non-anatomical minor hepatectomy for single hepatocellular carcinomas based on a Japanese nationwide survey[J]. Surgery,2008,143(4):469-475.

[17] JUNG D H,HWANG S,LEE Y J,et al. Small hepatocellular carcinoma with low tumor marker expression benefits more from anatomical resection than tumors with aggressive biology[J]. Ann Surg,2019,269(3):511-519.

[18] SHIN S,KIM T S,LEE J W,et al. Is the anatomical resection necessary for single hepatocellular carcinoma smaller than 3 cm:single-center experience of liver resection for a small HCC[J]. Ann Hepatobil Pancreat Surg,2018,22(4):326-334.

[19] YAMASHITA Y I,IMAI K,YUSA T,et al. Microvascular invasion of single small hepatocellular carcinoma ≤3 cm:Predictors and optimal treatments[J]. Ann Gastroenterol Surg,2018,2(3):197-203.

[20] CUCCHETTI A,QIAO G L,CESCON M,et al. Anatomic versus nonanatomic resection in cirrhotic patients with early hepatocellular carcinoma[J]. Surgery,2014,155(3):512-521.

[21] 韩双喜,吴德全. 解剖性和非解剖性切除治疗单个小肝癌疗效的 Meta 分析[J]. 中华普通外科杂志,2011,26(10):864-865.

[22] BUELL J F,CHERQUI D,GELLER D A,et al. The international position on laparoscopic liver surgery:The

Louisville Statement,2008[J]. Ann Surg,2009,250(5):825-830.

[23] 陈孝平.腹腔镜肝切除术专家共识和手术操作指南(2013版)[J].中华外科杂志,2013,51(4):289-292.

[24] JIANG S,WANG Z,OU M,et al. Laparoscopic versus open hepatectomy in short- and long-term outcomes of the hepatocellular carcinoma patients with cirrhosis:a systematic review and meta-analysis[J]. J Laparoendosc Adv Surg Tech A,2019,29(5):643-654.

[25] 陈孝平,曹志新.肝细胞性肝癌合并门静脉高压脾功能亢进的外科处理[J].中国实用外科杂志,2004,24(12):716-718.

[26] YAO F Y,FERRELL L,BASS N M,et al. Liver transplantation for hepatocellular carcinoma:expansion of the tumor size limits does not adversely impact survival[J]. Hepatology,2001,33(6):1394-1403.

[27] HAMEED B,MEHTA N,SAPISOCHIN G,et al. Alpha-fetoprotein level >1000ng/mL as an exclusion criterion for liver transplantation in patients with hepatocellular carcinoma meeting the Milan criteria[J]. Liver Transpl,2014,20(8):945-951.

[28] CHAITEERAKIJ R,ZHANG X,ADDISSIE B D,et al. Combinations of biomarkers and Milan criteria for predicting hepatocellular carcinoma recurrence after liver transplantation[J]. Liver Transpl,2015,21(5):599-606.

[29] CLAVIEN P A,LESURTEL M,BOSSUYT P M,et al. Recommendations for liver transplantation for hepatocellular carcinoma:an international consensus conference report[J]. Lancet Oncol,2012,13(1):e11-22.

[30] MEHTA N,DODGE J L,GOEL A,et al. Identification of liver transplant candidates with hepatocellular carcinoma and a very low dropout risk:implications for the current organ allocation policy[J]. Liver Transpl,2013,19(12):1343-1353.

[31] 陈杰,李相成.早期肝癌的手术治疗:肝切除与肝移植比较[J].中华肝胆外科杂志,2010,16(10):794-797.

[32] MARGARIT C,ESCARTIN A,CASTELLS L,et al. Resection for hepatocellular carcinoma is a good option in Child Turcotte-Pugh class A patients with cirrhosis who are eligible for liver transplantation[J]. Liver Transpl,2005,11(10):1242-1251.

[33] KAMIYAMA T,NAKANISHI K,YOKOO H,et al. Recurrence patterns after hepatectomy of hepatocellular carcinoma:implication of Milan criteria utilization[J]. Ann Surg Oncol,2009,16(6):1560-1571.

[34] POON R T,FAN S T,LO C M,et al. Long-term survival and pattern of recurrence after resection of small hepatocellular carcinoma in patients with preserved liver function:implications for a strategy of salvage transplantation[J]. Ann Surg,2002,235(3):373-382.

[35] WANG H L,MO D C,ZHONG J H,et al. Systematic review of treatment strategy for recurrent hepatocellular carcinoma:Salvage liver transplantation or curative locoregional therapy[J]. Medicine(Baltimore),2019,98(8):e14498.

[36] LENCIONI R A,ALLGAIER H P,CIONI D,et al. Small hepatocellular carcinoma in cirrhosis:randomized comparison of radio-frequency thermal ablation versus percutaneous ethanol injection[J]. Radiology,2003,228(1):235-240.

[37] LIVRAGHI T,GOLDBERG S N,LAZZARONI S,et al. Small hepatocellular carcinoma:treatment with radiofrequency ablation versus ethanol injection[J]. Radiology,1999,210(3):655-661.

[38] LEE T Y,LIN J T,HO H J,et al. Evaluation of the effect of cumulative operator experience on hepatocellular carcinoma recurrence after primary treatment with radiofrequency ablation[J]. Radiology,2015,276(1):294-301.

[39] BRUNELLO F,CANTAMESSA A,GAIA S,et al. Radiofrequency ablation:technical and clinical long-termoutcomes for single hepatocellular carcinoma up to 30 mm[J]. Eur J Gastroenterol Hepatol,2013,25(7):842-849.

［40］FRANCICA G,SAVIANO A,DE SIO I,et al. Longterm effectiveness of radiofrequency ablation for solitary small hepatocellular carcinoma:a retrospective analysis of 363 patients［J］. Dig Liver Dis,2013,45(4):336-341.

［41］XU Y,SHEN Q,WANG N,et al. Microwave ablation is as effective as radiofrequency ablation for veryearly-stage hepatocellular carcinoma［J］. Chin J Cancer,2017,36(1):14.

［42］LUCCHINA N,TSETIS D,IERARDI A M,et al. Current role of microwave ablation in the treatment of small hepatocellular carcinomas［J］. Ann Gastroenterol,2016,29(4):460-465.

［43］LIVRAGHI T,GOLDBERG S N,LAZZARONI S,et al. Hepatocellular carcinoma:radio-frequency ablation of medium and large lesions［J］. Radiology,2000,214(3):761-768.

［44］LENCIONI R,CIONI D,CROCETTI L,et al. Early-stage hepatocellular carcinoma in patients with cirrhosis: long-term results of percutaneous image-guided radiofrequency ablation［J］. Radiology,2005,234(3):961-967.

［45］YIN X Y,XIE X Y,LU M D,et al. Percutaneous thermal ablation of medium and large hepatocellular carcinoma:long-term outcome and prognostic factors［J］. Cancer,2009,115(9):1914-1923.

［46］LIVRAGHI T,MELONI F,DI STASI M,et al. Sustained complete response and complications rates after radiofrequency ablation of very early hepatocellular carcinoma in cirrhosis:is resection still the treatment of choice ［J］. Hepatology,2008,47(1):82-89.

［47］LIU H,WANG Z G,FU S Y,et al. Randomized clinical trial of chemoembolization plus radiofrequency ablation versus partial hepatectomy for hepatocellular carcinoma within the Milan criteria［J］. Br J Surg,2016,103(4): 348-356.

［48］CHEN M S,LI J Q,ZHENG Y,et al. A prospective randomized trial comparing percutaneous localablative therapy and partial hepatectomy for small hepatocellular carcinoma［J］. Ann Surg,2006,243(3):321-328.

［49］HUANG J,YAN L,CHENG Z,et al. A randomized trial comparing radiofrequency ablation and surgical resection for HCC conforming to the Milan criteria［J］. Ann Surg,2011,254(5):838-839.

［50］FENG K,YAN J,LI X,et al. A randomized controlled trial of radiofrequency ablation and surgical resection in the treatment of small hepatocellular carcinoma［J］. J Hepatol,2012,57(4):794-802.

［51］FANG Y,CHEN W,LIANG X,et al. Comparison of long-term effectiveness and complications of radiofrequency ablation with hepatectomy for small hepatocellular carcinoma［J］. J Gastroenterol Hepatol,2014,29(1): 193-200.

［52］LEE H W,LEE J M,YOON J H,et al. A prospective randomized study comparing radiofrequency ablation and hepatic resection for hepatocellular carcinoma［J］. Ann Surg Treat Res,2018,94(2):74-82.

［53］XU X L,LIU X D,LIANG M,et al. Radiofrequency ablation versus hepatic resection for small hepatocellular carcinoma:systematic review of randomized controlled trials with meta-analysis and trial sequential analysis［J］. Radiology,2018,287(2):461-472.

［54］BARGELLINI I,SACCO R,BOZZI E,et al. Transarterial chemoembolization in very early and early-stage hepatocellular carcinoma patients excluded from curative treatment:a prospective cohort study［J］. Eur J Radiol, 2012,81(6):1173-1178.

［55］LIU P H,LEE Y H,HSU C Y,et al. Survival advantage of radiofrequency ablation over transarterial chemoembolization for patients with hepatocellular carcinoma and good performance status within the Milan criteria［J］. Ann Surg Oncol,2014,21(12):3835-3844.

［56］KIM J W,KIM J H,SUNG K B,et al. Transarterial chemoembolization vs. radiofrequency ablation for the treatment of single hepatocellular carcinoma 2 cm or smaller［J］. Am J Gastroenterol,2014,109(8):1234-1240.

［57］MARTIN A N,WILKINS L R,DAS D,et al. Efficacy of radiofrequency ablation versus transarterial chemoembolization for patients with solitary hepatocellular carcinoma≤3cm［J］. Am Surg,2019,85(2):150-155.

［58］LEE I J,LEE J H,LEE Y B,et al. Effectiveness of drug-eluting bead transarterial chemoembolization versus conventional transarterial chemoembolization for small hepatocellular carcinoma in Child-Pugh class A patients [J]. Ther Adv Med Oncol,2019,11:1-4.

[59] MANINI M A,SANGIOVANNI A,MARTINETTI L,et al. Transarterial chemoembolization with drug-eluting beads is effective for the maintenance of the Milan-in status in patients with a small hepatocellular carcinoma[J]. Liver Transpl,2015,21(10):1259-1269.

[60] 杨咏强,田野. 原发性肝癌放疗的指南推荐解读[J]. 中华放射肿瘤学杂志,2018,27(5):538-541.

[61] ZENG Z C,SEONG J,YOON S M,et al. Consensus on stereotactic body radiation therapy for small-sized hepatocellular carcinoma at the 7th Asia-Pacific Primary Liver Cancer Expert Meeting[J]. Liver Cancer,2017, 6(4):264-274.

[62] 中华医学会放射肿瘤学分会,中国生物医学工程学会精确放疗分会肝癌学组,与消化系统肿瘤专家委员会,等. 2016 年原发性肝癌放疗共识[J]. 中华放射肿瘤学杂志,2016,25(11):1141-1150.

[63] SANUKI N,TAKEDA A,OKU Y,et al. Stereotactic body radiotherapy for small hepatocellular carcinoma: a retrospective outcome analysis in 185 patients[J]. Acta Oncol,2014,53(3):399-404.

[64] SU T S,LIANG P,LU H Z,et al. Stereotactic body radiation therapy for small primary or recurrent hepatocellular carcinoma in 132 Chinese patients[J]. J Surg Oncol,2016,113(2):181-187.

[65] WAHL D R,STENMARK M H,TAO Y,et al. Outcomes after stereotactic body radiotherapy or radiofrequency ablation for hepatocellular carcinoma[J]. J Clin Oncol,2016,34(5):452-459.

[66] SAPIR E,TAO Y,SCHIPPER M J,et al. Stereotactic Body Radiation Therapy as an Alternative to Transarterial Chemoembolization for Hepatocellular Carcinoma[J]. Int J Radiat Oncol Biol Phys,2018,100(1):122-130.

[67] KATZ AW,CHAWLA S,QU Z H,et al. Stereotactic hypofractionated radiation therapy as a bridge to transplantation for hepatocellular carcinoma:clinical outcome and pathologic correlation[J]. Int J Radiat Oncol Biol Phys,2012,83(3):895-900.

[68] PENG Z W,ZHANG Y J,CHEN M S,et al. Radiofrequency ablation with or without transcatheter arterial chemoembolization in the treatment of hepatocellular carcinoma:a prospective randomized trial[J]. J Clin Oncol, 2013,31(4):426-432.

[69] LU Z,WEN F,GUO Q,et al. Radiofrequency ablation plus chemoembolizationversus radiofrequency ablation alone for hepatocellular carcinoma:a meta-analysis of randomized-controlled trials[J]. Eur J Gastroenterol Hepatol, 2013,25(2):187-194.

[70] ABDELAZIZ A O,ABDELMAKSOUD A H,NABEEL M M,et al. Transarterial chemoembolization combined with either radiofrequency or microwave ablation in management of hepatocellular carcinoma[J]. Asian Pac J Cancer Prev,2017,18(1):189-194.

[71] SHIBATA T,ISODA H,HIROKAWA Y,et al. Small hepatocellular carcinoma:is radiofrequency ablation combined with transcatheter arterial chemoembolization more effective than radiofrequency ablation alone for treatment[J]. Radiology,2009,252(3):905-913.

[72] LLOVET J M,RICCI S,MAZZAFERRO V,et al. Sorafenib in advanced hepatocellular carcinoma[J]. N Engl J Med,2008,359(4):378-390.

[73] FENG X,XU R,DU X,et al. Combination therapy with sorafenib and radiofrequency ablation for BCLC stage 0-B1 hepatocellular carcinoma:a multicenter retrospective cohort study[J]. Am J Gastroenterol,2014,109(12): 1891-1899.

[74] KAN X,JING Y,WAN Q Y,et al. Sorafenib combined with percutaneous radiofrequency ablation for the treatment of medium-sized hepatocellular carcinoma[J]. Eur Rev Med Pharmacol Sci,2015,19(2):247-255.

第四节   大肝癌及巨大肝癌的中国特色治疗模式

一、概述

在我国,肝癌有两大显著特征,一是80%以上合并有不同程度的肝硬化;二是80%的病人就诊时肿瘤已长得很大,病情属中、晚期。传统上,以肿瘤最大径5cm为界线,将肝癌分为大肝癌和小肝癌。但随着外科手术病例的增加和经验的积累,这种分类法远不能满足临床的需要。为此,1994年陈孝平等提出,根据肿瘤大小不同将肝癌分为:微小肝癌,肿瘤最大径≤2.0cm;小肝癌,肿瘤最大径>2.0cm,≤5.0cm;大肝癌,肿瘤最大径>5.0cm,≤10.0cm;巨大肝癌,肿瘤最大径>10.0cm。对于微小肝癌和小肝癌,只要病人的状况允许,治疗方法首选肝切除术。然而,在我国绝大多数肝癌病人就诊时病情已发展到中、晚期,属大肝癌或巨大肝癌,且80%以上合并有肝硬化,手术切除的死亡率及术后并发症发生率相对较高,因此很多医生都不主张为此类病人选择手术治疗。但在临床上,经手术切除治疗的巨大肝癌病例,确有不少获得长期生存。如果轻易放弃手术,则意味着这些病人会失去长期生存的机会。

1994年,我们通过临床研究发现,对于大肝癌和巨大肝癌,病变侧的肝组织由于受癌肿的压迫或直接破坏,实际残存量已很少。而未受癌肿影响侧的肝体积则呈代偿性增大。结果是,肿瘤越小,一并切除的无瘤肝组织量越多;而癌肿越大,一并切除的无瘤肝组织越少(图3-4)。也就是说,同样是右半肝切除术,癌肿直径大于10cm和小于5cm者相比,后者的无瘤肝组织切除量按比例计算,一定多于前者。因此,两者所承受的肝实质切除量和肝功能储备破坏程度并不相同。从华中科技大学同济医学院附属同济医院的一组171例巨大肝癌的手术结果来看,全组无术中死亡病例,术后死亡2例,术后1、2、3、5和10年生存率分别为66.1%、42.1%、32.7%、12.2%和2.3%,其中有2例生存时间超过20年。由此可见,巨大肝癌采用肝切除术治疗是安全可行的,可明显提高病人的生存率。

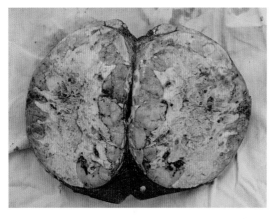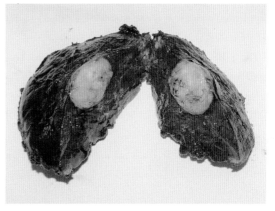

图3-4   巨大肝癌切除的无瘤肝组织量(左)明显小于小肝癌切除的无瘤肝组织量(右)

二、手术治疗

目前,大肝癌和巨大肝癌外科治疗的主要措施包括手术切除、消融治疗(射频、微波、冷冻)、肝移植等。手术切除应作为首选的治疗方法,但并非所有大肝癌和巨大肝癌都适合采取肝切除治疗。我们体会只有符合以下条件方可考虑手术:①病人一般情况较好,病情评分(PST)为0~1分,无明显心、肺、肾、脑等重要脏器器质性病变。②肝功能正常,或仅有轻度损害。肝功能 Child-Pugh A 级。③肝储备功能良好,如吲哚菁绿 15 分钟滞留率(ICGR15)为正常。④无瘤侧肝脏明显代偿性增大,>50%全肝体积。⑤无肝外转移性肿瘤。

大肝癌及巨大肝癌切除手术相对来说较为复杂,熟练掌握大肝癌切除的手术技巧是规避手术风险,提高手术疗效的重要环节,手术时应掌握以下要点:

1. 充分显露手术野,应尽可能完全游离肝周韧带。右肋缘下斜形切口辅以框架式自动拉钩,能满足多数大肝癌肝切除手术的要求。如为巨大肝癌时,采用双侧肋缘下“人”字形切口则更有利于手术野的显露。切肝前应尽可能完全游离肝脏,使其能托至切口处,便于直视下操作。但对位于右肝的巨大肿瘤,若强行游离或搬动肝脏,有可能造成近肝静脉的损伤出血或挤压肿瘤造成癌细胞的播散,此时可先不游离右肝诸韧带,而采用前入路法切肝。对于曾行 TACE 治疗致局部严重黏连的病人,游离肝脏时应加倍小心,以防止损伤膈肌及邻近脏器,一旦损伤应予以修复。

2. 合理运用肝血流阻断技术。大肝癌和巨大肝癌行肝切除时,除一些肝硬化严重,肿瘤位于肝左外叶或位于右肝但能顺利将肿瘤托至切口进行操作者,可谨慎地在不阻断入肝血流的情况下行肝切除术外,其他病例多需采用不同方式的肝血流阻断技术。对于肿瘤最大径小于 10cm,与第一、二肝门尚有距离,切除难度不大,肝功能良好的大肝癌病人,首选间歇性第一肝门阻断可明显减少肝切除术中出血。而对于肝硬化较严重,或术前估计手术难度大,肝血流阻断时间较长者,为了避免健侧肝脏的损害,可在只阻断病侧入肝血流的情况下行肝切除术。而当肿瘤紧贴甚至侵犯到主肝静脉或下腔静脉,或需要进一步控制肝静脉分支的出血时,则可在全肝血流阻断下行肝切除术。传统的全肝血流阻断实施起来较复杂,特别是肝上下腔静脉游离困难时可导致难以控制的腔静脉出血。因而,自 1989 年起,我中心创用改良的全肝血流阻断方法,即只阻断入肝血流和肝下下腔静脉实施肝切除,至今已采用该阻断法完成 2 000 余例开放和腔镜下肝切除,临床应用证明该方法操作简单、减少出血的效果明显。

3. 熟练掌握肝切除术的技巧。目前,对于大肝癌和巨大肝癌,特别是对伴有肝硬化者,不强求行规则性肝切除,切缘大多不超过 1~2cm。对于紧贴第一、第二或第三肝门处的大肝癌,往往只能紧贴肿瘤包膜切除肿瘤。断离肝实质时可利用许多肝实质断离器械,包括超声吸引刀(cut-ultrasound aspiration,CUSA)、百克钳等。在断离肝实质过程中要对断面妥善止血,予以电凝、钛夹或缝扎。如发现残肝重要管道受损要予以精细修补,以确保残肝功能。如肝癌巨大或与膈肌、邻近胃肠管有广泛黏连甚至侵犯,用常规切肝方法分离困难,显露不良,易致难以控制的大出血者,最好行前入路肝切除,华中科技大学同济医学院附属同济医院自 1987 年即采用这项肝切除技术。即在阻断(或不阻断)入肝血流后,直接从肝膈面沿预切线切开肝实质,直至下腔静脉前面,然后游离、结扎肝静脉和肝短静脉,最后再游离肝脏诸韧带将切除的肝脏取出。这样可减少由于翻转肝脏和挤压瘤体导致的癌细胞播散和近肝静脉损伤的危险。但采用这一技术切肝时,要求手术者对肝脏解剖非常熟悉,手术技术非常熟练。对于有些适合做右半肝、左半肝或左外叶切除的病例，我们采用直接结扎病侧肝入肝和出肝血管的技术切肝，或称不阻断肝门的无血肝切除术。此方法由于仅将病侧肝的血流完全阻断，不仅符合肿瘤学的处理原则，而且对血流动力学影响小；此外，还有方法简便、省时和断肝时出血少等优点。对于大肝癌和巨大肝癌合并有门静脉癌栓的病人，如癌栓位于肝癌所在的肝叶或肝段的门静脉分支范围内，可行包括肿瘤及癌栓的肝叶切除。无法完整切除癌栓者，可于切除肿瘤后经断面门静脉支断端取栓。如癌栓位于门静脉主干或主支，可行门静脉切开取栓，同时行肝癌切除。肝癌合并下腔静脉（inferior vena cava，IVC）癌栓时，需要在全肝血流阻断下直接切开 IVC 取栓。我们报道的 171 例巨大肝癌病人中 49 例合并门静脉主干或主支内癌栓，行肝切除加癌栓取出术治疗，术后 1、2 和 3 年生存率分别为38.8%、22.4%和4.1%，此效果明显优于其他非手术治疗措施。由于大肝癌和巨大肝癌多毗邻甚至推挤重要的管道结构，因此在行肝切除时，可应用术中超声了解肿瘤与门静脉、肝管、肝静脉以及它们主要分支之间的解剖关系，以防误伤。术中如对胆道解剖有疑问，还可行术中胆道造影，以确定胆道走行、分布，避免损伤。

4. 大肝癌和巨大肝癌行肝切除时，往往涉及肝静脉、肝短静脉和下腔静脉，这些静脉一旦损伤，出血量大、难以处理，有时可发生空气栓塞。因此，术者应避免过度牵拉、翻转肝脏，解剖、游离肝短静脉时要耐心细致，予以结扎后再从中剪断。发生损伤后要沉着冷静地处理，小的损伤可立即用指尖按压破口处，吸净外溢的血液，然后用无损伤缝线缝合修补。如靠近第二肝门处肝静脉损伤，修补时可将破口旁的部分肝组织一起缝合以避免再撕裂。如损伤的静脉已裸露一定宽度，则可在破口两侧用手指挤压或用 Satinsky 钳夹住破口，然后仔细修补。位于肝切除创面深部下腔静脉的小破口，如其两侧尚有肝组织时，直接将两侧肝组织对合缝拢，即可达到止血目的。应用血管闭合器（endovascular stapler）处理肝静脉，尤其是较短的肝右静脉则更为安全。如肝癌累及第二肝门或侵犯肝静脉无法分离时，可用无损伤血管钳钳夹肝静脉或下腔静脉，切除肿瘤后再予修复。

肿瘤切除后，多数情况下可采用水平褥式缝合加间断缝合使肝断面对拢。如整个创面对拢闭合张力过大，也不必强行对拢缝合，但必须确切止血和防止胆漏，可以大网膜、止血纱布和止血胶覆盖创面。

大多数外科医生主张至少要保留 1cm 的手术切缘。但对于大多数巨大肝癌病人来讲，要保留距肿瘤四周均为 1cm 的手术切缘几乎是不可能的。对于很多病例，为了保留足够多的肝实质，往往只能紧贴肿瘤包膜外切除。因为在第一、第二或第三肝门处离断肝实质时，如果想保留 1cm 的手术切缘，就有可能损伤相应部位的主要血管或胆管，导致相应区域的残肝组织缺血、坏死。经验证明，采用紧贴肿瘤包膜外分离，完整切除肿瘤，同样可取得很好的疗效。Yoshida 等也认为，1cm 的手术切缘并不能防止术后早期肝内复发。原因是，对于有些病例，距主瘤边界 1cm 以外的部位可能有无法发现的微小病灶存在。在影响手术效果的一些因素中，我们更重视肿瘤的病理及组织学特性、有无卫星结节以及门静脉癌栓等。

大肝癌和巨大肝癌行肝切除时尤其应控制术中出血，减少术中出血和输血量，对提高肝切除治疗巨大肝癌的成功率有一定帮助。对于有肝硬化的病人，大量失血会引起凝血机制的紊乱：失血量大时，为了维持血循环稳定，需要输入大量库血，会进一步加重凝血功能紊乱，最后导致难以控制的广泛渗血，甚至发生严重的失血性休克而死亡。此外，大量输血有导致癌肿扩散及传染病播散的危险。因此，我们特别强调，在为肝癌病人施行肝切除术时，一定要尽量减少术中出血和输血量。巨大肝癌施行肝切除时发生大出血的原因是多方面的:很多病人合并肝硬化门静脉高压,或门静脉主干内有癌栓,肝门区有较多的侧支循环建立。在肝门部解剖分离时,极易损伤这些小的侧支血管而发生大出血。肿瘤巨大,显露困难,按传统方法切肝时,需要游离肝脏。在游离肝脏的过程中,过度牵拉、挤压,会导致肿瘤表面包膜破裂而发生出血;也可能因撕裂肝短静脉、右肾上腺及其血管而发生大出血。

三、非手术治疗

对不能手术切除的大肝癌和巨大肝癌病人,治疗原则一是通过非手术切除的综合治疗后,争取二期手术切除和延长带瘤生存时间;二是进行姑息治疗,减轻病人痛苦和延长生存时间。对于不能耐受手术切除的大肝癌甚或巨大肝癌,只要肝功能尚可,就可选择行 TACE 治疗,部分病例经治疗后可使肿瘤缩小,健侧肝组织代偿性增生,从而获得二期手术的机会。由于 TACE 本身存在着一定的局限性,因此,只要大肝癌和巨大肝癌经 TACE 治疗后达到手术要求,就应该尽早手术。陈曙光等报道,21 例不能手术切除的大肝癌经 TACE 治疗后获二期手术探查,13 例手术切除,8 例行肝癌冷冻治疗。二期手术切除 1、3、5 年生存率分别为84.6%、72.7% 和 63.5%。应该注意的是,对于不可切除的肝癌,TACE 可取得肯定疗效。对于可切除的肝癌,TACE 的价值应予以重新评价,多数文献认为术前 TACE 有害无益。术前应用 TACE 尽管近期复发率比较低,但是 5 生存率却明显下降,应用 TACE 的病人 5 年生存率为 24%,而不应用 TACE 的病人 5 年生存率为 63%。也有研究证实术前 TACE 是可切除肝癌不良预后的独立危险因素。吴孟超强调,术前 TACE 对可切除大肝癌或巨大肝癌而言延误了手术时机,增加了手术难度,增加了肿瘤侵犯邻近器官的可能及肝外复发的概率。华中科技大学同济医学院附属同济医院报告 68 例巨大肝癌只采用 TACE 者,其 1、2 和 3 年生存率分别为 30.9%、19.1% 和 7.4%,无 5 年和 10 年生存者,效果明显比肝切除组差($P<0.05$)。因此,对于可切除的大肝癌及巨大肝癌,原则上术前不做介入治疗。TACE 作为大肝癌及巨大肝癌切除后的辅助治疗是必要的,兼有监测、预防和治疗复发的多重目的,有望进一步提高手术疗效。对于手术无法切除的大肝癌和巨大肝癌,消融(射频、微波、冷冻)治疗可作为综合治疗的一部分,可减轻病人痛苦和延长生存时间。CT 或超声引导下经皮穿刺消融治疗侵袭性小,灭瘤效果可靠,有较高的临床应用价值。超声引导下的经皮消融治疗,优点是实时显像,准确度良好。但如肿瘤被肺气、肠气遮挡,或肿瘤靠近肝门及脏面,影响穿刺定位或阻碍穿刺针进入,也可行腹腔镜引导下消融治疗。对于大肝癌或巨大肝癌,无论是 TACE 还是消融治疗都有其局限性。因肿瘤巨大并常伴有侧支循环和动静脉瘘形成,单行 TACE 常难以产生较好的治疗效果。单用消融也常因肿瘤巨大,不可避免地遗留未被灭活的肿瘤组织,短期内可迅速复发。而两种治疗方法联合应用能弥补单一治疗的不足,增强治疗效果。2003—2005 年华中科技大学同济医学院附属同济医院采用术中冷冻联合肝动脉栓塞治疗合并中、重度肝硬化的巨大肝癌病人共 10 例,结果无手术死亡病例,6 个月生存率为 80%。其中,有 2 例生存超过 1 年,有 1 例生存超过 2 年。上述结果说明联合以上两种方法治疗优于单一的治疗。

随着肝移植技术的不断完善和抗排异药物的更新,采用肝移植治疗肝癌已逐渐成为治疗肝癌的重要方法之一。理论上,肝移植治疗肝癌既能切除癌灶,又可以消除肝癌生长的土壤(肝硬化组织),前景诱人。但实践证明,大肝癌行肝移植复发率高,效果不理想,其指征应从严把握。目前大多数学者认为:当肿瘤很大只有行全肝切除才能将肿瘤切除时亦可考虑行肝移植,可手术切除的大肝癌则不宜行肝移植。

四、术后复发的治疗

近十年来,肝癌的治疗效果有了提高,但长期疗效仍不尽如人意,究其原因主要是术后复发率高。据报道,大肝癌切除术后5年复发率达80%,其中多数是在术后2年内复发。实际上,大肝癌切除术后复发有如下三种情况:①原发肿瘤未能完整地切除或主瘤旁小的卫星灶遗漏,复发灶与原发肿瘤位于同一肝段或相邻肝段;②术前就存在多发性肝内微转移灶,或术中挤压肿瘤使癌细胞在肝内播散,复发灶在肝内呈弥漫性分布;③肝癌为多中心性发生,复发灶与原发肿瘤多不一定在相同肝段或肝叶,复发肿瘤与原发癌在生物学特性上可以相同,也可以不同。目前已认识到复发肝癌治疗后仍可取得较好的效果,因此对复发肝癌不再以姑息的态度对待,而是采取积极的治疗。1997—2003年,华中科技大学同济医学院附属同济医院(1997—2000年为同济医科大学附属同济医院,2001—2003年为华中科技大学同济医学院附属同济医院)共有1 143例大肝癌施行了肝切除术,在随访过程中,发现885例复发。复发后的治疗措施包括再次肝切除61例,射频消融和微波治疗358例,TACE治疗519例,无水乙醇瘤内注射治疗189例及肝动脉灌注化疗12例。通过上述治疗,大肝癌术后5年生存率提高到38.7%。大肝癌第一次手术时切除的肝组织较多,因此再手术的术式主要以局部切除为主。单个病灶距肿瘤边缘1cm行局部切除即可。如果残肝体积较大,对局限于一叶的多发灶可行非规则性肝叶切除。值得注意的是,对于复发肝癌较大且邻近第二肝门者,CT或MRI显示的情况可能认为肿瘤不可切除,但如果病人情况良好且无肝硬化或肝硬化程度很轻,就不应轻易放弃再切除的机会。因为首次手术造成的粘连可使肿瘤移位,解剖关系改变,病变在影像学检查中的表现可能被误判。术中将黏连松解后,病变与血管的关系清楚可见,肿瘤仍有切除的可能。随着肝外科不断取得进展,大肝癌切除术后因复发而接受2~3次再手术的病人已不少见。作为复发肝癌的首选治疗,再手术疗效远好于其他的治疗方法。总之,大肝癌切除术后复发应首选再次手术切除,而对<3cm复发肝癌也可考虑行射频、微波等消融疗法,不可切除的复发大肝癌或呈弥漫性发生者则选择行TACE,多结节复发、肝功能差的单结节复发或严重肝硬化者可考虑行肝移植。

肿瘤生物学观点认为,恶性肿瘤是一种全身性疾病,而原发性肿瘤只是全身疾病的局部表现。因此,大肝癌的治疗除局部治疗如手术切除、消融治疗外,还包括全身治疗如系统化疗、靶向治疗,以及基础疾病治疗(抗病毒、抗纤维化)、机体内环境调理(免疫治疗、中医药治疗)、康复治疗等。上述多种措施的综合治疗,相互弥补,协同作用杀伤肿瘤,以提高大肝癌及巨大肝癌的总体疗效。

最后还必须强调,现阶段制定大肝癌治疗方案时,主要是以肿瘤单发或多发、有无肉眼血管癌栓、有无包膜、有无远处转移、病人肝功能分级及肝脏储备功能等为基础,来选择行手术切除、肝移植、消融及TACE等治疗或联合治疗。但严格来说,肝癌个体的生物学特性应是制定大肝癌治疗方案的前提,也是影响大肝癌预后的决定因素。未来大肝癌的治疗应基于肝癌的分子分型,通过直接获取肝癌个体的组织样本,进行分子、细胞水平检测,如循环中肿瘤细胞的检测、化疗敏感实验及明确靶向治疗所需的活化靶点等,为临床决策提供依据或参考。

(张志伟)

参考文献

[1] 陈孝平,张志伟.大肝癌和巨大肝癌外科治疗策略[J].中华普外科手术学杂志(电子版),2009,3(4):

702-706.

［2］ CHEN X P,QIU F Z,WU Z D,et al. Longterm outcome of resection of large hepatocellular carcinoma[J]. Br J Surg,2006,93(5):600-606.

［3］ CHEN X,WU Z,QIU F. Hepatectomy for huge primary liver cancer:report of 171 patients[J]. Zhonghua Wai Ke Za Zhi,2000,38(1):6-9.

［4］ 王义,陈汉,吴孟超,等. 中央型巨大肝癌的手术切除及疗效观察[J]. 中华外科杂志,2004,42(17):1025-1028.

［5］ 张志伟,陈孝平. 大肝癌肝切除的技术要点[J]. 肝胆外科杂志,2008,16(1):6-7.

［6］ 陈孝平,何松青. 巨大肝癌手术切除的沿革与改变[J].岭南现代临床外科,2003,3(1):1-2.

［7］ 陈曙光,芮静安,赵海涛,等. 原发性大肝癌 583 例综合治疗体会[J]. 中国综合临床,2006,22(3):224-226.

［8］ 陈孝平,张志伟. 大肝癌切除术后复发的外科治疗[J]. 肝胆外科杂志,2009,17(1):3-4.

［9］ 陈孝平. 关于开展肝切除治疗巨大肝癌的几点意见[J]. 临床外科杂志,2001,9(1):1-2.

［10］ 吴侯,张志伟,高丹,等. 大肝癌伴门静脉癌栓病人综合疗法选择对照研究[J]. 中国实用外科杂志,2014,34(8):757-761.

［11］ CHEN X P,QIU F Z,WU Z D,et al. Effects of location and extension of portal vein tumor thrombus on long-term outcomes of surgical treatment for hepatocellular carcinoma[J]. Ann Surg Oncol,2006,13(7):940-946.

［12］ 张贯启,张志伟,项帅,等. 大肝癌手术切除术中不同肝血流阻断方法的临床研究[J]. 中国普通外科杂志,2015,24(1):18-22.

［13］ 陈孝平,裘法祖,吴在德. 肝切除治疗巨大肝癌 65 例报道[J]. 中华普通外科杂志,1998,13(6):332-334.

［14］ 陈孝平. 肝切除治疗巨大肝癌体会[J]. 肝胆外科杂志,1994,2(4):193-194.

［15］ 程树群,吴孟超. 肝癌门静脉癌栓临床研究进展和展望[J].中国微创外科杂志,2007,7(1):6-7.

第五节 合并门静脉癌栓、门静脉高压肝癌的中国特色外科治疗

一、合并门静脉癌栓肝癌的中国特色外科治疗

肝癌合并门静脉癌栓(portal vein tumor thrombosis,PVTT)是肝癌病人重要的不良预后因素,然而在肝癌病人中 PVTT 发生率为 12.5%~39.7%,尸检肝癌病人中 PVTT 发生率高达 64.7%,晚期肝癌中发生率达 90%,小肝癌中达 20%~30%。合并 PVTT 肝癌病人自然病程中位生存时间 2.7~4.0 个月,而无 PVTT 病人为 24.4 个月。按照国际广泛使用的巴塞罗那肝癌临床分期(Barcelona clinic liver cancer,BCLC),肝癌合并 PVTT 属于 BCLC C 期。对于肝癌合并 PVTT 的治疗目前国际上没有形成统一的标准,基于 BCLC 分期的美国肝病研究学会(American association for the study of liver diseases,AASLD)和欧洲肝病学会(European association for the study of the liver,EASL)推荐分子靶向治疗(索拉菲尼/仑伐替尼)为唯一的一线治疗方案。中国香港肝癌分期系统(Hong Kong liver cancer staging system,HKLC)推荐 TACE 为肝癌合并 PVTT 一线治疗,但对肿瘤直径小于 5cm,肝功能 Child-Pugh A 级伴肝内血管侵犯则行手术切除。日本肝病学会(Japan society of hepatology,JSH)和亚太肝病研究学会(Asian pacific association for the study of the liver, APASL)均推荐手术切除为肝癌合并 PVTT 多种治疗策略中一项选择。从 20 世纪 50 年代开始我国学者就探索肝癌合并 PVTT

的外科治疗,且取得较好的预后。从 20 世纪 90 年代开始,关于肝癌合并 PVTT 的外科治疗的报道逐渐增多,并对 PVTT 形成机制进行了初步探讨。进入 21 世纪,随着临床经验的积累和 PVTT 研究的深入,肝癌合并 PVTT 的外科治疗逐渐规范化。与此同时,对于发生门静脉不同部位的癌栓的接受外科手术的预后进行了分析。近年来,随着新的循证医学证据的出现,肝癌合并 PVTT 的治疗国内趋向于多种治疗手段的综合治疗,包括手术切除、TACE、放疗、化疗、分子靶向治疗、免疫治疗及中医中药治疗、肝移植等。

(一) PVTT 形成机制

肝癌 PVTT 形成是肝癌肝内播散和复发转移的病理学基础,目前国内外对 PVTT 形成机制研究较多,但其具体机制目前尚不清楚。PVTT 形成的因素较多,包括肝脏肿瘤的病理解剖、门静脉血流动力学改变、肿瘤细胞自身的特性、肿瘤微环境的改变、循环肿瘤细胞(circulating tumor cell,CTC)以及免疫逃逸等因素。PVTT 形成的主要解剖学基础是:肝癌主要由肝动脉供血滋养,门静脉分支分布于肿瘤周边,并不供血滋养肿瘤,与肝静脉一样为出瘤血管。当肿瘤细胞侵入血管壁进入血管腔,以出芽的方式在血管腔内延伸,突破肿瘤包膜进入门静脉,从而形成门静脉癌栓。另外,门静脉附壁癌栓和原发肿瘤一样为动脉供血,其滋养动脉为供养门静脉的小动脉,门静脉为其流出通道,从而门静脉癌栓得以生存和进展。肝静脉管壁薄,容易受到压迫,肝癌病人大多数有肝硬化背景,硬化结节及纤维结缔组织可压迫肝静脉,逐渐长大的肿瘤亦可压迫肝静脉,从而肝静脉流出受阻,形成区域性门静脉高压;受到较大或较多肝脏肿瘤的压迫,肝内正常淋巴循环受阻,肝脏微循环淤滞;再加上肿瘤内存在大量动静脉瘘,动脉血直接进入门静脉,使得门静脉的压力更高,从而出现门静脉血流瘀滞,甚至出现不同程度的逆肝血流,这为门静脉癌栓的形成创造条件,同时也解释了门静脉癌栓发生的概率高于肝静脉癌栓。门静脉癌栓与门静脉逆流密切相关,静脉逆流频率越高、逆流速度越快,门静脉癌栓形成的机会就越多。另外,门静脉回流血液富含消化吸收的营养物质和胰腺内分泌所产生的胰岛素、胰高血糖素和生长抑素等,为肿瘤细胞增殖提供了丰富的营养物质,更加有利于 PVTT 的形成。

肿瘤细胞自身的改变,包括基因表达谱的改变、DNA 的甲基化、组蛋白的转录后修饰、染色质空间结构的改变和非编码 RNA 的调控、肝癌细胞表面黏附分子表达改变(钙黏蛋白、免疫球蛋白超家族、选凝素及整合蛋白),使得肝癌细胞自我更新能力、迁移和侵袭能力增强,从而促进 PVTT 形成。肿瘤微环境中的基质金属蛋白酶、趋化因子、低氧、Treg 细胞、血管生长因子、凝血酶调节素以及载脂蛋白等为 PVTT 的形成提供了不可或缺的条件。此外,门静脉内微环境的 Treg 细胞及骨髓来源的抑制性细胞(myeloid-derived suppressor cells,MDSC)等抑制免疫细胞活性,肿瘤细胞进入门静脉系统,成功地逃避机体免疫监视后必须有足够的增殖活性,从而形成 PVTT。

肝癌病人的外周血、门静脉系统及肝静脉均存在 CTC,其数量与肝切除术后门静脉癌栓和微血管癌栓的发生成正相关,提示可能 CTC"归巢"形成 PVTT。

综上,PVTT 的形成机制复杂,有多种因素参与,其形成机制需进一步探索。

(二) PVTT 分型

肝癌分期系统较多,但单独涉及 PVTT 的程度或者范围进行分型的目前只有 2003 年日本学者提出的 Vp 分型和上海东方肝胆外科医院提出的程氏分型。日本 Vp 分型共分为 5 型:Vp0,未发现癌栓;Vp1,癌栓位于门静脉三级分支及以上;Vp2,癌栓延伸至门静脉二级分支;Vp3,癌栓延伸至门静脉一级分支;Vp4,癌栓延伸至门静脉主干或对侧门静脉分支。Vp3

与 Vp4 型 PVTT 术后 5 年生存率并无统计学差异。程氏分型是根据 PVTT 侵犯的部位及范围将癌栓分为Ⅰ~Ⅳ型：Ⅰ型为癌栓累及二级以上门静脉分支；Ⅱ型为癌栓累及门静脉一级分支；Ⅲ型为癌栓累及门静脉主干；Ⅳ型为癌栓累及肠系膜上静脉。Ⅰ型和Ⅱ型手术效果较Ⅲ型和Ⅳ型好。此两种分型可较好的将 PVTT 进行分类，并能预测预后，为肝癌合并 PVTT 的治疗提供指导。但此分型的预后预测能力仅适用于行手术切除的病人，且没有考虑肝功能及肿瘤相关因素，其临床应用可能有一定的局限性。将 PVTT 进行分型是很有必要的，根据不同分型选择最合适的治疗方法可使病人获益最大，目前关于 PVTT 的分型还有待进一步完善。

（三）PVTT 外科治疗

PVTT 的外科治疗是以手术为主综合治疗，术前辅以 TACE、分子靶向治疗及放疗等降期治疗，以提高手术切除率。术后辅助 TACE、分子靶向治疗、免疫治疗（PD-1 或 PD-L1 单抗）及中医中药治疗等以提高术后生存率和生活质量。

1. **手术适应证** 中华医学会外科学分会肝脏外科学组 2001 年制定肝癌合并 PVTT 手术适应证，随着临床经验的积累和新的循证医学证据的出现，手术适应证也不断得到完善。病人的一般情况符合肝切除的要求：病人一般情况较好，无明显心、肺、肾、脑等重要脏器器质性病变；肝功能正常，或仅有轻度损害，按肝功能分级属 A 级；或肝功能分级属 B 级，经短期护肝治疗后肝功能恢复到 A 级；肝储备功能（如 ICGR15）基本在正常范围以内；无不可切除的肝外转移性肿瘤。局部病变须符合以下要求：①按照肝癌肝切除手术适应证的标准判断，肿瘤是可切除的：单发肝癌，表面较光滑，周围界限较清楚或有假包膜形成，受肿瘤破坏的肝组织少于 30%（可通过 CT 或 MRI 测量）；或虽然受肿瘤破坏的肝组织大于 30%，但无瘤侧肝脏明显代偿性增大，达全肝组织的 50% 以上；或多发性肿瘤，且局限在肝脏的一段或一叶内。②癌栓充满门静脉主支和/或主干，进一步发展，将很快危及病人生命。③估计癌栓形成的时间较短，尚未发生机化。上述病例适合作门静脉主干切开取癌栓术，同时行姑息性肝切除。④如行半肝切除，可开放门静脉残端取癌栓，不必经切开门静脉主干取栓。⑤如癌栓位于肝段以上小的门静脉分支内，可在切除肝癌的同时连同该段门静脉分支一并切除。⑥如术中发现癌灶不可切除，可在门静脉主干切开取癌栓术后，术中作选择性肝动脉插管栓塞化疗或门静脉插管化疗、射频治疗、微波治疗或冷冻治疗等。

2. **手术方式** 手术切除是治疗肝癌合并 PVTT 一种治疗方式，主要分为以下几种：①肝切除术，癌栓连同肿瘤一并切除。通常癌栓位于门静脉一级分支以上，如肿瘤位于左半肝，癌栓位于门静脉左支及更小分支，则行左半肝切除术；肿瘤位于右半肝，癌栓位于门静脉右支及更小分支，则行右半肝切除术；如肿瘤位于右后叶，癌栓位于门静脉右后支，则行右后叶肝切除术；肿瘤位于肝段，癌栓位于门静脉相应段间支，则行肝段切除术或肝叶切除术或半肝切除术。②肝切除+取癌栓术，包括肝切除+肝段面取癌栓术，肝切除+门静脉切开取癌栓术或取癌栓后行门静脉内膜剥脱，或门静脉重建。适用于癌栓延伸门静脉主干，超出肝切除线 1.0~2.0cm。切除肿瘤后，暂时阻断门静脉主干及对侧门静脉血流，通过气囊导管取栓术、胆道取石钳或其他器械、吸引器吸出等方法去除门静脉内的癌栓；若经肝断面癌栓难以取出或取净，分离显露门静脉主干或一级分支，自前壁或右侧壁纵行切开 1.5~2.0cm，直接取出癌栓。癌栓取出后用生理盐水反复冲洗，然后再开放第一肝门，将癌栓碎片随门静脉血流从门静脉断端冲出。然后经术中超声确认无残留病灶后关闭门静脉断端。癌栓取出后可行门静脉内膜剥脱。切除肝癌及受累门静脉分支后，再直接行静脉端端吻合，或者利用自体血管及人造血管行静脉搭桥吻合术。研究证实,肝断端取栓术、门静脉切除后行门静脉重建和门静脉断端取栓并门静脉内膜剥脱术,预后无明显差别,外科医生可根据具体病情进行选择实施。

3. 手术效果 对于肿瘤切除同时行门静脉取栓的病人,手术能明显改善其预后,这一点已为大多学者共识。另外,解除或缓解了因 PVTT 引起的门静脉高压症,从而减少食管胃底静脉曲张破裂出血及顽固性腹水,同时,PVTT 引起的消化道症状如饱胀、厌食、腹泻等也会得到不同程度改善,恢复门静脉血流,改善肝功能。肿瘤及癌栓切除后,为以后的进一步综合治疗如经肝动脉或门静脉化疗、TACE 及生物治疗等提供了机会与条件。陈孝平等总结了 260 例肝癌合并门静脉癌栓的资料,分为肿瘤切除并门静脉取癌栓组、门静脉取栓组、TACE 组、保守治疗组,分析发现肿瘤切除并门静脉取癌栓组的中位生存时间 17.2 个月,1 年、3年、5 年总体生存率分别为 67.7%、40.3% 和 20.9%,明显高于其他 3 个治疗组。国内其他众多回顾性研究表明,手术治疗肝癌合并门静脉癌栓优于 TACE、肝动脉结扎/肝动脉灌注化疗、系统化疗及保守治疗。

表 3-3 总结了我国学者发表的关于肝癌合并 PVTT 手术治疗效果的英文文献。从该表中可以看出,PVVT 术后病人生存差异较大,中位生存时间为 5~22 个月不等,1 年总体生存率 0~86.5%,2 年总体生存率 0~53.0%,3 年总体生存率 0~69.0%,5 年总体生存率 0~59%;1 年无瘤生存率 0~50.7%,2 年无瘤生存率 4.2%~11.2%,3 年无瘤生存率 0~17.8%,5 年无瘤生存率 0~10.1%。存在上述差异的除了与肿瘤数目、肿瘤大小、甲胎蛋白、肝内复发转移等因素相关外,也与 PVTT 部位密切相关。总体来说,癌栓位于门静脉一级分支及以上的病人手术切除可以有较好的生存获益,然而癌栓位于门静脉主干及肠系膜上静脉,手术治疗并不能让病人在生存上获益,因而对于肝脏可切除的肿瘤,癌栓位于门静脉一级分支以上病人优先考虑手术,癌栓位于门静脉主干手术需慎重,不推荐癌栓位于肠系膜上静脉病人行手术治疗。门静脉主干癌栓病人,若肝功能为 Child-Pugh A 级,则适合手术。陈孝平等的研究表明机化型癌栓病人术后生存获益小于增生型、坏死型及混合型癌栓病人,多因素分析发现附壁癌栓病人的生存预后差于悬浮癌栓的病人,癌栓充满门静脉主干病人的预后较非充满型病人预后差。因而,对门静脉主干癌栓病人是否手术,除肝功能是个重要的考量指标外,癌栓的病理类型、是否为附壁癌栓及癌栓是否充满门静脉主干应在考虑的范围内。

表 3-3 手术治疗合并门静脉癌栓肝癌效果

作者	时间/年	例数	癌栓部位	中位生存时间/月	累积生存率/%				无瘤生存率/%			
					1年	2年	3年	5年	1年	2年	3年	5年
Su F 等	2018	189	—	—	62.0	47.0	43.0	—	—	—	—	—
		75	门静脉二级及以上分支	—	83.0	53.0	42.0					
		77	门静脉一级分支	—	55.0	42.0	25.0					
		37	门静脉主干	—	11.0	0.0	0.0					
Liu S 等	2018	232	—	—	—	—	—	—	—	—	—	—
		93	门静脉二级及以上分支	32.0								
		84	门静脉一级分支	16.0								
		55	门静脉主干	14.0								

续表

作者	时间/年	例数	癌栓部位	中位生存时间/月	累积生存率/%				无瘤生存率/%			
					1年	2年	3年	5年	1年	2年	3年	5年
Zheng N 等	2016	96	—	—	86.5	—	60.4	33.3	—	—	—	—
		25	门静脉二级及以上分支	—	—				—	—	—	—
		23	门静脉一级分支	—	—				—	—	—	—
		23	门静脉主干	—	—				—	—	—	—
		25	肠系膜上静脉	—	—				—	—	—	—
Wang K 等	2016	236	门静脉二级及以上分支	15.9	—	—	—	—	—	—	—	—
		315	门静脉一级分支	12.5	—	—	—	—	—	—	—	—
		194	门静脉主干	6.0	—	—	—	—	—	—	—	—
Xiao CZ 等	2015	28	门静脉二级分支	—	53.6	—	25.0	25.0	28.6	—	10.7	10.7
		38	门静脉一级分支	—	39.5	—	15.8	5.3	15.8	—	5.3	5.3
Zhang YF 等	2016	208	—	—	48.3	—	18.7	13.9	—	—	—	—
		91	门静脉二级及以上分支	—	41.3	—	10.7	10.7	—	—	—	—
		105	门静脉一级分支	—	11.1	—	0.0	0.0	—	—	—	—
		9	门静脉主干	—	0.0	—	0.0	0.0	—	—	—	—
Xu JF 等	2015	40	门静脉一级分支	—	62.3	—	16.1	5.2	—	—	—	—
		16	门静脉主干或左右分支	—	31.5	—	0.0	0.0	—	—	—	—
Ye JZ 等	2014	90	—	8.2	28.0	20.0	15.0		—	—	—	—
		66	门静脉一级分支	—	—	—	—	—	—	—	—	—
		24	门静脉主干	—	—	—	—	—	—	—	—	—
Liu PH 等	2014	108	—	—	84.0	—	69.0	59.0	—	—	—	—
Tang QH 等	2013	186	—	10.0	40.1	17.0	13.6	—	32.3	11.2	6.1	—
		80	门静脉二级及以上分支	—	43.1				—	—	—	—
		66	门静脉一级分支	—	33.1				—	—	—	—
		40	门静脉主干	—	22.4				—	—	—	—
Peng ZW 等	2012	201	—	—	42.0	—	14.1	11.1	—	—	—	—
		27	门静脉二级及以上分支	—	81.5	—	51.2	37.9	—	—	—	—
		68	门静脉一级分支	—	46.3	—	17.2	17.2	—	—	—	—
		83	门静脉主干	—	32.5	—	3.6	3.6	—	—	—	—
		23	肠系膜上静脉	—	21.7	—	0.0	0.0	—	—	—	—

续表

作者	时间/年	例数	癌栓部位	中位生存时间/月	累积生存率/%				无瘤生存率/%			
					1年	2年	3年	5年	1年	2年	3年	5年
Chen JS 等	2012	88	—	9.0	31.1	18.3	15.2	—	—	—	—	—
		—	门静脉一级及以上分支	9.0	—	—	—	—	—	—	—	—
		—	门静脉主干或左右分支	5.0	—	—	—	—	—	—	—	—
Zhou Q 等	2011	38	—	10.0	47.0	—	22.0	—	—	—	—	—
		13	门静脉一级分支	—	—	—	—	—	—	—	—	—
		25	门静脉主干	—	—	—	—	—	—	—	—	—
Shi J 等	2011	441	—	—	38.6	23.8	16.1	—	14.3	6.6	4.2	—
		144	门静脉二级及以上分支	—	54.8	33.9	26.7	—	—	—	—	—
		189	门静脉一级分支	—	36.4	24.9	16.9	—	—	—	—	—
		86	门静脉主干	—	25.9	12.9	3.7	—	—	—	—	—
		22	肠系膜上静脉	—	11.1	0.0	0.0	—	—	—	—	—
Shi J 等	2010	406	—	—	34.4	20.6	13.0	—	13.3	6.8	4.7	—
		139	门静脉二级及以上分支	22.0	52.1	—	25.1	—	21.1	—	4.4	—
		169	门静脉一级分支	15.0	38.2	—	1.7	—	13.6	—	6.4	—
		78	门静脉主干	10.0	24.7	—	3.6	—	3.0	—	0.0	—
		20	肠系膜上静脉	8.0	18.3	—	0.0	—	0.0	—	0.0	—
Peng B 等	2009	53	—	9.0	33.3	—	17.0	8.5	—	—	—	—
Liang LJ 等	2008	53	—	6.2	23.4	5.8	5.8	—	8.4	4.2	4.2	—
		38	门静脉一级分支	—	—	—	—	—	—	—	—	—
		15	门静脉主干	—	—	—	—	—	—	—	—	—
Li Q 等	2006	37		—	—	—	—	—	50.7	—	17.8	0.0
		16	门静脉一级分支	—	—	—	—	—	—	—	—	—
		21	门静脉主干	—	—	—	—	—	—	—	—	—
Peng B 等	2006	63	—	7.8	18.0	—	14.8	1.6	—	—	—	—
Chen XP 等	2006	438	—									
		286	门静脉一级分支及以上	18.8	58.7	39.9	22.7	18.1	—	—	—	—
		152	门静脉主干	10.1	39.5	20.4	5.7	0.0	—	—	—	—

续表

作者	时间/年	例数	癌栓部位	中位生存时间/月	累积生存率/%				无瘤生存率/%			
					1年	2年	3年	5年	1年	2年	3年	5年
Fan J 等	2005	24	—	10.1	22.7	9.8	0.0	—	—	—	—	—
		16	门静脉一级及以上分支	—	—	—	—	—	—	—	—	—
		8	门静脉主干或左右分支	—	—	—	—	—	—	—	—	—
Xu X 等	2004	29	—	—	22.2	14.8			—	—	—	—
Fan J 等	2001	74	—	12.0	53.9	—	26.9	16.6	—	—	—	—
		58	门静脉一级分支	13.0	59.7	—	27.4	8.8	—	—	—	—
		16	门静脉主干	8.0	29.4	—	20.0	0.0	—	—	—	—

注:—表示文献中无此数据或部位。

4. 以手术为基础的综合治疗 为提高 PVTT 病人手术疗效,降低复发转移风险,延长生存时间,通常需要行术后辅助治疗,包括 TACE、门静脉化疗、肝动脉灌注化疗、分子靶向治疗、中医中药治疗以及免疫治疗等。肝癌合并 PVTT 病人术后辅助 TACE 或门静脉灌注化疗或经肝动脉灌注化疗,或多种辅助治疗联合应用,可以改善病人的生存预后。但目前的研究大多为单中心回顾性研究,最终辅助治疗的有效性需大样本多中心前瞻性随机对照研究进一步证实。

研究证实肝癌病人术后分子靶向药物索拉非尼不能延长病人的生存时间,延缓肝癌的复发,因而索拉非尼对于肝癌合并 PVTT 病人术后治疗不是一个合理的选择。另外,其他靶向药物,如仑伐替尼、卡博替尼、阿帕替尼等,以及免疫治疗药物,如 PD-1 单抗、PD-L1 单抗,为肝癌合并 PVTT 术后辅助治疗提供了更多的选择,但其有效性和安全性需进一步评估;术后辅助全身静脉化疗或放疗目前没有可靠的证据。多中心随机临床研究证实中成药槐耳颗粒能够显著延长根治性切除术后疾病无进展生存期,降低术后肝外复发转移风险,这为肝癌合并 PVTT 术后辅助治疗开辟了一条新的途径。

肝癌合并 PVTT 病人术后辅助治疗不可忽视,术前的辅助治疗同样值得关注。肝癌合并门静脉主干癌栓病人术前接受多次低剂量放疗,可以使癌栓缩小甚至回缩至门静脉分支,可以提高手术切除率,降低肝癌相关死亡率和复发风险。术前 TACE 可以使部分病人肿瘤坏死缩小达50%,可以提高术后病人生存时间,目前肝癌合并 PVTT 病人术前 TACE 治疗国内外中心报道较少。

5. 肝移植 肝移植是治疗肝癌最有效的手段,不仅去除病灶,而且也消除了产生肝癌的土壤,即病肝本身,然而,肝移植术后复发转移率可高达60%。PVTT 是肝癌术后复发和影响术后长期生存的独立危险因素。肝癌合并 PVTT 病人肝移植术后 2 年总体生存率只有29.5%,3 年总体生存率只有23.6%,3 年内复发率为100%。肝癌合并 PVTT 病人肝移植术后中位生存时间为 7 个月,与 TACE 相同;1 年和 3 年总体生存率差于手术切除。这些临床实践表明肝癌伴 PVTT 肝移植术后,肿瘤复发率高,预后差,提示肝癌合并 PVTT 不适合行肝移植治疗。目前国际上将肝癌合并 PVTT 列为肝移植禁忌证。

（四）小结

不同于欧美国家,我国对于可切除病灶的肝癌合并 PVTT 首选手术切除,术后辅助以多种形式的综合治疗,包括 TACE、肝动脉灌注化疗、门静脉灌注化疗、分子靶向治疗、免疫治疗及中医中药治疗等,另外术前综合治疗如放疗、TACE、分子靶向治疗及免疫治疗等亦在探索中,以期最终改善病人的生活质量和延长生存时间。然而,具有中国特色的以手术为基础的综合治疗均源于回顾性研究,证据等级低,因而需要大样本、多中心、前瞻性随机对照研究来提供可靠的证据。

二、合并门静脉高压肝癌的中国特色外科治疗

肝癌合并门静脉高压的原因有多种,与肿瘤本身相关的原因为 PVTT、肿瘤压迫门静脉和肿瘤内的动静脉瘘。肝癌伴发疾病如乙型病毒性肝炎、丙型病毒性肝炎、非酒精性脂肪性肝炎,黄曲霉素及其他原因引起的肝硬化所导致的门静脉高压,另外门静脉或脾静脉栓塞、门静脉海绵样变性等原因引起的肝前型门静脉高压及巴德-吉亚利综合征等原因引起的肝后型门静脉高压。肿瘤压迫或者瘤内动静脉瘘,肿瘤切除后门静脉高压即可解除。肝癌合并 PVTT 的外科治疗上一节已有详细论述。下面主要阐述具有我国特色的合并门静脉高压肝癌的外科治疗。

乙型病毒性肝炎肝硬化在我国是常见疾病,肝硬化是形成肝癌和门静脉高压共同的病理基础,1/3 的肝硬化病人会发展成肝癌,约 80% 的肝癌病人合并有肝硬化,肝硬化亦是导致门静脉高压最常见的原因,同时 25%~55% 的肝硬化肝癌病人合并有门静脉高压症。因而,合并门静脉高压肝癌的诊治在临床工作中是一个不可忽略的问题。

（一）门静脉高压的定义

门静脉高压主要特点是门静脉和下腔静脉之间的压力梯度病理性增高。通常通过肝静脉压力梯度(HVPG),即肝静脉锲入压(WHVP)与游离压(FHVP)之差,反映门静脉压力的大小,正常 $HVPG<5mmHg$,若 $HVPG\geqslant10mmHg$ 则为临床显著性门静脉高压。HVPG 的测量为有创操作、病人不适感强、费用较高,且对操作者有一定技术要求,因而不能在临床上广泛开展。临床上通常根据门静脉高压的临床表现食管胃底静脉曲张或脾大伴随血小板计数 $<100\times10^9/L$ 来判断门静脉高压。

（二）合并门静脉高压肝癌的外科治疗

1. 肝移植是治疗合并门静脉高压肝癌最理想的手段,这在国内外已达成共识。肝移植既消除病灶又去除肝硬化肝脏,解决门静脉高压问题,目前常用的肝移植标准为意大利 Milan 标准:单个肿瘤直径不超过 5cm,或肿瘤数目不超过 3 个,最大直径不超过 3cm,不伴有血管及淋巴结的侵犯;以及美国加州旧金山大学(UCFS)标准:单个肿瘤直径不超过 6.5cm,或肿瘤数目不超过 3 个,最大直径不超过 4.5cm,总的肿瘤直径不超过 8cm,不伴有血管及淋巴结的侵犯。肝移植的开展已没有技术瓶颈,且预后较好,但是目前我国合并门静脉高压肝癌病人基数大,肝源紧缺,费用高,术后长期服用免疫抑制剂,一般家庭难以承受,因而对大多数病人来说,肝移植往往并不是首选方案。

2. 肝切除

（1）手术适应证:肝切除治疗合并门静脉高压肝癌在东西方国家之间存在争议。早期回顾性研究提示合并门静脉高压肝癌病人肝切除术后并发症高、长期预后较差,门静脉高压是肝切除的禁忌证。基于这些研究的 2001 年 EASL 和 2005 年 AASLD 肝癌临床指南均将门静脉高压列为肝癌肝切除的手术禁忌证。尽管随着临床证据的增加、样本扩大、证据级别的提高,目前 EASL 和 AASLD 肝癌临床指南仍未将合并门静脉高压肝癌的手术治疗视为一线治疗。然而,亚洲国家特别是我国,合并门静脉高压肝癌的肝切除从来就不是问题。早在 2001 年中华医学会外科学分会肝脏外科学组就制定原发性肝癌合并肝硬化门静脉高压症的外科治疗方法和适应证:①病人一般情况较好,无明显心、肺、肾等重要脏器器质性病变;肝功能正常,或仅有轻度损害,按肝功能分级属 A 级,或肝功能属 B 级,经短期护肝治疗后有明显改善,肝功能恢复到 A 级;肝储备功能正常范围;无肝外转移性肿瘤。②局部情况:可切除的肝癌,有明显脾大、脾功能亢进(如白细胞计数低于 $3×10^9/L$,血小板低于 $50×10^9/L$)表现者,可同时作脾切除术;有明显食道、胃底静脉曲张,特别是发生过食道胃底曲张静脉破裂大出血者,可考虑同时作贲门周围血管离断术;有严重胃黏膜病变者,如病人术中情况允许,应行脾肾分流术或其他类型的选择性门腔分流术。术中发现为不可切除的肝癌,有明显脾大、脾功能亢进(如白细胞计数低于 $3×10^9/L$,血小板低于 $50×10^9/L$)表现,无明显食道、胃底静脉曲张者,行脾切除术的同时,在术中作选择性肝动脉插管栓塞化疗,冷冻治疗或射频治疗等;有明显食道、胃底静脉曲张,特别是发生过食道胃底曲张静脉破裂大出血,无严重胃黏膜病变,可行脾切除,或脾动脉结扎加冠状静脉缝扎术;是否做断流术,根据病人术中所见而定。然后,术中作射频或冷冻治疗;不宜作肝动脉插管栓塞化疗。

（2）手术安全性评估:合并门静脉高压肝癌病人术前需行严格的评估,除了需评估肿瘤状态、病人身体状况和肝功能外,还需要评估门静脉高压程度。肿瘤可切除性评估同上一节手术适应证。病人体力状况为 ECOG 评分 0~1 分。肝功能的评估目前主要通过 Child-Pugh 改良分级评分行肝功能分级、ICGR15 了解肝脏储备功能以及肝体积测量评估残余肝体积。肝功能 C 级为手术禁忌证,ICGR15 大于 40%,术后发生肝衰竭的风险较大,肝硬化病人术后残余肝体积一般要大于 40%。此外,肝硬化的程度也需要进行评估,术前肝硬化评分系统内容包括食管胃底静脉曲张、门静脉宽度、脾脏厚度和血小板计数,无或轻度肝硬化 0~1,中度肝硬化 2~3,重度肝硬化 ≥4(表 3-4)。门静脉高压的评估临床上主要通过胃镜了解食管胃底静脉曲张状态,通过彩超和血常规、血红蛋白、血小板了解脾脏大小和脾功能亢进情况。合并门静脉高压的肝癌病人行肝切除术后有一定的胆漏、肝衰竭、腹水等风险以及脾切除术后门静脉系统血栓形成的风险,但通过对病人的选择,严格的术前评估和精细围手术期的管理,上述并发症均是可控的,总体来说,病人是安全的。

表 3-4　术前肝硬化评分系统

临床指标	评分		
	0	1	2
食管胃底静脉曲张	无	轻度	中重度
门静脉宽度/mm	<12	12~14	>14
脾脏厚度/cm	<4	4~5	>5
血小板计数/($×10^9/L$)	<100	70~100	>100

（3）手术方式

1）肝癌的处理方式：门静脉高压病人能够行肝切除前提是没有腹水或者可控腹水，血清总胆红素低于1.2mg/dl。对于可切除肝癌，肝切除范围取决于血清总胆红素，白蛋白，胆固醇及凝血酶原时间。血清总胆红素0.7～1.2mg/dl，白蛋白35g/L及以下，胆固醇3.6mmol/L以下，凝血酶原时间3~4秒，则只能行小范围肝切除（2个肝段及以下）。血清总胆红素小于0.7mg/dl，白蛋白大于35g/L，胆固醇大于3.6mmol/L，凝血酶原时间延长小于3秒，则可以行大范围肝切除（3个肝段及以上），但残余肝体积比需大于60%。合并门静脉高压肝癌病人均有不同程度肝硬化，轻度肝硬化或无肝硬化病人，可以耐受4个肝段切除，但肝衰竭的发生率为9.1%；中度肝硬化病人行大范围肝切除，术后肝衰竭的发生率明显高于小范围肝切除（38.1% vs 3%）；对于重度肝硬化病人行2个肝段及以上肝切除，术后肝衰竭的发生率高达63.2%。因而，随着肝硬化程度的加重，在保证切缘情况下，尽量行小范围肝切除。另外，对于直径小于2cm肿瘤可选择微波固化或者射频消融治疗，从而避免了切肝导致的术后肝衰竭。术中发现的不可切除肝癌，仅作姑息性处理。

2）门静脉压高压的处理方式

A. 不联合脾切除或贲门周围血管离断：脾大，脾功能亢进较轻（如白细胞计数高于3×10^9/L，血小板高于50×10^9/L，低于100×10^9/L），目前没有足够的证据表明病人行脾切除会获益，因而，门静脉高压情况可不作处理。针对这种情况，一项关于肝部分切除联合脾切除治疗肝癌合并肝硬化脾功能亢进病人多中心、随机、阳性平行对照临床研究正在进行中（注册号：ChiCTR1900024695）。

B. 脾切除：脾大，血小板低于50×10^9/L，食管胃底静脉曲张不明显，可联合行脾切除手术，术后T细胞亚群和Th细胞平衡可以恢复，白细胞和血小板计数能够恢复正常，此外，术后肝脏胆红素代谢负担也能够减轻，从而有利于肝功能恢复。

C. 贲门周围血管离断术：胃镜提示食管胃底静脉重度曲张或伴有红色征，以及发生过食管胃底曲张静脉破裂大出血病人，需联合行贲门周围血管离断术。贲门周围血管离断术即时止血率高、手术死亡率低、对肝脏灌注影响小、术后肝性脑病发生率低，且手术操作简单，易于推广。

D. 分流术：胃黏膜严重病变的病人，可行脾肾分流术或其他类型的选择性门腔分流术，但是大量分流会使门静脉血流减少，术后肝功能可能会进一步恶化，肝性脑病发生率高，目前对于肝癌合并门静脉高压症的病人，肝切除不同时行分流术。

（4）手术效果：合并门静脉高压肝癌手术切除是安全有效的，总体生存率和总体无瘤生存率与非门静脉高压肝癌病人相当。合并门静脉高压肝癌的病人，接受肝切除或联合脾切除或贲门周围血管离断术，生存预后明显优于TACE或热消融治疗，且与非门静脉高压肝癌病人无差异。Chen XP等回顾性分析204例肝癌合并肝硬化门静脉高压、脾功能亢进的病例，94例接受了肝切除加脾切除，110例仅接受了肝切除，两组在肝切除的范围及术后并发症上无统计学差异。术后5年总体生存率两组无统计学差异，但是肝切除加脾切除组5年总体无瘤生存率（37%）优于单纯肝切除组（27.3%，$P=0.003$）（图3-5）。肝切除加脾切除组术后全部接受了6个周期的化疗，而肝切除组只有15.5%的人能够耐受化疗。因为脾切除后机体的白细胞和血小板能够恢复正常，脾切除能够影响肝脏代谢，缓解肝硬化的进展以及改善肝功能及机体的免疫功能，从而能够让病人有条件接受后续治疗，改善生存预后。另外脾切除或者联合贲门周围血管离断，可减少门静脉血流，减低食管胃底曲张静脉破裂出血的风险,这也利于病人长期生存。该研究提示肝切除联合脾切除是治疗肝癌合并肝硬化脾功能亢进的有效手段。因而,门静脉高压不是肝癌肝切除的手术禁忌证,反而针对门静脉高压所引起脾功能亢进和食管胃底静脉曲张需要扩大手术方式,更有利于改善病人的生存预后。

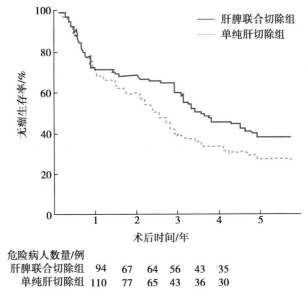

图 3-5　肝脾联合切除组病人无瘤生存期显著高于单纯行肝切除病人

　　因此,肝切除在我国是治疗合并门静脉高压肝癌的一线治疗措施,有明显脾肿大、脾功能亢进需扩大手术方式同时行脾切除。有明显食管、胃底静脉曲张,特别是发生过食管胃底曲张静脉破裂大出血者,需同时行贲门周围血管离断术。

　　3. 非手术治疗　对于合并肝硬化门静脉高压不可切除肝癌的病人(肿瘤多发、巨大、门静脉广泛癌栓等无法切除),在肝功能和病人身体状况允许的情况下,可选择介入或放疗、靶向治疗、免疫治疗、中医中药等治疗手段。脾肿大伴严重的脾功能亢进,可选择脾动脉栓塞治疗。食管胃底静脉曲张破裂出血,首选内镜治疗。

　　4. 小结　合并门静脉高压肝癌的治疗,在条件允许的情况下,首选肝移植,但肝切除联合脾切除或贲门周围血管离断术仍是主流治疗手段。

(龙新　陈孝平)

参考文献

[1] POON R T,FAN S T,TSANG F H,et al. Locoregional therapies for hepatocellular carcinoma:a critical review from the surgeon's perspective[J]. Ann Surg,2002,235(4):466-486.

[2] MINAGAWA M,MAKUUCHI M. Treatment of hepatocellular carcinoma accompanied by portal vein tumor thrombus[J]. World J Gastroenterol,2006,12(47):7561-7567.

[3] KUMAR S,GAO L,YEAGY B,et al. Virus combinations and chemotherapy for the treatment of human cancers [J]. Curr Opin Mol Ther,2008,10(4):371-379.

[4] 吴俣,张志伟.肝癌伴门静脉癌栓的外科治疗[J].肝胆胰外科杂志,2015,27(2):171-174.

[5] LLOVET J M,BUSTAMANTE J,CASTELLS A,et al. Natural history of untreated nonsurgical hepatocellular

carcinoma:rationale for the design and evaluation of therapeutic trials[J]. Hepatology,1999,29(1):62-67.

［6］BRUIX J,SHERMAN M. Management of hepatocellular carcinoma:an update[J]. Hepatology,2011,53(3):1020-1022.

［7］TSOCHATZIS E,MEYER T,O'BEIRNE J,et al. Transarterial chemoembolisation is not superior to embolisation alone:the recent European Association for the Study of the Liver(EASL)-European Organisation for Research and Treatment of Cancer(EORTC)guidelines[J]. Eur J Cancer,2013,49(6):1509-1510.

［8］BRUIX J,LLOVET J M. Prognostic prediction and treatment strategy in hepatocellular carcinoma[J]. Hepatology,2002,35(3):519-524.

［9］YAU T,TANG V Y,YAO T J,et al. Development of Hong Kong Liver Cancer staging system with treatment stratification for patients with hepatocellular carcinoma[J]. Gastroenterology,2014,146(7):1691-1700.

［10］OMATA M,CHENG A L,KOKUDO N,et al. Asia-Pacific clinical practice guidelines on the management of hepatocellular carcinoma:a 2017 update[J]. Hepatol Int,2017,11(4):317-370.

［11］KUDO M,MATSUI O,IZUMI N,et al. JSH consensus-based clinical practice guidelines for the management of hepatocellular carcinoma:2014 update by the liver cancer study group of Japan[J]. Liver Cancer,2014,3(3-4):458-468.

［12］周信达,余业勤,林芷英,等.19 例原发性肝癌切除后健在 10 年以上临床分析[J].肿瘤,1989,9(3):115-117.

［13］陈孝平,项帅,黄志勇.肝癌合并肝硬化肝切除范围的探讨[J].中华消化外科杂志,2019,18(4):303-306.

［14］XIAO H,ZHANG B,MEI B,et al. Hepatic resection for hepatocellular carcinoma in patients with portal hypertension:a long-term benefit compared with transarterial chemoembolization and thermal ablation[J]. Medicine(Baltimore),2015,94(7):e495.

［15］余业勤,徐东波,郑亚新,等.肝癌切除联同门静脉癌栓取出术治疗肝癌(附 25 例报告)[J].中国实用外科杂志,1994,14(1):18-19.

［16］赵挺.合并门静脉癌栓的中、晚期原发性肝癌 38 例临床诊治分析[J].实用肿瘤杂志,1996,11(4):166-168.

［17］郑亚新,余业勤,刘康达,等.肝细胞癌形成门静脉癌栓与 P53、PCNA 表达的关系[J].中华消化杂志,1996,16(2):75-78.

［18］安一明,陈少华,黄国英.血液流变性改变对肝癌门静脉癌栓形成的影响[J].微循环学杂志,1996,6(4):42-43.

［19］刘安重.门静脉癌栓的诊断与鉴别诊断[J].肝胆外科杂志,2000,8(5):397-398.

［20］陈孝平,张必翔,张万广,等.肝细胞癌伴门静脉癌栓的基础与临床研究[J].腹部外科,2003,16(6):343-346.

［21］李哲夫,陈孝平.原发性肝癌并发门静脉癌栓的研究进展[J].齐鲁医学杂志,2008,23(2):182-183.

［22］梅铭惠,杨景红,邓伟.肝癌合并门静脉癌栓的外科处理[J].外科理论与实践,2000,5(4):231-234.

［23］郭荣平,林小军,元云飞,等.取栓术和栓塞化疗在提高合并门静脉癌栓肝癌手术疗效中的意义[J].中华肝胆外科杂志,2000,6(5):54-56.

［24］樊嘉,周俭,汤钊猷,等.肝细胞癌伴门静脉癌栓不同治疗方法的比较[J].中华肿瘤杂志,2000,22(3):71-73.

［25］中华外科学会肝脏外科学组.原发性肝癌外科治疗方法的选择[J].腹部外科,2001,14(1):60-61.

［26］中华外科学会肝脏外科学组.原发性肝癌外科治疗方法的选择[J].中华肝脏病杂志,2005,13(5):329-330.

［27］程树群,蔡建强,陈敏山,等.肝细胞癌合并门静脉癌栓多学科诊治中国专家共识(2018年版)［J］.临床肝胆病杂志,2019,35(4):737-743.

［28］程树群,陈汉,杨家和,等.癌栓分型对肝细胞性肝癌合并门静脉癌栓治疗及预后的指导意义［J］.中华医学杂志,2004,84(1):7-9.

［29］CHEN X P,QIU F Z,WU Z D,et al. Effects of location and extension of portal vein tumor thrombus on long-term outcomes of surgical treatment for hepatocellular carcinoma［J］. Ann Surg Oncol,2006,13(7):940-946.

［30］叶甲舟,黎乐群.肝癌合并门静脉癌栓外科治疗进展:超巴塞罗那肝癌诊疗指南［J］.中国普外基础与临床杂志,2019,26(5):532-537.

［31］童颖,杨甲梅.原发性肝癌门静脉癌栓的形成及治疗［J］.中国实用外科杂志,2003,23(6):56-58.

［32］TOYOSAKA A,OKAMOTO E,MITSUNOBU M,et al. Pathologic and radiographic studies of intrahepatic metastasis in hepatocellular carcinoma:the role of efferent vessels［J］. HPB Surg,1996,10(2):97-103.

［33］吴志全,邱双健,沈忠培,等.门静脉癌栓形成与肝脏供血特性的关系［J］.世界华人消化杂志,2004,12(1):249-250.

［34］董磊,李新民.肝癌门静脉癌栓形成原因的探讨［J］.中国超声医学杂志,1999,15(6):25-26.

［35］伊陈禾,杨鑫,王翔宇,等.肝细胞癌(HCC)门静脉癌栓(PVTT)形成的分子机制研究进展［J］.复旦学报(医学版),2019,46(2):261-266.

［36］OU H,HUANG Y,XIANG L,et al. Circulating tumor cell phenotype indicates poor survival and recurrence after surgery for hepatocellular carcinoma［J］. Dig Dis Sci,2018,63(9):2373-2380.

［37］IKAI I,YAMAMOTO Y,YAMAMOTO N,et al. Results of hepatic resection for hepatocellular carcinoma invading major portal and/or hepatic veins［J］. Surg Oncol Clin N Am,2003,12(1):65-75.

［38］SHUQUN C,MENGCHAO W,HAN C,et al. Tumor thrombus types influence the prognosis of hepatocellular carcinoma with the tumor thrombi in the portal vein［J］. Hepatogastroenterology,2007,54(74):499-502.

［39］SHI J,LAI E C,LI N,et al. A new classification for hepatocellular carcinoma with portal vein tumor thrombus［J］. J Hepatobiliary Pancreat Sci,2011,18(1):74-80.

［40］陈孝平,张志伟.肝细胞癌外科治疗相关规范与指南解读［J］.临床肝胆病杂志,2013,29(1):25-27.

［41］荚卫东,刘文斌.肝细胞癌伴门静脉癌栓的手术治疗［J］.临床肝胆病杂志,2015,31(6):859-862.

［42］SHI J,LAI E C,LI N,et al. Surgical treatment of hepatocellular carcinoma with portal vein tumor thrombus［J］. Ann Surg Oncol,2010,17(8):2073-2080.

［43］FAN J,WU Z Q,TANG Z Y,et al. Multimodality treatment in hepatocellular carcinoma patients with tumor thrombi in portal vein［J］. World J Gastroenterol,2001,7(1):28-32.

［44］FAN J,ZHOU J,WU Z Q,et al. Efficacy of different treatment strategies for hepatocellular carcinoma with portal vein tumor thrombosis［J］. World J Gastroenterol,2005,11(8):1215-1219.

［45］PENG Z W,GUO R P,ZHANG Y J,et al. Hepatic resection versus transcatheter arterial chemoembolization for the treatment of hepatocellular carcinoma with portal vein tumor thrombus［J］. Cancer,2012,118(19):4725-4736.

［46］LIU P H,LEE Y H,HSIA C Y,et al. Surgical resection versus transarterial chemoembolization for hepatocellular carcinoma with portal vein tumor thrombosis:a propensity score analysis［J］. Ann Surg Oncol,2014,21(6):1825-1833.

［47］ZHENG N,WEI X,ZHANG D,et al. Hepatic resection or transarterial chemoembolization for hepatocellular carcinoma with portal vein tumor thrombus［J］. Medicine(Baltimore),2016,95(26):e3959.

［48］YE J Z,ZHANG Y Q,YE H H,et al. Appropriate treatment strategies improve survival of hepatocellular carcinoma patients with portal vein tumor thrombus［J］. World J Gastroenterol,2014,20(45):17141-17147.

［49］ WANG K,GUO W X,CHEN M S,et al. Multimodality treatment for hepatocellular carcinoma with portal vein tumor thrombus:a large-scale,multicenter,propensity mathching score analysis[J]. Medicine(Baltimore),2016,95 (11):e3015.

［50］ LIANG L,CHEN T H,LI C,et al. A systematic review comparing outcomes of surgical resection and non-surgical treatments for patients with hepatocellular carcinoma and portal vein tumor thrombus[J]. HPB(Oxford), 2018,20(12):1119-1129.

［51］ SU F,CHEN K H,LIANG Z G,et al. Comparison of three-dimensional conformal radiotherapy and hepatic resection in hepatocellular carcinoma with portal vein tumor thrombus[J]. Cancer Med,2018,7(9):4387-4395.

［52］ LIU S,GUO L,LI H,et al. Postoperative adjuvant trans-arterial chemoembolization for patients with hepatocellular carcinoma and portal vein tumor thrombus[J]. Ann Surg Oncol,2018,25(7):2098-2104.

［53］ XIAO C Z,WEI W,GUO Z X,et al. A prognosis model for patients with hepatocellular carcinoma and portal vein tumor thrombus following hepatic resection[J]. Oncol Lett,2015,10(5):2787-2794.

［54］ ZHANG Y F,GUO R P,ZOU R H,et al. Efficacy and safety of preoperative chemoembolization for resectable hepatocellular carcinoma with portal vein invasion:a prospective comparative study[J]. Eur Radiol,2016,26(7): 2078-2088.

［55］ XU J F,LIU X Y,WANG S,et al. Surgical treatment for hepatocellular carcinoma with portal vein tumor thrombus:a novel classification[J]. World J Surg Oncol,2015,13:86.

［56］ TANG Q H,LI A J,YANG G M,et al. Surgical resection versus conformal radiotherapy combined with TACE for resectable hepatocellular carcinoma with portal vein tumor thrombus:a comparative study[J]. World J Surg, 2013,37(6):1362-1370.

［57］ CHEN J S,WANG Q,CHEN X L,et al. Clinicopathologic characteristics and surgical outcomes of hepatocellular carcinoma with portal vein tumor thrombosis[J]. J Surg Res,2012,175(2):243-250.

［58］ ZHOU Q,WANG Y,ZHOU X,et al. Prognostic analysis for treatment modalities in hepatocellular carcinomas with portal vein tumor thrombi[J]. Asian Pac J Cancer Prev,2011,12(11):2847-2850.

［59］ PENG B G,HE Q,LI J P,et al. Adjuvant transcatheter arterial chemoembolization improves efficacy of hepatectomy for patients with hepatocellular carcinoma and portal vein tumor thrombus[J]. Am J Surg,2009,198(3): 313-318.

［60］ LIANG L J,HU W J,YIN X Y,et al. Adjuvant intraportal venous chemotherapy for patients with hepatocellular carcinoma and portal vein tumor thrombi following hepatectomy plus portal thrombectomy[J]. World J Surg, 2008,32(4):627-631.

［61］ LI Q,WANG J,SUN Y,et al. Efficacy of postoperative transarterial chemoembolization and portal vein chemotherapy for patients with hepatocellular carcinoma complicated by portal vein tumor thrombosis-a randomized study [J]. World J Surg,2006,30(11):2004-2011.

［62］ PENG B,LIANG L,HE Q,et al. Surgical treatment for hepatocellular carcinoma with portal vein tumor thrombus[J]. Hepatogastroenterology,2006,53(69):415-419.

［63］ XU X,ZHENG S S,LIANG T B,et al. Orthotopic liver transplantation for patients with hepatocellular carcinoma complicated by portal vein tumor thrombi[J]. Hepatobiliary Pancreat Dis Int,2004,3(3):341-344.

［64］ BRUIX J,TAKAYAMA T,MAZZAFERRO V,et al. Adjuvant sorafenib for hepatocellular carcinoma after resection or ablation(STORM):a phase 3,randomised,double-blind,placebo-controlled trial[J]. Lancet Oncol, 2015,16(13):1344-1354.

［65］ CHEN Q,SHU C,LAURENCE A D,et al. Effect of Huaier granule on recurrence after curative resection of HCC:a multicentre,randomised clinical trial[J]. Gut,2018,67(11):2006-2016.

［66］ LI N,FENG S,XUE J,et al. Hepatocellular carcinoma with main portal vein tumor thrombus:a comparative study comparing hepatectomy with or without neoadjuvant radiotherapy［J］. HPB(Oxford),2016,18(6):549-556.

［67］ YOSHIDOME H,TAKEUCHI D,KIMURA F,et al. Treatment strategy for hepatocellular carcinoma with major portal vein or inferior vena cava invasion:a single institution experience［J］. J Am Coll Surg,2011,212(5):796-803.

［68］ WANG Z X,SONG S H,TENG F,et al. A single-center retrospective analysis of liver transplantation on 255 patients with hepatocellular carcinoma［J］. Clin Transplant,2010,24(6):752-757.

［69］ LLOVET J M,BRUIX J. Novel advancements in the management of hepatocellular carcinoma in 2008［J］. J Hepatol,2008,48(Suppl 1):20-37.

［70］ European Association for the Study of the Liver. EASL Clinical Practice Guidelines:Management of hepatocellular carcinoma［J］. J Hepatol,2018,69(1):182-236.

［71］ SANYAL A J,BOSCH J,BLEI A,et al. Portal hypertension and its complications［J］. Gastroenterology,2008,134(6):1715-1728.

［72］ ZHONG J H,LI H,XIAO N,et al. Hepatic resection is safe and effective for patients with hepatocellular carcinoma and portal hypertension［J］. PLoS One,2014,9(9):e108755.

［73］ ZHOU S J,ZHANG E L,LIANG B Y,et al. Morphologic severity of cirrhosis determines the extent of liver resection in patients with hepatocellular carcinoma and Child-Pugh grade A cirrhosis［J］. J Surg Res,2016,200(2):444-451.

［74］ 陈孝平.门静脉高压症外科治疗现状［J］.腹部外科,2007,20(2):70-71.

［75］ 陈孝平.应重视门静脉高压症外科手术方法的选择［J］.临床外科杂志,2007,15(3):150-151.

［76］ LLOVET J M,FUSTER J,BRUIX J. Intention-to-treat analysis of surgical treatment for early hepatocellular carcinoma:resection versus transplantation［J］. Hepatology,1999,30(6):1434-1440.

［77］ BRUIX J,CASTELLS A,BOSCH J,et al. Surgical resection of hepatocellular carcinoma in cirrhotic patients:prognostic value of preoperative portal pressure［J］. Gastroenterology,1996,111(4):1018-1022.

［78］ CUCCHETTI A,ERCOLANI G,VIVARELLI M,et al. Is portal hypertension a contraindication to hepatic resection［J］. Ann Surg,2009,250(6):922-928.

［79］ JANG C W,KWON H J,KONG H,et al. Impact of clinically significant portal hypertension on surgical outcomes for hepatocellular carcinoma in patients with compensated liver cirrhosis:a propensity score matching analysis ［J］. Ann Hepatobil Pancreat Surg,2016,20(4):159-166.

［80］ OHKUBO T,MIDORIKAWA Y,NAKAYAMA H,et al. Liver resection of hepatocellular carcinoma in patients with portal hypertension and multiple tumors［J］. Hepatol Res,2018,48(6):433-441.

［81］ 陈孝平,曹志新.肝细胞性肝癌合并门静脉高压脾功能亢进的外科处理［J］.中国实用外科杂志,2004,24(12):716-718.

［82］ 黄志勇,张二雷,陈孝平.肝硬化程度分级与肝癌外科治疗决策:同济经验［J］.中华外科杂志,2019,57(6):408-411.

［83］ ZHANG E L,ZHANG Z Y,WANG S P,et al. Predicting the severity of liver cirrhosis through clinical parameters［J］. J Surg Res,2016,204(2):274-281.

［84］ CHEN X P,ZHANG Z W,ZHANG B X,et al. Modified technique of hepatic vascular exclusion:effect on blood loss during complex mesohepatectomy in hepatocellular carcinoma patients with cirrhosis［J］. Langenbecks Arch Surg,2006,391(3):209-215.

［85］ CHEN X P,WU Z D,HUANG Z Y,et al. Use of hepatectomy and splenectomy to treat hepatocellular carcinoma with cirrhotic hypersplenism［J］. Br J Surg,2005,92(3):334-339.

［86］ DONG K S,LIANG B Y,ZHANG Z Y,et al. Histologic severity of liver cirrhosis：A key factor affecting surgical outcomes of hepatocellular carcinoma in patients with portal hypertension［J］. Asian J Surg,2019,42(12)：981-989.

［87］ 杨广顺,杨宁.肝癌合并门静脉高压症的外科治疗［J］.中国实用外科杂志,2002,22(9)：552-553.

［88］ HE W,ZENG Q,ZHENG Y,et al. The role of clinically significant portal hypertension in hepatic resection for hepatocellular carcinoma patients：a propensity score matching analysis［J］. BMC Cancer,2015,15：263.

第四章　肝癌介入治疗的发展历程

第一节　肝癌介入治疗发展历程概述

　　介入治疗是中晚期肝癌的主要治疗方式之一。原发性肝癌的介入治疗始于 20 世纪 70 年代,经过 40 余年的创新与发展,以经导管肝动脉化疗栓塞术(transcatheter arterial chemo-embolization,TACE)为代表的经血管介入治疗已成为目前肝癌非手术治疗中使用最广泛的方法,同时也是不能手术切除的中晚期肝癌的首选治疗方法。经血管介入手术治疗肝癌的方法主要包括经导管动脉内药物灌注(transcatheter arterial infusion,TAI)、经导管肝动脉栓塞术(transcatheter arterial embolization,TAE)、TACE,其中又包括传统 TACE(cTACE)和药物洗脱微球 TACE(DEB-TACE)和经导管动脉放射治疗栓塞术(transcatheter arterial radioemboliza-tion,TARE),TARE 又称选择性体内放射疗法(selective internal radiation therapy,SIRT)等。

　　1953 年,Seldinger 首创利用套管针、导丝和导管行经皮股动脉穿刺和导丝引导插管的动脉造影法,开创了经导管血管内治疗技术。1963 年,Carroll 首先提出肝癌血供理论,为经血管肝癌介入治疗奠定了理论基础。其后对肝癌血供的解剖学特征进行了一系列研究,为经肝动脉治疗肝癌提供了解剖学依据。1970 年,Watkins 等首先报道了采用经肝动脉灌注化疗治疗原发性肝癌。1974 年,Doyon 等首次报道采用 TAE 治疗肝脏肿瘤。同年,Takashima 等先后研究了肝动脉造影在肝癌诊断中的价值。1976 年,Goldstein 等也进行了 TAE 肝癌栓塞治疗的报道。1979 年,Nakakuma 等发现碘油经肝动脉注入可选择性地滞留在肝癌病灶内,可用于肝癌的栓塞治疗,开创了肝癌介入治疗的新纪元。同年,林贵等通过选择性血管造影进行原发性肝癌诊断方面的研究。1981 年,刘子江等对股动脉插管技术进行了报道;同年,荣独山、林贵、贺能树与吴恩惠等分别发表文章在全国宣传介入放射学,刘子江开始举办介入放射学学习班,向全国普及和推广 Seldinger 技术,有力推动了 TACE 技术在我国的普及。1983 年,林芷英等报道了 13 例使用明胶海绵颗粒进行肝动脉栓塞治疗的原发性肝癌。同年,Nakakuma K 等对 TACE 治疗肝细胞癌的机制进行了动物实验研究。1984 年,林贵报道肝动脉栓塞治疗 13 例原发性肝癌的初步临床结果,以及在尸体上进行的转移性肝肿瘤的血供和微血管表现的研究结果,并对肝癌及肝癌介入治疗前后血液循环改变进行了研究。1986 年,王学浩等根据碘化油在肝癌肿瘤区域内能长期选择性滞留的特征,将碘化油标记成放射性碘化油,与阿霉素、丝裂霉素 C 制成 ^{125}I-碘化油抗癌混合乳剂,在术中经肝动脉注入,治疗了不能切除的原发性肝细胞癌。1987 年,郭俊渊等报道了碘油抗癌药混合剂动脉内化疗栓塞治疗肝癌的临床结果,并于同年发表了肝动脉栓塞治疗肝恶性肿瘤的综述。1991 年,贾雨辰比较了肝动脉药物灌注与栓塞化疗对肝癌的疗效。同年,田建明等研究了膈下动脉对肝癌介入治疗疗效的影响。1993 年,王之等对 TACE 术后碘油及顺铂的药物动力学进行了研究。1993年,方驰华等报道了肝动脉灌注泵治疗原发性肝癌,1994年郭启勇等报道了沸腾盐水直接注入法治疗肝脏肿瘤,为肝癌的治疗提供了更多的选择和新的思路。1996年,董永华等对肝癌介入术后的相关预后因素进行了研究。

同时,介入治疗相关的材料也在不断发展。1981年,Konno等首次应用碘油载药治疗肝癌,1983年,Yamada等首次应用明胶海绵治疗肝癌。1985年,冯敢生等将中药白芨作为栓塞剂,开展了动物实验及临床应用研究。1989年,邹英华等报道了国产聚乙烯醇(PVA)微球肝动脉栓塞的动物实验研究及初步临床应用结果。1991年,杨立等报道了Dextran-MMC微球肝动脉栓塞的实验研究和初步临床应用结果。同年颜志平等报道了^{90}Y玻璃微球内放射治疗原发性肝癌的初步临床应用结果,并于1992年发表综述,详细描述了放射性微球的种类、剂量及其在肝脏恶性肿瘤中的应用。1994年,董宝玮等报道了超声引导下肿瘤内直接注射^{90}Y玻璃微球治疗肝癌的结果。1999年,滕皋军等报道了^{32}P玻璃微球肝动脉栓塞对肝组织损伤的动物实验,证明^{32}P玻璃微球栓塞肝动脉安全有效。至2001年,^{32}P玻璃微球被应用于肝癌栓塞治疗,成为中晚期肝癌治疗的有效手段。

21世纪以来,在以往多种经血管介入技术治疗肝癌的基础上,国人对肝癌经血管介入治疗进行了许多研究。根据肝癌存在肝动脉及门静脉双重供血的原理,2002年,孙经建等采用TACE联合门静脉化疗或化疗栓塞治疗肝癌,初步结果显示该法更充分地阻断了癌灶以及癌栓的血供,提高了癌灶内药物浓度,有效导致主瘤、卫星灶及肝内转移灶的坏死。2004年,徐克等对不同病期及合并症的肝癌病人介入治疗中的重要技术及方案等问题进行了分析。同年,张刚等对原发性肝癌TACE术后碘化油沉积与其血供的相关关系进行了研究,发现原发性肝癌血供特点与TACE术后碘化油沉积密切相关。2016年,晁明等对TACE联合碳酸氢盐治疗大肝癌进行了研究,发现联合使用碳酸氢盐可显著增强TACE的抗肿瘤疗效。2017年,滕皋军等在门静脉支架治疗门静脉癌栓的基础上,创新性地发明了放射性门静脉粒子支架,并通过单中心的研究证明了放置放射性门静脉支架的有效性及安全性。2018年,赵明等对奥沙利铂联合氟尿嘧啶或者亚叶酸钙在TAI中的应用进行了研究,证明了该联合化疗方案的安全性和有效性。

目前,经血管介入治疗肝癌的方法多种多样,而中国的经血管介入也在临床实践中不断发展。先后制定的《原发性肝癌诊疗规范(2011年版)》《原发性肝癌诊疗规范(2017年版)》以及《原发性肝癌诊疗规范(2019年版)》,使得中国肝癌血管介入治疗技术不断规范和标准,保证了疗效。

（朱海东　滕皋军）

参考文献

[1] SELDINGER S I. The seldinger technique[J]. AJR Am J Roentgenol,1984,142:5-7.

[2] CARROLL R. Infarction of the human liver[J]. J Clin Pathol,1963,16(2):133.

[3] ROGERS W,EDLICH R F,LEWIS D V,et al. Tumor blood flow:I. Blood flow in transplantable tumors during growth[J]. Surg Clin North Am,1967,47(6):1473-1482.

[4] NILSSON L A V,ZETTERGREN L. Effect of hepatic artery ligation on induced primary liver carcinoma in rats[J]. Apmis,2010,71(2):187-193.

[5] ACKERMAN N B. Experimental studies on the circulatory dynamics of intrahepatic tumor blood supply[J]. Cancer,1972,31(3):211.

[6] CHOICHIKO K. Hepatic Angiography of Experimental Transplantable Tumor[J]. Invest Radiol,1970,5(5):

341-347.

［7］ WATKINS E,KHAZEI A M J,NAHRA K S. Surgical basis for arterial infusion chemotherapy of disseminated carcinoma of the liver. ［J］. Surg Gynecol Obstet,1970,130(4):581-605.

［8］ DOYON D,MOUZON A,JOURDE A M,et al. ［Hepatic,arterial embolization in patients with malignant liver tumours(author's transl)］［J］. Ann Radiol(Paris),1974,17(6):593-603.

［9］ TSUTOMU T. A New Angiographic Technique in the Diagnosis of So-Called "Hypovascular" Tumor SS-Hepatic Arteriography［J］. Nippon Shokakibyo Gakkai Zasshi,1974,71(10):1042-1049.

［10］ HARVEY M. Transcatheter Occlusion of Abdominal Tumors［J］. Radiology,1976,120(3):539-545.

［11］ 林贵.选择性血管造影在诊断原发性肝癌上的作用[J].中华外科杂志,1982,20(2):71-73.

［12］ 刘子江,吴若秋.股动脉插管选择性脑血管造影[J].中华放射学杂志,1981,15(4):244-247.

［13］ 荣独山,孔庆德,林贵,等.手术放射学概述[J].中华放射学杂志,1981,15(4):304-307.

［14］ 刘玉清.介入放射学:回顾·展望·对策[J].中华放射学杂志,2002,36(12):5-6.

［15］ 林芷英,陆继珍,曹韵贞,等.原发性肝癌肝动脉栓塞治疗[J].中华肿瘤杂志,1983,5(3):197-201.

［16］ 林贵.转移性肝肿瘤的血供和微血管表现[J].肿瘤,1984,4(4):152-154.

［17］ LIN G,HAGERSTRAND I,LUNDERQUIST A. Portal blood supply of liver metastases［J］. AJR Am J Roentgenol,1984,143(1):53-55.

［18］ LIN G,LUNDERQUIST A,HÄGERSTRAND I,et al. Postmortem examination of the blood supply and vascular pattern of small liver metastases in man［J］. Surgery,1984,96(3):517-526.

［19］ EKELUND L,LIN G,JEPPSSON B. Blood supply of experimental liver tumors after intraarterial embolization with gelfoam powder and absolute ethanol［J］. Cardiovasc Intervent Radiol,1984,7(5):234-239.

［20］ 王学浩,杜竞辉,李麟荪.肝动脉油剂造影诊断肝癌 12 例分析[J].南京医学院学报,1986,6(3):39-40.

［21］ 郭俊渊,黄志程,闰东,等.碘油抗癌药混合剂动脉内化疗栓塞治疗肝癌[J].临床放射学杂志,1987,6(6):281-283.

［22］ 谢其康,郭俊渊.肝动脉栓塞治疗肝恶性肿瘤[J].临床放射学杂志,1987,6(1):46-50.

［23］ 贾雨辰,王振堂.动脉内药物灌注与栓塞化疗对肝癌疗效的比较研究[J].中华放射学杂志,1991,25(4):197-199.

［24］ 田建明,王振堂.选择性膈下动脉造影对肝癌的诊疗价值[J].中华放射学杂志,1991,25(5):300-302.

［25］ 王之,郭俊渊.肝癌患者碘油顺铂化疗栓塞后药物动力学研究[J].中华放射学杂志,1993,27(12):863-864.

［26］ 方驰华,何振平.肝动脉灌注泵治疗原发性肝癌[J].青海医药杂志,1993,23(3):21-22.

［27］ 郭启勇,陈丽英,本田伸行,等.肝细胞癌的一种新的治疗方法——经皮经肝沸腾生理盐水注入法[J].中国医学影像学杂志,1994,2(1):16-20.

［28］ 董永华,林贵.肝癌介入治疗后患者预后因素的 Cox 回归模型分析[J].中华放射学杂志,1996,30(12):833-836.

［29］ KONNO T. Use of a lipid lymphographic agent,lipiodol,as a carrier of high molecular weight antitumor agent,smancs,for hepatocellular carcinoma［J］. Gan Kagaku Ryoho Cancer Chemoth,1982,9(11):2005-2015.

［30］ YAMADA R,SATO M,KAWABATA M,et al. Hepatic artery embolization in 120 patients with unresectable hepatoma［J］. Radiology,1983,148(2):397-401.

［31］ 冯敢生,颜小琼,王丽雅.一种新的栓塞材料——中药白芨的实验性研究[J].肿瘤防治研究,1985,12(1):33-35.

［32］ 冯敢生.中药白芨作为血管栓塞剂的动物实验研究和临床应用[J].中华医学杂志,1985,19(4):193-196.

［33］ 邹英华,陈梅玲.国产 PVA 微球肝动脉栓塞的实验研究[J].中华放射学杂志,1989,23(6):330-332.

［34］颜志平,林贵,赵惠扬.^{90}钇玻璃微球内放射治疗原发性肝癌的初步临床应用[J].中华放射学杂志, 1994,28(1):55-57.

［35］董宝玮,梁萍,金小海,等.超声引导下肿瘤内注射^{90}钇玻璃微球的肝癌综合治疗[J].中华医学杂志, 1994,74(8):471-473.

［36］郭金和,滕皋军.^{32}P-玻璃微球肝动脉栓塞对肝组织损伤的实验评估[J].中华放射学杂志,1999,33 (10):667-667.

［37］刘璐,滕皋军,姜藻,等.32磷-玻璃微球区域给药治疗肝癌的实验及临床研究[J].医学研究通讯, 2001,30(10):22-23.

［38］孙经建,杨甲梅.TACE联合PCV/E用于肝癌治疗的进展[J].中国实用外科杂志,2002,22(5): 307-308.

［39］戴旭,韩铭钧,苏洪英,等.原发性肝癌肝动脉化疗栓塞术后复发转移的分型研究[J].中国临床医学 影像杂志,2004,15(11):613-615.

［40］张刚,周翔平,官泳松.原发性肝癌TACE术后碘化油沉积与其血供相关性研究[J].医学影像学杂志, 2004,14(9):718-721.

［41］LU J,GUO J H,ZHU H D,et al.Safety and efficacy of irradiation stent placement for malignant portal vein thrombus combined with transarterial chemoembolization for hepatocellular carcinoma:a single-center experience [J].J Vasc Interv Radiol,2017,28(6):786-794.

［42］LYU N,KONG Y,PAN T,et al.Hepatic arterial infusion of oxaliplatin,fluorouracil,and leucovorin in hepatocellular cancer with extrahepatic spread[J].J Vasc Interv Radiol,2019,30(3):349-357.

［43］中华人民共和国卫生部.原发性肝癌诊疗规范(2011年版)[J].临床肝胆病杂志,2011,27(11): 1141-1141.

［44］中华人民共和国卫生和计划生育委员会医政医管局.原发性肝癌诊疗规范(2017年版)[J].中华肝 脏病杂志,2017,25(12):886-895.

［45］中华人民共和国国家卫生健康委员会医政医管局.原发性肝癌诊疗规范(2019年版)[J].肿瘤综合 治疗电子杂志,2020,6(2):55-85.

［46］FORNER A,GILABERT M,BRUIX J,et al.Treatment of intermediate-stage hepatocellular carcinoma[J]. Nat Rev Clin Oncol,2014,11(9):525-535.

第二节　肝癌的经血管介入治疗

　　肝癌90%以上的血供来自肝动脉,而门静脉主要为肿瘤的引流静脉,仅参与肿瘤周边部位及包膜等处的少量血供。相比之下,正常肝组织70%~75%的血供来自于门静脉,仅有25%~30%的供血源于肝动脉,这为TACE提供了解剖及理论基础。TACE可有效阻断肿瘤血供、诱导肿瘤组织坏死,同时可以实现化疗药物在肿瘤周围的局部沉积,起到局部化疗作用。全球性的BRIDGE研究结果表明:TACE在HCC治疗中使用最为广泛,且跨越了各分期的HCC病人,在HCC的治疗中发挥着重要作用。2002年,Llovet等进行的随机对照研究证实:相比于最佳支持治疗,TACE能延长不可切除肝癌病人的生存时间,被巴塞罗那肝癌分期系统推荐为中期肝癌的一线治疗手段。而《原发性肝癌诊疗规范(2017年版)》中TACE适应证已经覆盖了肝癌分期的Ⅰb~Ⅲb期。同时TACE可被用于降期治疗,为肝癌后续根治性治疗创造条件。2011年金鑫、董家鸿等对58例大肝癌病人TACE降期治疗的情况进行了分析,发现部分大肝癌在TACE治疗降期后可以成功实施根治性肝切除和肝移植,并获得满意的远期预后。此外,TACE还可用于肝癌根治性切除后的辅助性治疗。2005年,奚韬、沈锋等对肝癌术后进行预防性 TACE,结果显示预防性 TACE 可明显降低肝癌病人术后 2 年的复发率。随后,2008 年王天浩、樊嘉等分析了术后辅助 TACE 对巨块型肝癌根治性切除术后生存的影响,发现巨块型肝癌病人术后行辅助性 TACE 治疗有助于提高术后的长期生存率,而对于伴有残癌高危因素的病人,其术后生存时间的延长更为明显。

TACE 治疗可能会出现一些副作用,其中栓塞后综合征最常见,主要表现为发热、疼痛、恶心和呕吐等。发热、疼痛的发生原因是肝动脉被栓塞后引起局部组织缺血、坏死,而恶心、呕吐主要与化疗药物有关。此外,还有穿刺部位出血、白细胞下降、一过性肝功能异常、肾功能损害以及排尿困难等其他常见副作用。1993 年,吴建新等对 208 例肝癌病人 TACE 术后的 5 种并发症的诊治进行了总结分析,促使 TACE 更好的应用于临床。2008 年赵广生、徐克等对 573 例原发性肝癌病人术后严重并发症的原因及防治方法进行了分析,发现原发性肝癌经 TACE 治疗后出现的严重并发症与病人术前肝功能较差、门静脉高压、术中化疗栓塞药物量大、药物反流及异位栓塞等有关,重视 TACE 术的时机选择,采用规范化的介入治疗措施,可以避免或减少严重并发症。另一方面,TACE 作为一种姑息性治疗方式,多次 TACE 治疗后可能会出现肝癌病灶控制不佳的情况,因此有学者提出“TACE 抵抗/失败”的观点,大多数学者认为出现 TACE 抵抗之后应停止行 TACE 治疗,换用其他治疗方案。

血管内介入治疗指征一般基于 ECOG 状态评分和肝功能评分。cTACE 在各期肝癌治疗中主要的适应证包括:

(1) 早期:①可以手术切除,但由于其他原因(如高龄、严重肝硬化等)不能或不愿接受手术或因肿瘤所在位置无法行局部消融;②手术切除或肝移植前的降期治疗,尤其是预期肝移植等待时间超过 6 个月。

(2) 中期:肿瘤体积较大或者多发肿瘤,但未出现肿瘤相关症状、大血管侵犯或肝外转移。

(3) 晚期:门静脉主干未完全阻塞,或完全阻塞但肝动脉与门静脉间侧支血管代偿良好。

(4) 其他:肝肿瘤破裂出血或肝动脉-门静脉分流造成门静脉高压出血;控制局部疼痛、出血以及栓堵动静脉瘘。而 TAE 及 DEB-TACE 的适应证与 cTACE 类似,TARE 可以作为 cTACE 的补充,应用于不适合 cTACE 的中期肝癌病人、巨块型肝癌侵犯门静脉或出现 cTACE 抵抗的病人。

一、cTACE

cTACE 通过导管灌注碘化油乳剂,是肝癌最常用的非手术治疗方式。最常用的单药是多柔比星或表多柔比星,最常用的组合药物是顺铂、多柔比星和丝裂霉素 C。化疗药物的用量一般依据病人的肝功能和体重,但有时也是经验性的。BRIDGE 研究显示:TACE 是中国肝癌病人最常用的首次治疗手段,占比高达 51%,即使首次治疗并非 TACE,也有 48%~72% 的肝癌病人会在后续治疗中接受 TACE 治疗。TACE 能有效治疗原发性肝癌,缩小肿瘤,提高病人生存期,即使有轻微肝功能损伤,短期即可恢复,不影响病人预后。此外,TACE 还可用于合并门静脉癌栓及部分伴有远处转移的肝癌病人。Silva 等的荟萃分析显示,肝癌合并门静脉癌栓病人接受 TACE 后,只有 1% 的病人出现了肝衰竭,其中伴有分支门静脉癌栓的病人中位生存期 11 个月,而主干癌栓的病人中位生存期为 5 个月。另外一项荟萃分析显示,对部分肝功能状态较好的病人,即使出现远处转移,TACE 仍然是安全的,且能够延长病人总生存期。基于越来越多的临床证据,已有更多的学者呼吁在 BCLC 分期系统中扩大 TACE 的适应证。

二、TAE

TAE 主要利用栓塞剂栓塞肿瘤供血血管,而不使用化疗药物。目前最常用的栓塞材料包括碘化油、明胶海绵颗粒、氰基丙烯酸酯胶、PVA 颗粒等。其中碘化油的剂量一般为 5～20ml,可根据肿瘤负荷进行调整,但一般不超过 30ml。尽管 TACE 在经导管治疗中已占据主导地位,但 TACE 较 TAE 的疗效优势尚未得到确切证明。TAE 与 TACE 均能有效治疗原发性肝癌,两者疗效相当,TAE 相较于 TACE 能够减少介入治疗次数,避免化疗药物对于肝脏的损伤。有观点认为:TACE 产生的肿瘤细胞坏死的进程主要是由栓塞效果诱发的。如能对肿瘤供血动脉进行超选,TAE 可以很好地实现对肿瘤的局部控制,并可避免化疗药物在杀伤肿瘤的同时对肝功能产生的损伤,这点对于乙型病毒性肝炎肝硬化病史的人群尤为重要。

三、DEB-TACE

cTACE 存在药物沉积不良且易被冲刷的问题,可能会影响治疗效果,由此 DEB-TACE 应运而生。与 cTACE 相比,DEB-TACE 可负载多种化疗药物并持续性缓释,起到栓塞与局部高浓度化疗的联合作用,但目前的临床研究证据尚未能证实 DEB-TACE 相对于 cTACE 的优效性。2010 年,PRECISION V 研究比较了 DEB-TACE 与 cTACE 治疗肝癌的安全性和有效性,结果显示,在肿瘤局部控制方面,DEB-TACE 较 cTACE 更高(63% vs 52%),但缺乏统计学意义($P=0.11$)。但在重症(肝功能 B 级、体能评分 1 分、双叶病灶或肿瘤复发)病人中,DEB-TACE 组表现出了更高的完全反应率(27% vs 22%,$P=0.091$)、客观反应率(52% vs 44%,$P=0.038$)及疾病控制率(63% vs 52%,$P=0.026$)。同时,DEB-TACE 安全性明显优于 cTACE,有效降低了术后并发症发生率。2014 年,PRECISION 研究比较了 DEB-TACE 和 cTACE,计划纳入 214 例受试者,但在招募了 177 例受试者后中止,原因是疗效未达到预期。一项纳入了 4 项 RCT 和 8 项回顾性研究的荟萃分析显示,DEB-TACE 较 cTACE 未能延长病人生存时间(表 4-1)。

表 4-1　DEB-TACE 与 cTACE 对比研究总结

研究	DEB-TACE/cTACE	疗效评价标准	OR/%	中位/平均生存时间/月	生存率
Lammer,2010	93 vs 108	EASL	51.6 vs 43.5	N/A	N/A
Dhanase Karan,2010	45 vs 26	N/A	N/A	20.3/0 vs 13.4/0	N/A
Ferrer Puchol,2011	47 vs 25	RECIST	36.1 vs 15.3	22.4/25.5 vs 23.6/22.9	N/A
Song,2012	60 vs 69	mRECIST	81.6 vs 49.4	0/32.2 vs 0/24.7	1 年 88% vs 67%
Kloeckner,2015	76 vs 174	N/A	N/A	12.3/0 vs 13.6/0	N/A
Kucukay,2015	53 vs 73	N/A	N/A	0/37.4 vs 0/39	1 年 95.9% vs 84.9% 2 年 92.3% vs 74.6%
Arabi,2015	35 vs 25	mRECIST	35 vs 36	N/A	2 年 58% vs 60%
Megías Vericat,2015	30 vs 30	N/A	N/A	N/A	5 年 20% vs 30%
Rahman,2016	45 vs 34	mRECIST	39 vs 29	8.3/0 vs 4.9/0	N/A
Baur,2016	14 vs 18	N/A	N/A	9.2/0 vs 10.8/0	N/A
Massani,2017	28 vs 54	N/A	N/A	22.7/29.4 vs 21.8/27	N/A
Lee,2017	106 vs 144	mRECIST	86.8 vs 78.3	46.6/0 vs 44.9/0	N/A

四、TARE

TARE 是将放射性微球注入肿瘤供血动脉。目前主要有两种^{90}Y 微球,即树脂微球和玻璃微球,其最早应用于合并有门静脉癌栓的肝癌病人。Biederman 等回顾性比较了树脂微球和玻璃微球的安全性和有效性,发现树脂微球和玻璃微球治疗后的中位生存时间分别为 3.7 个月和 9.4 个月($P<0.001$),且玻璃微球产生的并发症较少。2014 年,李慕行等对^{90}Y 微球TARE 治疗不可切除原发性肝癌疗效的荟萃分析显示,与 TACE 相比,TARE 能明显提高病人的肿瘤治疗反应率和远期生存率。2018 年,陈斌等在^{90}Y 微球 TARE 与传统 TACE 治疗不可切除肝细胞癌的系统性评价及荟萃分析中指出,相较于 TACE,TARE 可显著提高不可切除肝癌病人的 3 年生存率,接受 TARE 治疗病人的严重并发症发生率低于 TACE 组,但差异无统计学意义。2017 年,SARAH 试验比较了 TARE 和索拉非尼治疗肝癌合并门静脉癌栓的有效性和安全性,结果显示 TARE 组和索拉非尼组的中位生存时间分别为 8.0 个月和 9.9 个月($P=0.18$)。2018 年,SIRveNIB 试验结果显示:TARE 组病人中位生存时间为 8.8 个月,索拉非尼组为 10.0 个月($P=0.36$),两组间未显示统计学差异。尽管如此,鉴于 TARE 的安全性较好,在美国,TARE 的应用越来越广泛,尤其是伴有门静脉癌栓的病人,也作为一种降期治疗的手段,为肝移植病人创造条件。遗憾的是,在我国,除了台湾、香港地区,以及海南的部分医院外,尚未获批 TARE 用于肝癌的治疗(表 4-2)。

表 4-2 TARE 与 TACE 对比研究总结

研究	TARE/TACE	有效性	安全性
Moreno-Luna,2013	61 vs 55	中位生存时间 15 vs 14.4 个月 2 年生存率 30% vs 24%	发热 7% vs 21% 乏力 46% vs 20%
El Fouly,2015	44 vs 42	总生存期 16.4 vs 18 个月 TTP 13.3 vs 6.8 个月	疼痛 5% vs 83% 乏力 40% vs 73% 呕吐 0 vs 38%
Kolligs,2015	13 vs 15	最佳整体反应率 30.8% vs 13.3% 疾病控制率 76.9% vs 73.3%	不良事件 33.3% vs 23.1%
Kooby,2010	27 vs 44	中位生存时间 6 vs 6 个月	严重不良事件 18% vs 24%
Carr,2010	99 vs 691	中位生存时间 11.5 vs 8.5 个月	N/A
Salem,2011	123 vs 122	中位生存时间 20.5 vs 17.4 个月 TTP 13.3 vs 8.4 个月	疼痛 15% vs 38% 肝损伤 11% vs 29%

五、小结

经血管介入治疗在 HCC 的临床实践治疗中发挥着重要作用,可用于中晚期不可切除肝癌病人,延长病人生存时间;也可作为降期治疗的手段,为后续的根治性手术切除或肝移植提供条件。经血管介入的方式多种多样;使用的治疗药物可以是多种化疗药组合;其载药材料可以是碘化油乳剂、微球;栓塞材料可以明胶海绵颗粒、氰基丙烯酸酯胶、聚乙烯醇颗粒、微球等。至今为止,上述不同治疗方案各自的疗效优势尚存在争议。反复多次的经动脉化疗栓塞可能会引起肝功能的损伤,甚至会出现 TACE 抵抗;TACE 术后仍可能会出现复发和转移。因此,TACE 联合其他治疗无疑是未来的发展方向。

(朱海东　滕皋军)

参考文献

［1］LENCIONI R,BAERE T D,SOULEN M C,et al. Lipiodol transarterial chemoembolization for hepatocellular carcinoma:A systematic review of efficacy and safety data［J］. Hepatology,2016,64(1):106-116.

［2］CHEUNG A,AMARAPURKAR D,CHAO Y,et al. Re-evaluating transarterial chemoembolization for the treatment of hepatocellular carcinoma:Consensus recommendations and review by an International Expert Panel. ［J］. Liver Int,2014,34(2):174-183.

［3］PARK J W,CHEN M,COLOMBO M,et al. Global patterns of hepatocellular carcinoma management from diagnosis to death:the BRIDGE Study［J］. Liver Int,2015,35(9):2155-2166.

［4］LLOVET J M,REAL M I,MONTAÑA X,et al. Arterial embolisation or chemoembolisation versus symptomatic treatment in patients with unresectable hepatocellular carcinoma:a randomised controlled trial［J］. Lancet,2002, 359(9319):1734-1739.

［5］LO C M,NGAN H,TSO W K,et al. Randomized controlled trial of transarterial lipiodol chemoembolization for unresectable hepatocellular carcinoma［J］. Hepatology,2002,35(5):1164-1171.

［6］JIAN Z,SUN H,WANG Z,et al. Guidelines for Diagnosis and Treatment of Primary Liver Cancer in China (2017 Edition)［J］. Liver Cancer,2018,7(3):235-260.

［7］Galle P R,Forner A,Llovet J M,et al. EASL Clinical Practice Guidelines:Management of hepatocellular carcinoma［J］. J Hepatol,2018,69(1):182-236.

［8］金鑫.大肝癌 58 例患者经肝动脉插管化疗栓塞降期治疗体会［J］.中华医学杂志,2011,91(14): 950-955.

［9］奚韬,沈锋,吴孟超.肝癌术后预防性肝动脉化疗栓塞对延缓复发的意义［J］.中国肿瘤,2005,14(3): 161-163.

［10］王天浩,任正刚,叶青海,等.术后辅助肝动脉化疗栓塞对巨块型肝癌根治性切除术后生存的影响 ［J］.肿瘤,2008,28(11):994-996.

［11］吴建新,于志坚.原发性肝癌动脉化学栓塞术后五种并发症的诊治(附 208 例次分析)［J］.江苏医药, 1993,19(8):422-424.

［12］赵广生,徐克,梁松年,等.原发性肝癌 TACE 术后严重并发症原因及预防［J］.介入放射学杂志,2008, 17(11):773-775.

［13］余晨曦,滕皋军. 经导管动脉化疗栓塞术抵抗研究进展［J］. 介入放射学杂志,2017,26(12): 1063-1067.

［14］GROUP K L C S. 2014 Korean Liver Cancer Study Group-National Cancer Center Korea practice guideline for the management of hepatocellular carcinoma［J］. Korean J Radiol,2015,16(3):465-522.

［15］GRAZIADEI I W,SANDMUELLER H,WALDENBERGER P,et al. Chemoembolization followed by liver transplantation for hepatocellular carcinoma impedes tumor progression while on the waiting list and leads to excellent outcome. ［J］. Liver Transplant,2003,9(6):557-563.

［16］CHOW P K H,PIN C S,NG D C E,et al. National Cancer Centre Singapore Consensus Guidelines for Hepatocellular Carcinoma［J］. Liver Cancer,2016,5(2):97-106.

［17］PARK J W,CHEN M,COLOMBO M,et al. Global patterns of hepatocellular carcinoma management from diagnosis to death:the BRIDGE Study［J］. Liver Int,2015,35(9):2155-2166.

［18］陈铁军,李红伟.原发性肝癌动脉化疗栓塞术对原发性肝癌患者生存期及术后肝功能的影响观察

[J].黑龙江医学,2018,42(12):27-29.

[19] SILVA J P,BERGER N G,TSAI S,et al. Transarterial chemoembolization in hepatocellular carcinoma with portal vein tumor thrombosis:a systematic review and meta-analysis[J]. Hpb,2017,19(8):659-666.

[20] ZHAO Y,CAI G,ZHOU L,et al. Transarterial chemoembolization in hepatocellular carcinoma with vascular invasion or extrahepatic metastasis:A systematic review[J]. Asia Pac J Clin Oncol,2013,9(4):357-364.

[21] GABA R C,LOKKEN R P,HICKEY R M,et al. Quality improvement guidelines for transarterial chemoembolization and embolization of hepatic malignancy[J]. J Vasc Interv Radiol,2017,28(9):1210-1223.

[22] MAURI G,VARANO G M,ORSI F. TAE for HCC:When the Old Way is Better than the New Ones[J]. Cardiovasc Intervent Radiol,2016,39(6):799-800.

[23] 李成业,孙丽娟. TAE 和 TACE 治疗原发性肝癌的效果及对肝功能分级的影响[J]. 检验医学与临床,2019,16(18):2634-2636.

[24] GIOVANNI M G. TAE for HCC:When the old way is better than the new ones[J]. Cardiovasc Intervent Radiol,2016,39(6):799-800.

[25] LO C M,NGAN H,TSO W K,et al. Randomized controlled trial of transarterial lipiodol chemoembolization for unresectable hepatocellular carcinoma[J]. Hepatology,2002,35(5):1164-1171.

[26] LLOVET J M,REAL M I,MONTAÑA X,et al., Arterial embolisation or chemoembolisation versus symptomatic treatment in patients with unresectable hepatocellular carcinoma:a randomised controlled trial[J]. Lancet,2002,359(9319):1734-1739.

[27] HALL B,GONZALEZ M V,WILLIS S L,et al. Pharmacokinetic and safety study of doxorubicin-eluting beads in a porcine model of hepatic arterial embolization[J]. J Vasc Interv Radiol,2006,17(8):1335-1343.

[28] LAMMER J,MALAGARI K,VOGL T,et al. Prospective randomized study of doxorubicin-eluting-bead embolization in the treatment of hepatocellular carcinoma:results of the PRECISION V study[J]. Cardiovasc Intervent Radiol,2010,33(1):41-52.

[29] 陈元,魏晓艳,曹凯,等. 药物洗脱微球经肝动脉化疗栓塞术治疗中晚期原发性肝癌的疗效[J]. 中国肿瘤临床与康复,2017,24(6):77-80.

[30] GOLFIERI R,GIAMPALMA E,RENZULLI M,et al. Randomised controlled trial of doxorubicin-eluting beads vs conventional chemoembolisation for hepatocellular carcinoma[J]. Br J Cancer,2014,111(2):255-264.

[31] FACCIORUSSO A,MASO M D,MUSCATIELLO N. Drug-eluting beads versus conventional chemoembolization for the treatment of unresectable hepatocellular carcinoma:A meta-analysis[J]. Dig Liver Dis,2016,48(6):571-577.

[32] LAMMER J,MALAGARI K,VOGL T,et al. Prospective randomized study of doxorubicin-eluting-bead embolization in the treatment of hepatocellular carcinoma:results of the PRECISION V study[J]. Cardiovasc Intervent Radiol,2010,33(1):41-52.

[33] DHANASEKARAN R,KOOBY D A,STALEY C A,et al. Prognostic factors for survival in patients with unresectable hepatocellular carcinoma undergoing chemoembolization with doxorubicin drug-eluting beads:a preliminary study[J]. HPB,2010,12(3):174-180.

[34] PUCHOL F,PARRA C L,ESTEBAN E,et al. Comparison of doxorubicin-eluting bead transarterial chemoembolization(DEB-TACE)with conventional transarterial chemoembolization(TACE)for the treatment of hepatocellular carcinoma[J]. Radiologia,2011,53(3):246-253.

[35] SONG M J,CHUN H J,SONG D S,et al. Comparative study between doxorubicin-eluting beads and conventional transarterial chemoembolization for treatment of hepatocellular carcinoma[J]. J Hepatol,2012,57(6):1244-1250.

[36] KLOECKNER R,WEINMANN A,PRINZ F,et al. Conventional transarterial chemoembolization versus drug-eluting bead transarterial chemoembolization for the treatment of hepatocellular carcinoma[J]. BMC Cancer,2015,

15:465.

[37] KUCUKAY F,BADEM S,KARAN A,et al. A single-center retrospective comparison of doxorubicin-loaded hepasphere transarterial chemoembolization with conventional transarterial chemoembolization for patients with unresectable hepatocellular carcinoma[J]. J Vasc Interv Radiol,2015,26(11):1622-1629.

[38] ARABI M,BENMOUSA A,BZEIZI K,et al. Doxorubicin-loaded drug-eluting beads versus conventional transarterial chemoembolization for nonresectable hepatocellular carcinoma[J]. Saudi J Gastroenterol,2015,21(3):175-180.

[39] MEGÍAS VERICAT J E,GARCÍA MARCOS R,LÓPEZ BRIZ E,et al. Trans-arterial chemoembolization with doxorubicin-eluting particles versus conventional trans-arterial chemoembolization in unresectable hepatocellular carcinoma:A study of effectiveness,safety and costs[J]. Radiologia,2015,57(6):496-504.

[40] RAHMAN F A,NAIDU J,NGIU C S,et al. Conventional versus doxorubicin-eluting beads transarterial chemoembolization for unresectable hepatocellular carcinoma:a tertiary medical centre experience in malaysia[J]. Asian Pac J Cancer Prev,2014,17(8):4037.

[41] JOHANNES B,CHRISTIAN R,CHRISTOPH-THOMAS G,et al. Transarterial chemoembolization with drug-eluting beads versus conventional transarterial chemoembolization in locally advanced hepatocellular carcinoma[J]. Hepat Med,2016,8:69-74.

[42] MASSANI M,STECCA T,RUFFOLO C,et al. Should we routinely use DEBTACE for unresectable HCC? cTACE versus DEBTACE:a single-center survival analysis[J]. Updates Surg,2017,69(1):1-7.

[43] LEE Y K,JUNG K S,KIM D Y,et al. Conventional versus drug-eluting beads chemoembolization for hepatocellular carcinoma:Emphasis on the impact of tumor size[J]. J Gastroenterol Hepatol,2017,32(2):487-496.

[44] KENNEDY A,NAG S,SALEM R,et al. Recommendations for radioembolization of hepatic malignancies using yttrium-90 microsphere brachytherapy:a consensus panel report from the radioembolization brachytherapy oncology consortium[J]. Int J Radiat Oncol Biol Phys,2007,68(1):13-23.

[45] BIEDERMAN D M,TITANO J J,TABORI N E. Outcomes of Radioembolization in the Treatment of Hepatocellular Carcinoma with Portal Vein Invasion:Resin versus Glass Microspheres[J]. J Vasc Interv Radiol,2016,27(6):812-821.

[46] 李慕行,张谓丰,程继文,等. 钇-90 微球经动脉放疗栓塞治疗不可切除原发性肝癌疗效的 Meta 分析[J]. 中华肝脏外科手术学电子杂志,2014,3(6):26-30.

[47] 陈斌,贾中芝,谢双双,等. 钇-90 微球放射栓塞与传统经肝动脉灌注化疗栓塞治疗手术不可切除肝细胞性肝癌的系统性评价及荟萃分析——钇-90 微球放射栓塞系列回顾(六)[J]. 介入放射学杂志,2018,27(9):102-108.

[48] VALÉRIE V,HELENA P,ERIC A,et al. Efficacy and safety of selective internal radiotherapy with yttrium-90 resin microspheres compared with sorafenib in locally advanced and inoperable hepatocellular carcinoma(SARAH):an open-label randomised controlled phase 3 trial[J]. Lancet Oncology,2017,18(12):1624-1636.

[49] SALEM R,LEWANDOWSKI R J,MULCAHY M F,et al. Radioembolization for hepatocellular carcinoma using Yttrium-90 microspheres:a comprehensive report of long-term outcomes[J]. Gastroenterology,2010,138(1):52-64.

[50] KIM M D,PARK S I,WON J Y,et al. Conventional versus drug-eluting beads chemoembolization for hepatocellular carcinoma:Emphasis on the impact of tumor size[J]. J Gastroenterol Hepatol,2017,32(2):487-496.

[51] EL FOULY A,ERTLE J,EL DORRY A,et al. In intermediate stage hepatocellular carcinoma:radioembolization with yttrium 90 or chemoembolization[J]? Liver Int,2015,35(2):627-635.

[52] KOLLIGS F T,BILBAO J I,JAKOBS T,et al. Pilot randomized trial of selective internal radiation therapy vs. chemoembolization in unresectable hepatocellular carcinoma[J]. Liver Int,2015,35(6):1715-1721.

[53] KOOBY D A,EGNATASHVILI V,SRINIVASAN S,et al. Comparison of Yttrium-90 Radioembolization and

Transcatheter Arterial Chemoembolization for the Treatment of Unresectable Hepatocellular Carcinoma[J]. J Vasc Interv Radiol,2010,21(2):224-230.

[54] CARR B I,KONDRAGUNTA V,BUCH S C,et al. Therapeutic equivalence in survival for hepatic arterial chemoembolization and yttrium 90 microsphere treatments in unresectable hepatocellular carcinoma:a two-cohort study[J]. Cancer,2010,116(5):1305-1314.

[55] SALEM R,LEWANDOWSKI R J,KULIK L,et al. Radioembolization results in longer time-to-progression and reduced toxicity compared with chemoembolization in patients with hepatocellular carcinoma[J]. Gastroenterology,2011,140(2):497-507.

第三节　其他局部治疗手段的发展历程

一、非血管介入治疗

（一）经皮无水乙醇注射（percutaneous ethanol injection,PEI）

PEI可使肿瘤细胞及附近血管内皮细胞脱水,蛋白质凝固变性,最终使肿瘤组织缺血坏死,纤维化形成,以达到治疗肿瘤的目的。1983年,Sugiura报告了B超下经皮肝穿刺瘤内注射无水乙醇治疗肝癌,因其具有给药途径理想、操作简单、安全、微创等特点,得到了广泛的重视与应用。国内外众多学者也在20世纪80年代广泛开展了乙醇注射治疗肝癌的相关研究。张晓光、耿兰溪等研究了直接注射乙醇治疗在离体组织与中晚期肝癌病人中的作用。1990年,Chung等报道了乙醇注射在控制肿瘤破裂出血中的作用。对于肿瘤直径较小(<3cm)的病灶,直接经皮注射至肿瘤内的效果较好。随着其他治疗手段的不断发展,针对直径3~5cm的单发或多发肿瘤,如今采用多点覆盖或与TACE联合以提高治疗效果。

（二）射频消融

射频消融通过高温烧灼,使肿瘤在高温下发生凝固性坏死。同时,肿瘤周围血管组织凝固形成反应带,可阻断肿瘤血供并防止其转移。

射频消融治疗肝癌的研究最早开始于20世纪90年代,1993年,Rossi等系统地报道了射频消融治疗小肝癌获得成功。1999年,马庆久、吴金生等报道了射频消融治疗肝癌方面的进展,对于直径小于5cm的肝癌,肿瘤体积与AFP值都明显下降。在21世纪初,射频消融治疗的研究逐渐开始兴起。最开始,射频消融采用了单电极消融的方式,随着技术的不断发展,临床上也逐渐出现多种射频消融治疗的方法,包括单极、多极、Hitt射频、Cool-tip射频等。同时,其他治疗方式联合射频消融的研究也在进行,有研究证明,射频消融能增强机体免疫作用,刺激巨噬细胞活性,增强自然杀伤(natural killer,NK)细胞的细胞毒作用。如今,射频消融治疗被广泛证明可作为安全有效的一线消融技术,也是最常用的消融技术。与PEI相比较,射频消融治疗的疾病控制效果与疗效都有一定提升。欧洲肝脏研究学会(EASL)指南指出,射频消融联合TACE治疗,可明显延长病人总生存期。

（三）微波消融

微波消融主要治疗直径3~5cm的肝癌以及血管和胆囊附近的肿瘤,通过将特制的微波电极经皮穿刺至肿瘤内部,加热使肿瘤因热凝固而坏死。1990年微波消融技术被用于治疗肝癌,然而相较于射频消融,早期微波治疗方案在延长病人总生存期方面无明显差异。中国学者也在 20 世纪 90 年代逐渐开始微波治疗肝癌的研究。周信达、胡稳心等人最早开始在中国进行微波肝切除术,对于不能切除的肝脏肿瘤也进行了微波消融的研究。经过 6~7 年的发展,随着设备不断完善和治疗经验的积累,微波消融获得了良好临床疗效。市面上也逐渐出现多种微波消融设备,不同设备产生的消融形状与消融体积完全不同,这对于不同形状的肿瘤治疗提供了个体化治疗的方案。然而,相较射频消融,微波消融治疗直径 3~5cm 的肝癌并无明显优越性,二者在并发症的发生率上也有一定争议。

(四) 高强度聚焦超声(high intensity focused ultrasound,HIFU)

HIFU 采用特殊的聚焦装置将超声波自体外聚焦于体内选定的治疗区域内,在其焦点处形成高能密度区,瞬间产生高温,使治疗区域内组织发生不可逆性凝固性坏死、变性和凋亡。HIFU 还具有破坏肿瘤滋养血管、刺激机体免疫等作用,具有无创、可重复性高、适应证广等优点,且与多种治疗手段具有协同增效的作用。1942 年,Lynn 等人报道了聚焦超声对石蜡块的影响,并进行了对牛肝脏、猫与狗的神经系统的损伤实验。1993 年,Vallancien 率先报道了利用超声治疗人肝脏转移瘤的研究。同时,国内外学者进行了大量的动物实验,证实了HIFU 对于肝组织以及种植瘤的消融作用,为 HIFU 临床治疗肝癌奠定了基础。重庆医科大学医学超声工程研究所研制的 JC 型高强度聚焦超声肿瘤治疗系统应用于临床并获得国内外广泛认可,国内伍烽等人也采用该系统率先进行了广泛的临床研究并证实了 HIFU 作为一种新型的肝癌治疗手段是安全且有效的。

(五) 不可逆电穿孔(irreversible electroporation,IRE)

IRE 利用高压短脉冲作用于靶细胞膜,在细胞膜磷脂双分子层上不可逆地形成纳米量级孔道,导致细胞死亡,是一种可用于治疗肿瘤的新型消融技术。IRE 不破坏细胞外基质,保护了血管、胆管等结构不受损伤,在治疗大血管、胆管及胆囊附近的特殊部位病灶时,较热消融有着更高的安全性。

早在 1754 年,Nollet 便在接触过电火花的动物、人类的皮肤上看到红斑并做了系统性的记录。但直到 1982 年,Neumann 采用电场脉冲暂时性地穿透细胞膜让外源 DNA进入细胞,形成了稳定的转化株,成为电穿孔在现代医学中应用的开始。2005 年,Davalos 等人首次提出将 IRE 作为一种新型消融方式,且避免了热消融的部分副作用,使其在肿瘤消融领域的应用成为可能。2011 年美国食品药品监督管理局(FDA)批准IRE 纳米刀装置应用于临床,2015 年 CFDA 将 IRE 批准应用于治疗胰腺肿瘤和肝肿瘤。国内外学者开展了一系列 IRE 治疗肝细胞癌的临床研究,显示 IRE 是一种安全有效的局部消融方式。

(六) 冷冻治疗

冷冻治疗运用高压氩气、氦气作为冷媒和热媒,对局部肿瘤组织进行冷冻和复温,使肿瘤细胞结构破坏,导致细胞萎缩、破裂、死亡,并可引起微血管的闭塞,导致肿瘤缺血坏死。它具有减轻肿瘤负荷、激活机体免疫功能、创伤小、恢复快、成本低等优点,成为肝癌局部治疗的重要手段之一。

早在 19 世纪 40 年代,英国医生 Arnott 便报道了低温治疗乳腺及子宫恶性肿瘤。但直到 1961 年,Cooper 与 Lee 开发出了一种应用液氮的、带探针的连续冷冻外科装置,自此冷冻治疗才进入高速发展的阶段。但由于条件所限,并发症仍较多,且治疗效果欠佳。1998 年,美国 Endocare 公司成功研制了新型氩氦超导手术系统氩氦刀,为肝癌的局部治疗提供了新的选择。次年,南方医科大学珠江医院肿瘤中心率先将其引进我国。后续国内外的研究也证实氩氦刀治疗肝癌完全缓解率可达 82.8%~97.2%,3 年和 5 年生存率分别可达 65.5% 和 59.5%。同时,也有研究结果显示氩氦刀联合其 TACE 或 PEI 等治疗具有更好的疗效。

肝癌的非血管介入治疗总结见表 4-3。

表 4-3　肝癌的非血管介入治疗

非血管介入治疗	优势	劣势
PEI	操作简单,安全,微创,廉价	总体疗效欠佳,现已较少单独应用
RFA	临床应用最为广泛,证据充足	对邻近肝包膜、血管、胆囊、膈肌或>3cm 的肿瘤疗效欠佳
MWA	抗热沉效应好;操作时间较 RFA 短;对于≤5cm 的肿瘤有效	>5cm 的肿瘤疗效欠佳;不同设备间疗效差别较大
HIFU	无创,可重复性高,适应证广	易受肋骨影响;临床证据有限
IRE	无热沉效应;可用于血管旁肿瘤的消融	针道种植转移发生率较高;需要多针穿刺;证据有限;需要全麻
冷冻治疗	创伤小,恢复快,成本低	临床证据有限

二、放射治疗

肝脏的高放射敏感性导致传统的外放射治疗在肝癌中的应用受到了肝脏耐受性差的限制。由于全肝放射治疗疗效不理想,临床上很少运用。近年来,随着现代放射治疗技术的进步,肝脏放射出现了投射的适形性和剂量的调节性等改变,提高了肝癌放射治疗的精确性,拓展了肝癌放射治疗的适应证。肝癌放射治疗的主要方式包括内放射治疗和外放射治疗。其中外放射治疗的治疗模式主要包括以下几种。

（一）常规照射

肝癌常规照射设野主要包括全肝野、条形野和局部野。全肝野主要运用于弥漫性肝内转移病人,使用需谨慎,推荐剂量:1~1.5Gy。条形野主要是将肝脏分为若干条形区域,依次照射,每条宽约 2.5cm。随着三维适形等精准放射治疗技术的开展,常规照射已基本淘汰。

（二）三维适形放射治疗（3D-CRT）

3D-CRT 是一种基于计算机虚拟重建技术的放射治疗,在放射治疗计划系统（TPS）的帮助下设计放射野参数,根据正常肝组织的放射耐受剂量模型计算放射剂量,并能准确捕捉病人的肝脏放射治疗位置,同时其还可以根据指定的放射治疗计划监测放射治疗效果。与传统（二维）辐射方法相比,使用 3D-CRT 可以提供至少两个重要优势:①允许以更高的剂量进行治疗,并使对未涉及的肝脏区域和周围的关键器官的剂量最小化;②能够更好地定量理解治疗剂量、体积和并发症风险之间的关系及获取组织和周围关键的对应物。从近期效果来看,3D-CRT 可显著提高肝癌原发灶的控制率,同时使放射治疗的副作用明显降低。

（三）强度调制放射治疗

是一种先进的适形放疗形式,与 3D-CRT 相比,它更有利于放射剂量的传递。使用计算机辅助自动优化,称为逆处理计划,调节每个光束的强度以获得所需的目标覆盖,同时对正常组织剂量最小化。包括容积调节电弧疗法(VMAT)和螺旋断层治疗(HT)。VMAT 在机架旋转时提供强度调制的光束。HT 通过类似螺旋 CT 扫描仪的旋转门架将辐射剂量以切片的形式传送出来。此外,还可以同时向不同的目标提供不同的剂量,被称为同时集成增强 IMRT,可以将较高剂量传送到肿瘤,同时将较低剂量传送到亚临床疾病区域。Chen 等人对 3D-CRT、固定角度 IMRT 和 VMAT 在小至大肝癌放射治疗的对比研究提示,与 3D-CRT 或 IMRT 相比,用于右叶肿瘤,VMAT 所致放射性肝损伤(RILD)风险最低(最低的 V20 和 V30)。

(四) 立体定向体部放射治疗

是将立体定向技术与三维适形多野照射技术融合在一起的放射治疗方法。在主体定位框架下,借助体架固定技术及图像引导技术辅助,少分次大剂量照射,具有较好的剂量分布优势及治疗效果。主要运用于直径小于 6cm 的肝癌,肝功能 Child-Pugh A/B 级病人,1、2 年局部控制率分别为 72%~100%、62%~100%,1、2 年生存率分别为 72.7%~100%、45.3%~87.9%。对肝硬化 Child-Pugh A 级或肿瘤直径<3cm 的病人多采用单次≥10Gy/3~5 次。2019 版 NCCN 推荐肝癌 SBRT 总剂量 30~50Gy,3~5 次分割。具有局部控制较好,耐受性可的优点,被认可作为不适于手术小肝癌替代手段之一。

(五) 质子束放射治疗

质子是带正电的粒子,现代加速器产生的质子束进入人体后,通过质子电子碰撞引起分子电离和分子激发,而被电离和激发的分子具有较大的内能,对在细胞生命中起关键作用的生物大分子(如 DNA)产生破坏作用。质子束在进入人体后形成尖锐的 Bragg 峰,峰的后面能量则骤降不再损伤其他组织。因此,调节不同能量,并且控制 Bragg 峰的宽度,可以使高量区正好置于不同深度和大小的肿瘤。以往均认为肝脏最多只能接受 3 周内 30Gy 的剂量,由于质子的 Bragg 峰效应,能将大部分的剂量集中在靶区,所以质子放射治疗能突破这个限制。虽然有呼吸门控技术,但呼吸运动对肝脏的质子放射治疗定位仍然有影响,肝癌的实时精确跟踪尚难达到。并且质子放射治疗系统的装置极其复杂,体积庞大,造价昂贵。

(朱海东 滕皋军)

参考文献

[1] SUGIURA N. Percutaneous intratumoral injection of ethanol under ultrasound imaging for treatment of small hepatocellular carcinoma[J]. Acta Hepatol Jpn,1983,24:920-923.

[2] 贾雨辰.肝癌介入治疗的近展[J].介入放射学杂志,1995,4(2):112-115.

[3] CASTELLS J,BRUIX C,BRU J,et al. Treatment of small hepatocellular carcinoma in cirrhotic patients:A cohort study comparing surgical resection and percutaneous ethanol injection[J]. Hepatology,2010,18(5):1121-1126.

[4] 耿兰溪,徐卫东.B 超引导下经皮酒精注射治疗中晚期肝癌[J].临床肝胆病杂志,1988,3(3):45.

[5] 张晓光,田云臣.PEIT 治疗小肝细胞癌[J].陕西医学杂志,1989,18(4):40-41.

[6] CHUNG S C,LEE T W,KWOK S P,et al. Injection of alcohol to control bleeding from ruptured hepatomas[J]. BMJ,1990,301(6749):421.

[7] 谢峰,许丽丽,黄杨卿,等.肝癌的质子束放疗[J].肝胆外科杂志,2007,15(4):314-316.

[8] OKAD A,SHUICH I. Local ablation therapy for hepatocellular carcinoma[J]. Semin Liver Dis,1999,19(3):323-328.

[9] FORNER A,REIG M,BRUIX J. Hepatocellular carcinoma[J]. Lancet,2018,391(10127):1301-1314.

［10］ GALLE P R,FORNER A,LLOVET J M,et al. EASL Clinical Practice Guidelines：Management of hepatocellular carcinoma［J］. J Hepatol,2018,69（1）：182-236.

［11］ ROSSI S. Percutaneous ultrasound-guided radiofrequency electrocautery for the treatment of small hepatocellular carcinoma［J］. J Interv Radiol,1993,8：97-103.

［12］ 马庆久,赵柏山.经皮肤穿刺集束电极射频治疗肝癌：附35例报告［J］.中国实用外科杂志,1999,19（10）：595-596.

［13］ 姜安娜,杨薇.肝肿瘤射频消融电极针研究进展［J］.介入放射学杂志,2017,26（5）：466-470.

［14］ GALANAKIS N,KEHAGIAS E,MATTHAIOU N,et al. Transcatheter arterial chemoembolization combined with radiofrequency or microwave ablation for hepatocellular carcinoma：a review［J］. Hepatic Oncol, 2018,5（2）：7.

［15］ HAEN S P,PEREIRA P L,SALIH H R,et al. More than just tumor destruction：immunomodulation by thermal ablation of cancer［J］. Clin Dev Immunol,2011,2011：1-19.

［16］ ZHOU Y,ZHAO Y,LI B,et al. Meta-analysis of radiofrequency ablation versus hepatic resection for small hepatocellular carcinoma［J］. Bmc Gastroenterol,2010,10（1）：1-7.

［17］ KENJI O N. Comparison of therapeutic effects between radiofrequency ablation and percutaneous microwave coagulation therapy for small hepatocellular carcinomas［J］. J Gastroenterol Hepatol,2009,24（2）：223-227.

［18］ SHIBATA T,IIMURO Y,YAMAMOTO Y,et al. Small hepatocellular carcinoma：comparison of radio-frequency ablation and percutaneous microwave coagulation therapy［J］. Radiology,2002,223（2）：331-337.

［19］ 周信达.微波外科在肝癌治疗中的应用［J］.中华外科杂志,1993,31（3）：153-155.

［20］ 胡稳心,余叔涵.微波治疗肝胆肿瘤的临床研究［J］.中国肿瘤临床,1994（5）：374-375.

［21］ SOLBIATI L,GOLDBERG S N,IERACE T,et al. Radio-frequency ablation of hepatic metastases：postprocedural assessment with a US microbubble contrast agent-early experience［J］. Radiology,1999,211（3）：643-649.

［22］ HOFFMAN N,RÜDIGE R,REMPP H,et al. Comparison of four microwave ablation devices：an experimental study in ex vivo bovine liver［J］. Radiology,2013,268（1）：89-97.

［23］ POULOU L S. Percutaneous microwave ablation vs radiofrequency ablation in the treatment of hepatocellular carcinoma［J］. World J Hepatol,2015,7（8）：1054-1063.

［24］ FACCIORUSSO A,MASO M D,MUSCATIELLO N. Microwave ablation versus radiofrequency ablation for the treatment of hepatocellular carcinoma：A systematic review and meta-analysis［J］. Int J Hyperthermia,2016,32（3）：339-344.

［25］ 关利铭,王智彪,伍烽,等.高强度聚焦超声对人乳腺癌细胞及其滋养血管损伤的病理观察［J］.中国临床医学,2006,13（4）：675-675.

［26］ ZHANG Y,DENG J,FENG J,et al. Enhancement of antitumor vaccine in ablated hepatocellular carcinoma by high-intensity focused ultrasound［J］. World J Gastroenterol,2010,16（28）：3584-3591.

［27］ 金成兵,冉立峰,杨炜,等. HIFU联合立体定向放疗治疗肝脏恶性肿瘤的初步临床观察［J］.中国超声医学杂志,2011,27（7）：659-659.

［28］ 李征,米登海,杨克虎,等. TACE联合HIFU治疗原发性肝癌的Meta分析［J］.循证医学,2013,13（5）：292-299.

［29］ LYNN J G. A new method for the generation and use of focused ultrasound in experimental biology［J］. J Gen Physiol,1942. 26（2）：179-193.

［30］ VALLANCIEN G,CHARTIER-KASTLER E,HAROUNI M,et al. Focused extracorporeal pyrotherapy：Experimental study and feasibility in man［J］. Semin Urol,1993,11（1）：7-9.

［31］ CHEN L,RIVENS I,HAAR G,et al. Histological changes in rat liver tumours treated with high-intensity focused ultrasound［J］. Ultrasound Med Biol,1993,19（1）：67-74.

［32］ PRAT F,CENTARTI M,SIBILLE A,et al. Extracorporeal high-intensity focused ultrasound for VX2 liver tumors in the rabbit[J]. Hepatology,1995,21(3):832-836.

[33] ROWLAND I J,RIVENS I,CHEN L,et al. MRI study of hepatic tumours following high intensity focused ultrasound surgery. [J]. Br J Radiol,1997,70(830):144-153.

[34] SIBILLE A,PRAT F,CHAPELON J Y,et al. Extracorporeal ablation of liver tissue by high-intensity focused ultrasound[J]. Oncology,1993,50(5):375-379.

[35] YANG R. High-intensity focused ultrasound in the treatment of experimental liver cancer[J]. Arch Surg,1991,126(8):1002-1009.

[36] WU F,WANG Z B,CHEN W Z,et al. Extracorporeal high intensity focused ultrasound ablation in the treatment of 1038 patients with solid carcinomas in China:an overview[J]. Ultrason Sonochem,2004,11(3-4):149-154.

[37] WU F,WANG Z B,CHEN W Z,et al. Extracorporeal high intensity focused ultrasound ablation in the treatment of patients with large hepatocellular carcinoma[J]. Ann Surg Oncol,2004,11(12):1061-1069.

[38] WU F,WANG Z,CHEN W. Advanced hepatocellular carcinoma:treatment with high-intensity focused ultrasound ablation combined with transcatheter arterial embolization[J]. Radiology,2005,235(2):659-667.

[39] WU F,WANG Z B,CHEN W Z,et al. Extracorporeal focused ultrasound surgery for treatment of human solid carcinomas:early Chinese clinical experience[J]. Ultrasound Med Biol,2004,30(2):245-260.

[40] BEEBE S J,FOX P M,REC L J,et al. Nanosecond,high-intensity pulsed electric fields induce apoptosis in human cells[J]. Faseb J,2003,17(11):1493-1495.

[41] LEE E W,THAI S,KEE S T. Irreversible electroporation:a novel image-guided cancer therapy[J]. Gut Liver,2010,4(Suppl 1):S99-S104.

[42] CHARPENTIER K P,WOLF F,NOBLE L,et al. Irreversible electroporation of the liver and liver hilum in swine[J]. HPB(Oxford),2015,13(3):168-173.

[43] PHILLIPS M A,NARAYAN R,PADATH T,et al. Irreversible electroporation on the small intestine[J]. Br J Cancer,2012,106(3):490-495.

[44] IVORRA A,RUBINSKY B. Historical review of irreversible electroporation in medicine[J]. Irrevers Electrop,2010,1:21.

[45] NEUMANN E M,SCHAEFER-RIDDER M,WANG Y,et al. Gene transfer into mouse lyoma cells by electroporation in high electric fields[J]. EMBO J,1982,1(7):841-845.

[46] DAVALOS R V,MIR L M,Rubinsky B. Tissue ablation with irreversible electroporation[J]. Ann Biomed Eng,2005,33(2):223-231.

[47] CANNON R,ELLIS S,HAYES D,et al. Safety and early efficacy of irreversible electroporation for hepatic tumors in proximity to vital structures[J]. J Surg Oncol,2013,107(5):544-549.

[48] KIMURA T,AIKATA H,TAKAHASHI S,et al. Stereotactic body radiotherapy for patients with small hepatocellular carcinoma ineligible for resection or ablation therapies[J]. Hepatol Res,2015,45(4):378-386.

[49] 牛立志,李忠海,李蓉蓉,等.肝恶性肿瘤不可逆电穿孔消融的安全性和近期疗效[J]. 中华放射学杂志,2016,50(7):526-530.

[50] GAGE A A,BAUST J. Mechanisms of tissue injury in cryosurgery[J]. Cryobiology,1998,37(3):171-186.

[51] HOFFMANN N E,BISCHOF J C. The cryobiology of cryosurgical injury[J]. Urology,2002,60(2 Suppl 1):40-49.

[52] MIN Y S,YOUNG-SUK L,JIN P M,et al. Stereotactic body radiation therapy as an alternative treatment for small hepatocellular carcinoma[J]. PLoS One,2013,8(11):e79854.

[53] COOPER I S,LEE A S. Cryostatic congelation:a system for producing a limited,controlled region of cooling or freezing of biologic tissues[J]. J Nerv Ment Dis,1961,133(3):259-263.

[54] 张积仁.氩氦刀冷冻消融治疗肿瘤[J]. 中国肿瘤,2007,16(5):335-337.

［55］　CHEN Y,GAO S G,CHEN J M,el al. Risk factors for the long-term efficacy,recurrence,and metastasis in small hepatocellular carcinomas［J］. Cell Biochem Biophys,2015,72(2):627-631.

［56］　RONG G,BAI W,DONG Z,et al. Long-term outcomes of percutaneous cryoablation for patients with hepatocellular carcinoma within milan criteria［J］. PLoS One,2015,10(4):e0123065.

［57］　潘凡,江艺,张小进,等. 氩氦刀冷冻治疗小肝癌 145 例［J］. 东南国防医药,2012(5):419-421.

［58］　李征,米登海,杨克虎,等. 肝动脉化疗栓塞术联合氩氦刀治疗肝癌疗效及安全性的系统评价［J］. 中国循证医学杂志,2013,13(1):31-38.

［59］　顾晓怡,姜藻. 氩氦刀冷冻与无水酒精注射术联合治疗肝癌疗效观察［J］. 现代医学,2003(6):23-24.

［60］　ZHONG J H,MA L,LI L Q. Postoperative therapy options for hepatocellular carcinoma［J］. Scand J Gastroenterol,2014,49(6):649-661.

［61］　LEE J H,KIM D H,KI Y K,et al. Three-dimensional conformal radiotherapy for portal vein tumor thrombosis alone in advanced hepatocellular carcinoma［J］. R Radiat Oncol J,2014,32(3):170-178.

［62］　KENNEDY A S. Radiation oncology approaches in liver malignancies［J］. Am Soc Clin Oncol Educ Book,2014,34:e150-155.

［63］　SCHAUB S K,HARTVIGSON P E,LOCK M I,et al. Stereotactic body radiation therapy for hepatocellular carcinoma:current trends and controversies［J］. Technol Cancer Res Treat,2018,17:153303381879021.

［64］　LAZAREV S,HARDY-ABELOOS C,FACTOR O,et al. Stereotactic body radiation therapy for centrally located hepatocellular carcinoma:outcomes and toxicities［J］. J Cancer Res Clin Oncol,2018,144(10):2077-2083.

［65］　CÁRDENES H R,PRICE T R,PERKINS S M,et al. Phase I feasibility trial of stereotactic body radiation therapy for primary hepatocellular carcinoma［J］. Clin Transl Oncol,2010,12(3):218-225.

［66］　KWON J H,BAE S H,KIM J Y,et al. Long-term effect of stereotactic body radiation therapy for primary hepatocellular carcinoma ineligible for local ablation therapy or surgical resection. Stereotactic radiotherapy for liver cancer［J］. BMC Cancer,2010,10(1):475.

［67］　PARK S H,KIM J C,KANG M K. Technical advances in external radiotherapy for hepatocellular carcinoma［J］. World J Gastroenterol,2016,22(32):7311-7321.

第五章 肝癌分子靶向药物研究和临床探索的发展历程

肝癌的发生、发展和转移与基因的突变、细胞信号转导通路和肿瘤微环境密切相关,阻断肝癌进展过程的关键性驱动信号是肝癌分子靶向治疗的基础。肝癌的系统治疗包括传统的系统性化疗及目前临床上广泛应用的分子靶向治疗、免疫治疗等疗法。近年来,随着肝癌系统治疗药物的研发及临床研究,肝癌的治疗理念及实践也不断进步和完善,肝癌的预后也有了很大的改善。系统治疗也拓展至早中期肝癌的辅助治疗,进展期肝癌也强调全身序贯联合的全程管理,以及在系统治疗基础上联合局部治疗。

第一节 肝癌分子靶向治疗的发展历程及现状

2019 年 1 月,国家癌症中心发布的中国恶性肿瘤流行情况数据显示,中国原发性肝癌新发病例 37 万,约占全球的 44%;死亡病例 32.6 万,约占全球的 42%。其中,肝细胞癌占所有肝癌病人的 85%~90%。从最新的肝癌发病与死亡率数据判断,中国目前依然处于全球肝细胞癌高危发病地区的首位。早期发现并能够进行手术切除的肝癌病人仅占 15%~20%,80%的肝癌病人在确诊时已处于疾病的中晚期,失去手术切除机会。因此,针对晚期肝癌的系统治疗成为了改善肝癌病人预后、提高生存率的关键。

2007 年,肝癌第一个分子靶向药物索拉非尼的上市,开启了肝癌分子靶向治疗的新时代。SHARP 和 ORIENTAL 临床研究奠定了索拉非尼在肝癌的治疗地位,成为晚期肝癌的标准一线治疗。在欧美地区开展的 SHARP 临床研究证实,索拉非尼治疗晚期肝癌中位生存期达到 10.7 个月,改善了晚期肝癌病人的预后。ORIENTAL 临床研究在亚太地区进行,显示对乙型病毒性肝炎背景的肝癌也有效。ORIENTAL 研究结果显示,索拉非尼治疗的病人中位生存期为 6.5 个月,优于安慰剂组,但疗效不及欧美晚期肝癌病人。显而易见,索拉非尼对东西方肝癌病人疗效的差异与病人的肝病背景相关。2017 年,一项发表在 *Journal of Clinical Oncology* 杂志上的荟萃分析探索了索拉非尼对不同肝炎病毒感染的肝癌病人生存获益的影响,结果提示索拉非尼在丙型肝炎病毒(HCV)阳性的肝癌病人生存获益高于乙型肝炎病毒(HBV)阳性的病人。亚太地区的 ORIENTAL 临床研究入组的病人以 HBV 病毒感染的晚期肝癌为主,而欧美地区肝癌病人则以 HCV 病毒感染为主要肝病背景。

索拉非尼问世后的 10 年间,许多一线及二线的分子靶向药物在肝癌的临床研究中未能获得阳性结果,包括舒尼替尼、布立尼布、利尼伐尼、拉帕替尼等,其疗效均不优于索拉非尼。2017 年后,新的分子靶向药物如仑伐替尼、瑞戈非尼、卡博替尼、雷莫芦单抗相继获批,免疫检查点抑制剂如纳武利尤单抗和帕博利珠单抗在晚期肝癌的应用,使晚期肝癌的系统治疗出现了多元化的治疗格局,疗效也得到了显著的提高。此外,抗肿瘤血管生成的分子靶向治疗与免疫治疗联合的Ⅲ期临床研究目前也在进行中。阿替利珠单抗(PD-L1抗体)联合贝伐珠单抗,仑伐替尼联合帕博利珠单抗,卡瑞利珠单抗联合阿帕替尼在晚期肝癌中都获得了令人鼓舞的疗效。

一、肝癌系统化疗的发展历程

20世纪50年代,化疗即应用于肝癌的系统治疗。作为临床常见的消化系统肿瘤,大多数化疗药物都尝试用于肝癌,但疗效甚微,化疗单药有效率小于20%。5-氟尿嘧啶(5-FU)、阿霉素、顺铂和丝裂霉素等用于肝癌的化疗。然而,多项大型随机对照试验(randomized controlled trial,RCT)对肝癌系统性化疗进行评价,结果都未能证明化疗能够给晚期肝癌病人带来生存获益。

2011年孙燕教授主持的三氧化二砷(亚砷酸注射液)治疗中晚期肝癌的二期临床试验,显示三氧化二砷客观缓解率为6.9%,疾病控制率为76.5%。亚砷酸注射液也被国家药品监督局批准用于肝癌的治疗。

2010年,由秦叔逵教授主持的一项亚太地区多中心临床研究(EACH)探索了以奥沙利铂为基础的FOLFOX4方案对比阿霉素单药治疗晚期肝癌的疗效和安全性。研究结果证明,FOLFOX4化疗对比多柔比星单药能够提高肿瘤客观缓解率和疾病控制率,延长病人无进展生存期及总体生存期。EACH临床研究结果受到国际肝癌治疗领域的广泛认可。该方案被美国国家综合癌症网络(NCCN)指南,中国《原发性肝癌诊疗规范(2019年版)》,日本、韩国等肝癌指南列为不能手术切除的晚期肝细胞癌的一线治疗策略。

二、肝癌分子靶向药物的证据梳理

2007年索拉非尼被批准为肝癌的一线治疗药物,随后开展了多个Ⅲ期(包括一线、二线、辅助治疗等)临床研究(表5-1)。2007—2017年,晚期肝癌系统治疗的探索一直在进行,但大多数临床试验未获得所期望的阳性结果。多项临床研究中的新药因为毒性大或疗效欠佳而折戟于Ⅲ期。例如,舒尼替尼因严重副作用失败;布立尼布(BRISK-FL研究)虽然疾病进展时间和总生存期与索拉非尼无显著差异,但因未达到优效性终点而失败;利尼伐尼虽然总生存期与索拉非尼无显著差异且能延长疾病进展时间,但因毒性更大也未能达到主要终点。多项大型临床研究失败的主要的原因在于肝癌病因的复杂性,如HBV、HCV、酒精性和非酒精性肝病等,这些不同病因背景的肝癌的预后,对分子靶向药物的反应性存在明显的异质性。

2018年,秦叔逵教授作为中国牵头主要研究者的REFLECT国际多中心临床研究获得了非劣效的研究结果,仑伐替尼成为继索拉非尼后被批准的第二个治疗肝癌的一线药物。REFLECT研究显示,仑伐替尼治疗组病人中位总生存期(median overall survival,mOS)为13.6个月,索拉非尼组为12.3个月,达到非劣效终点。基于改良实体瘤疗效评估标准(mRECIST)评估,仑伐替尼组所有次要终点无进展生存期(progression-free survival,PFS)、疾病进展时间(time to progression,TTP)、总有效率(overall response rate,ORR)均优于索拉非尼组。亚组人群HBV相关肝癌病人数据显示:仑伐替尼组mOS达到15.0个月,PFS为9.2个月,TTP为11.0个月,ORR达到21.5%,优于索拉非尼治疗组。

表 5-1　近年来完成的肝癌Ⅲ期分子靶向药物临床试验

药物名称	注册号	研究人群	研究设计	结果
索拉非尼	NCT00105443	晚期肝癌一线	索拉非尼 vs 安慰剂	阳性结果
	NCT00692770	HCC 术后辅助	索拉非尼 vs 安慰剂	阴性结果
	NCT00855218	BCLC B 期肝癌	索拉非尼联合 TACE vs TACE	阴性结果
	NCT00990860	亚太地区 BCLC B 期肝癌	索拉非尼联合 TACE vs TACE	阴性结果
	NCT01217034	BCLC B 期肝癌	索拉非尼联合 TACE vs TACE	PFS 阳性结果
舒尼替尼	NCT00699374	晚期肝癌一线	舒尼替尼 vs 索拉非尼	Ⅲ 期中止
布立尼布	NCT00858871	晚期肝癌一线	布立尼布 vs 索拉非尼	Ⅲ 期中止
利尼伐尼	NCT01009593	晚期肝癌一线	利尼伐尼 vs 索拉非尼	Ⅲ 期中止
仑伐替尼	NCT01761266	晚期肝癌一线	仑伐替尼 vs 索拉非尼	阳性结果(非劣效)
依维莫司	NCT01035229	索拉非尼治疗失败肝癌二线	依维莫司 vs 安慰剂	Ⅲ 期中止
瑞戈非尼	NCT01774344	索拉非尼治疗失败肝癌二线	瑞戈非尼 vs 安慰剂	阳性结果
卡博替尼	NCT01908426	索拉非尼治疗失败肝癌二线	卡博替尼 vs 安慰剂	阳性结果
雷莫芦单抗	NCT02435433	索拉非尼治疗失败肝癌二线(AFP ≥400ng/ml)	雷莫芦单抗 vs 安慰剂	阳性结果
阿替利珠单抗+贝伐珠单抗	NCT03434379	不能手术切除晚期肝癌一线	阿替利珠单抗+贝伐珠单抗 vs 索拉非尼	阳性结果

　　肝癌一线靶向治疗进展后的二线治疗,尤其是针对索拉非尼进展后的晚期肝癌病人,新型的二线治疗分子靶向药物如瑞戈非尼、卡博替尼、雷莫芦单抗、纳武利尤单抗及帕博利珠单抗等也取得了阳性的结果,也先后获得了美国食品药品监督管理局(FDA)批准和 NCCN指南推荐。例如,CheckMate-040 研究是探索免疫治疗药物纳武利尤单抗用于晚期肝癌的一项经典研究。这项研究入组了 262 例既往接受过索拉非尼治疗的病人,主要研究终点包括安全性、耐受性以及肿瘤客观缓解率。结果显示,纳武利尤单抗在晚期肝癌二线治疗中显示出具有临床意义的疗效,病人取得了较长时间的总生存期。单独分析亚洲人群,结果显示其与总体人群数据相似。此外,不同病因的晚期肝癌病人(感染或未感染 HBV/HCV),接受纳武利尤单抗治疗的疗效也均与总体人群相似。基于这一研究结果,2017 年纳武利尤单抗获美国 FDA 批准用于既往接受过索拉非尼治疗的肝癌病人。另一免疫治疗临床研究 Keynote-224 是一项非随机、多中心、开放标签的 Ⅱ 期临床试验,共纳入 104 例索拉非尼治疗失败的Child-Pugh A 级晚期肝癌病人。研究结果表明,帕博利珠单抗治疗后病人的 mPFS 为 4.9(3.4~7.2)个月,mOS 为 12.9(9.7~15.5)个月,ORR 达到 17%,疾病控制率(disease control rate,DCR)达到 62%。15% 的病人出现 3 级及以上副作用,包括谷草转氨酶(AST)、谷丙转氨酶(ALT)升高,腹泻等,但总体安全且可耐受。鉴于帕博利珠单抗在治疗肝细胞癌(hepatocellular carcinoma,HCC)中的有效性与安全性,美国 FDA 于 2018 年 11 月加速批准帕博利珠单抗作为二线治疗用于索拉非尼治疗失败的 HCC 病人。

(殷欣　任正刚　秦叔逵)

参考文献

[1] BRAY F,FERLAY J,SOERJOMATARAM I,et al. Global cancer statistics 2018:GLOBOCAN estimates of incidence and mortality worldwide for 36 cancers in 185 countries[J]. CA Cancer J Clin,2018,68:394-424.

[2] 郑荣寿,孙可欣,张思维,等,2015 年中国恶性肿瘤流行情况分析[J]. 中华肿瘤杂志,2019,41(1):19-28.

[3] ZHOU J,SUN H C,WANG Z,et al. Guidelines for diagnosis and treatment of primary liver cancer in China (2017 Edition)[J]. Liver Cancer,2018,7:235-260.

[4] VILLANUEVA A. Hepatocellular Carcinoma[J]. N Engl J Med,2019,380:1450-1462.

[5] LLOVET J M,RICCI S,MAZZAFERRO V,et al. Sorafenib in advanced hepatocellular carcinoma[J]. N Engl J Med,2008,359:378-390.

[6] JACKSON R,PSARELLI E E,BERHANE S,et al. Impact of viral status on survival in patients receiving sorafenib for advanced hepatocellular cancer:a meta-analysis of randomized phase Ⅲ trials[J]. J Clin Oncol,2017,35:622.

[7] 屈凤莲,郝学志,秦叔逵,等. 亚砷酸注射液治疗原发性肝癌的 Ⅱ 期多中心临床研究[J]. 中华肿瘤杂志,2011,33(9):697-701.

[8] QIN S,BAI Y,LIM H Y,et al. Randomized,multicenter,open-label study of oxaliplatin plus fluorouracil/leucovorin versus doxorubicin as palliative chemotherapy in patients with advanced hepatocellular carcinoma from Asia [J]. J Clin Oncol,2013,31:3501-3508.

[9] KUDO M,FINN R S,QIN S,et al. Lenvatinib versus sorafenib in first line treatment of patients with unresectable hepatocellular carcinoma:a randomised phase 3 non-inferiority trial [J]. Lancet,2018,391(10126):1163-1173.

[10] EL-KHOUEIRY A B,SANGRO B,YAU T,et al. Nivolumab in patients with advanced hepatocellular carcinoma(CheckMate 040):an open-label,non-comparative,phase 1/2 dose escalation and expansion trial[J]. Lancet,2017,389(10088):2492-2502.

[11] ZHU A X,FINN R S,EDELINE J,et al. Pembrolizumab in patients with advanced hepatocellular carcinoma previously treated with sorafenib(KEYNOTE-224):a non-randomised,open-label phase 2 trial[J]. Lancet Oncol,2018,19(7):940-952.

第二节　肝癌分子靶向治疗相关疗效评价标准的应用

肿瘤作为难以彻底治愈的疾病,长期以来,总生存期(overall survival,OS)的延长是评价靶向治疗疗效的金标准,也是药物上市评估的主要参考指标。OS 的优势在于评价客观,研究者的观察偏倚较少受到影响;劣势在于观测时间较长,且在评价干预措施的效果时,很容易受到后线治疗的影响。因此,基于 2017 年美国 FDA 的要求,对于标准药物批准途径,OS 的改善是主要的评价指标。但如果某种药物用于治疗对生命有严重威胁的疾病,且对疾病有明显的改善或填补治疗空白,在一定条件下可以进入加速批准途径,采用替代终点支持该药物的上市。美国 FDA 对于新药临床试验推荐的替代终点包括无进展生存期(progression-free survival,PFS)、疾病进展时间(time to progression,TTP)、无事件生存期(event-free survival,EFS),客观缓解率(objective response rate,ORR)、完全缓解率(complete response,CR)、无病生存期(disease-free survival,DFS)和至治疗失败时间(time to treatment failure,TTF)等。在这些推荐的终点指标中,与 OS 相关性较高的替代终点是 PFS。PFS 作为试验终点其优势在于观察时间较短,研究所需的样本量较小。劣势在于主观,易产生评价偏倚,无法判断对病人生存的直接影响。考虑到替代终点的客观性不足,国家药品监督管理局对新药批准上市标准则较为严格。2017 年国家药品监督管理局发布的《药物临床试验的一般考虑指导原则》指出,临床试验的主要终点需要反映药物主要的临床效果,应根据研究的主要目的进行选择。替代终点是与临床终点相关的指标,但其本身并不是临床获益的直接证据。仅当替代终点极可能或已知可以合理地预测临床终点时,替代终点才可以作为主要指标。因此,目前国家药品监督管理局对于分子靶向药物的批准上市仍以生存获益作为主要支持依据。

抗肿瘤治疗主要的疗效评价标准是 OS,而判断肿瘤治疗反应的客观评价标准则包括治疗后肿瘤 ORR,以及与 ORR 相关的 DCR、PFS 等。目前肝癌治疗疗效评价标准包括世界卫生组织(WHO)标准、RECIST 标准、RECIST 1.1 标准、mRECIST 标准以及用于免疫治疗疗效评价的 iRECIST 标准等。

一、WHO 标准

1981 年,世界卫生组织公布了第 1 个抗肿瘤治疗疗效评价标准,即 WHO 标准,首次建立了评价实体肿瘤疗效的相关术语和量度标准。WHO 标准通过测量肿瘤双径,并计算其乘积来评价治疗效果,将治疗效果分为 CR、部分缓解(partial response,PR)、疾病稳定(stable disease,SD)和疾病进展(progressive disease,PD)。CR+PR 定义为肿瘤治疗有反应,SD+PD 则为治疗无反应。WHO 标准自提出后一直为实体瘤疗效评价所用。但对肝癌而言,由于肿瘤病灶存在可测量病灶、可评价病灶以及可评价但不可测量病灶的差异,同时肝内还可存在多个病灶的可能,而 WHO 标准并未对不同肿瘤灶类型进行分类评价,也未就应测量病灶的最小数目进行明确规定,因此存在一定不足。

二、RECIST 标准

1999 年欧洲癌症治疗研究组织、美国国家癌症研究所、加拿大国家癌症研究所在 WHO 标准的基础上提出了 RECIST 标准。RECIST 标准沿用了 WHO 标准中 CR、PR、SD、PD 的疗效描述方法,将病灶测量的方法由双径测量法改为单径测量。RECIST 标准主要适用于传统细胞毒性药物直接作用于肿瘤细胞,诱导肿瘤细胞凋亡或直接杀死肿瘤细胞而引起肿瘤体积缩小的疗效评价。

三、RECIST 1.1 标准

2009 年发表的 RECIST 1.1 标准是在 RECIST 标准的基础上,将肿瘤治疗过程中淋巴结的影像学表现纳入评价指标的范畴。根据 RECIST 1.1 标准,CR 定义为肿瘤消失,PR 和 PD 定义为肿瘤长径之和至少分别缩小 30% 和增加 20%,而未达到 PR 和 PD 要求的则属于 SD。和 RECIST 标准相比,RECIST 1.1 标准重新限定了可测量靶病灶的数目,增加了病理性淋巴结的评估指南,还对评定疾病进展的百分率和绝对值作出明确规定,进一步细化了非靶病灶的进展。标准自提出后在临床上发挥了重要作用,现已成为国际多中心临床试验最广泛采用的实体肿瘤疗效评价标准。

四、mRECIST 标准

由于 RECIST 1.1 评价标准主要评价抗肿瘤治疗后肿瘤大小的变化,无法评价治疗诱导的肿瘤坏死,有可能低估接受局部治疗的疗效。2010 年 AASLD-JNCI RECIST 指南修订基于 RECIST 标准修改的疗效评价标准,目的在于将之前研究中有活性的肿瘤区域的概念补充到 RECIST 标准中,这被称为 mRECIST 标准。新的 mRECIST 标准制定之后,研究普遍发现,mRECIST 标准评价 TACE 疗效更加科学,远期疗效的观察也提示 mRECIST 标准能较好地预测预后。然而,mRECIST 也有一定的局限,尤其在接受 TACE 治疗的病人中,使用 CT 测量时,稀疏点状或弥漫性的碘油沉积,增强后受碘油强伪影干扰较难准确辨认肿瘤强化部分,利用 MRI 进行评估可以克服碘油沉积的影响。

五、免疫相关反应标准

免疫治疗作为一种新兴的治疗手段,现已被应用于包括恶性黑色素瘤、肺癌、肝癌、结直肠癌等实体肿瘤中。免疫治疗特殊的作用机制导致其具有不同于化疗及靶向治疗的肿瘤应答模式。在治疗停止后免疫治疗还可以保持持久应答,挑战了既往对于晚期肿瘤持续治疗至肿瘤进展的理念。最初,临床上采用 RECIST 1.1 实体瘤疗效评价标准判定免疫治疗药物疗效。然而,RECIST 1.1 评价标准一般在治疗后第 8 周进行,而免疫治疗存在起效慢,肿瘤假性进展等情况,采用传统的实体瘤评估标准无法准确反映免疫治疗疗效。免疫相关反应标准(immune-related response criteria,irRC)是第一个在改良的 WHO 标准上建立用于评估免疫治疗反应的标准。irRC 是基于伊匹木单抗治疗晚期黑色素瘤病人的临床试验数据制定的。该研究显示,有一小部分病人临床治疗反应延迟但较为持久。irRC 标准的制定有两个要点:①允许首次评估进展后再次经过至少 4 周复查影像学检查进行确认;②irRC 允许出现新的病灶并不认为属于 PD,而是纳入总肿瘤负荷。irRC 肿瘤基线的制定是指所有靶病灶的最大垂直直径之和(每个脏器 5 个病灶,最多不超过 15 个病灶),并在后续进行肿瘤评估时,基线病灶和新发可测量病灶(≥5.0mm×5.0mm)共同纳入总肿瘤负荷。irRC 评估标准可以避免一些存在晚期免疫治疗应答的病人过早停止治疗。然而,irRC 标准仍存在一些问题,irRC 标准和 WHO 标准一样,是基于肿瘤的二维测量,双径法的测量可能夸大了肿瘤实际变化程度,尤其在病灶变化较小时。而当它与基于一维测量的 RECIST 标准相比较时,增加了评估的可变性。早期大部分免疫治疗临床研究采用的都是 RECIST 标准评估,因此使临床试验的结论相互比较出现困难。

六、irRECIST

基于 irRC 标准,2014 年欧洲肿瘤内科年会上提出了 irRECIST 标准。该标准与 irRC 标准相比较,最大的变化是重新采用了单径测量法。在 irRECIST 标准中,可测量的病灶被定义为非淋巴结转移灶长轴>10mm,淋巴结病灶短轴>15mm。全部靶病灶完全消失,淋巴结短轴小于 10mm 且没有新发病灶,定义为 CR。肿瘤负荷与基线相比减少 30% 并且没有明确的非靶病灶进展和新发病灶出现,定义为 PR。可测量靶病灶长径总和增加 ≥5mm 且肿瘤负荷增加 ≥20%,或非靶病灶进展,或出现新发病灶,均定义为 irPD。irRECIST 标准的一个重要方面是,irPD 必须在至少 4 周后重新评估。如果重复评估时较初始影像学出现了新的明确进展,或者出现其他新病灶,即定义为确定的疾病进展。

七、iRECIST

2017 年初,为了协调评估不同免疫药物临床试验间的数据解释,RECIST 工作组与免疫治疗小组创建了免疫治疗的 RECIST 1.1 修订版——iRECIST 标准。其评价肿瘤反应类型的原则和影像学技术与 RECIST 1.1 标准基本一致,只在标记反应类型前写有"i",如 iCR、iPR、iSD。iRECIST 标准最突出的变化是引入了待证实的疾病进展(immunity unconfirmed progressive disease,iUPD)和已证实的疾病进展(immunity confirmed progressive disease,iCPD)两个新概念。其他变化涉及新病灶的评价、iUPD 评定后的缓解评价以及如何证实 iUPD 等。iRECIST 标准再次评价时间一般为 4~6 周,不超过 8 周。而对于某些假性进展发生率较高的肿瘤免疫治疗(如用伊匹木单抗治疗黑色素瘤)或已无补救治疗措施的病例,评价时间可以适当延长。对于评定为 iCPD 的病人,只要条件允许,无论病人是否继续治疗都建议持续跟踪评价。此外,RECIST 1.1 与 iRECIST 标准评价结果的差异也可为将来修订 iRECIST 标准提供依据。目前为止,iRECIST 标准提出时间尚短,因此在大多数临床试验中仍然继续使用 RECIST 1.1 标准作为主要评价标准,iRECIST 标准作为次要或研究性评价标准。

(殷欣　任正刚　秦叔逵)

参考文献

[1] HODI F S,HWU W J,KEFFORD R,et al. Evaluation of immune-related response criteria and RECIST v1.1 in patients with advanced melanoma treated with pembrolizumab[J]. J Clin Oncol,2016,34:1510-1517.

[2] SEYMOUR L,BOGAERTS J,PERRONE A,et al. iRECIST:guidelines for response criteria for use in trials testing immunotherapeutics[J]. Lancet Oncol,2017,18:e143-e152.

[3] MILLER A B,HOOGSTRATEN B,STAQUET M,et al. Reporting results of cancer treatment[J]. Cancer,1981,47:207-214.

[4] THERASSE P,ARBUCK S G,EISENHAUER E A,et al. New guidelines to evaluate the response to treatment in solid tumors. European Organization for search and treatment of cancer,National Cancer Institute of the United States,National Cancer Institute of Canada[J]. J Natl Cancer Inst,2000,92:205-216.

[5] EISENHAUER E A,THERASSE P,BOGAERTS J,et al. New response evaluation criteria in solid tumours:Revised RECIST guideline(version 1.1)[J]. Eur J Cancer,2009,45:228-227.

[6] LENCIONI R,LLOVET J M. Modified RECIST(mRECIST assessment)for hepatocellular carcinoma[J]. Semin Liver Dis,2010,30:52-60.

[7] GAVANIER M,AYAV A,SELLAL C,et al. CT imaging findings in patients with advanced hepatocellular carcinoma treated with sorafenib:Alternative response criteria(Choi,European Association for the Study of the Liver,and Modified Response Evaluation Criteria in Solid Tumor(mRECIST))versus RECIST 1.1[J]. Eur J Radiol,2016,85:103-112.

[8] WOLCHOK J D,HOOS A,O'DAY S,et al. Guidelines for the evaluation of immune therapy activity in solid tumors:immune-related response criteria[J]. Clin Cancer Res,2009,15:7412-7420.

第三节　肝癌分子靶向药物研究及十年发展历程

索拉非尼是第一个获得美国食品药品监督管理局(FDA)批准用于晚期肝癌的一线分子

靶向药物。作为口服的酪氨酸激酶抑制剂,索拉非尼通过阻断 RAF/MEK/ERK 信号通路并抑制 VEGF,PDGFR 抑制肿瘤增殖及新生血管形成。SHARP 和 ORIENTAL 两项国际多中心临床研究证实了索拉非尼在晚期肝癌中的疗效和安全性,开创了肝癌靶向治疗时代。SHARP 临床研究中,基于以丙型肝炎病毒感染引起的肝癌的欧美人群,索拉非尼和安慰剂组的中位总生存期(median overall survival,mOS)分别为 10.7 个月和 7.9 个月,疾病控制率(disease control rate,DCR)分别为 43% 和 33%,中位影像学进展时间分别为 5.5 个月和 2.8 个月,总生存期延长 44%,疾病进展时间(time to progression,TTP)延长 73%;ORIENTAL 试验在亚太地区开展,以乙型肝炎病毒感染的晚期肝癌病人为研究对象,索拉非尼和安慰剂组的 mOS 分别为 6.5 个月和 4.2 个月,DCR 分别为 35% 和 16%,中位影像学进展时间分别为 2.8 个月和 1.4 个月,OS 延长 47%,TTP 延长 74%。

继 2007 年索拉非尼被批准为晚期肝癌一线用药后,多种抗血管分子靶向药物陆续开展国际大型Ⅲ期临床试验,如布立尼布(brivanib)、舒尼替尼(sunitinib)、利尼伐尼(linifanib)等,然而这些药物在控制肝癌的疗效方面均未能超过索拉非尼,试验都以失败告终。因此,在索拉非尼获批后的 10 年间,肝癌分子靶向治疗没有出现新的进展。

仑伐替尼(lenvatinib,E7080)是新型酪氨酸激酶抑制剂。2018 年,一项开放性、多中心、Ⅲ期非劣效研究(REFLECT)证明仑伐替尼在 OS 方面不劣于索拉非尼(13.6 个月 vs 12.3 个月),而在次要终点无进展生存期(progression-free survival,PFS)(7.4 个月 vs 3.7 个月)、TTP(8.9 个月 vs 3.7 个月)、客观缓解率(objective response rate,ORR)(24.1% vs 9.2%,按 RECIST 标准)、DCR(75.5% vs 60.8%)方面均表现出优势。基于 REFLECT 研究,2018 年 9 月及 11 月,仑伐替尼先后被美国 FDA 和我国国家市场监督管理总局批准用于晚期肝癌的一线治疗。

近年来,以免疫治疗为基础的联合治疗成为抗肿瘤治疗的新疗法,也取得了令人瞩目的进步。多项不同方案的肝癌免疫联合治疗临床研究正在开展,免疫治疗联合化疗、放射治疗、抗血管生成治疗的数据不断更新,改变着肿瘤综合治疗的格局。基础研究发现,具有抗血管内皮生长因子(vascular endothelial growth factor,VEGF)受体作用的分子靶向药物可减轻由 VEGF 介导的肿瘤免疫抑制微环境,促进肿瘤微环境中 T 淋巴细胞的浸润,并增强抗 PD-1/PD-L1 抗体的疗效。2019 年 11 月,ESMO 亚洲会议公布了 IMbrave150 Ⅲ期临床试验结果,阿替利珠单抗(atezolizumab)联合贝伐珠单抗(bevacizumab)对比索拉非尼治疗不可切除的肝细胞癌,ORR 达到 36%,OS 和 PFS 均取得了统计学和临床意义上的改善,成为十年来首个优于标准疗法索拉非尼的一线治疗。基于现有的数据,美国 FDA 已经授予阿替利珠单抗+贝伐珠单抗联合方案用于晚期或转移性肝细胞癌(hepatocellular carcinoma,HCC)一线治疗的突破性疗法,因此阿替利珠单抗联合贝伐珠单抗未来将成为晚期肝癌一线治疗最具有前景的方案。

长期以来,索拉非尼治疗失败后的二线治疗探索十分困难,多项国际大型Ⅲ期临床研究均以失败告终,包括抗血管生成小分子靶向药物布立尼布,mTOR 抑制剂依维莫司(everolimus)、tivantinib(ARQ 197),单克隆抗体雷莫芦单抗(REACH study)等。瑞戈非尼是索拉非尼的氟代药物,其分子结构与索拉非尼相似,可抑制肿瘤微环境中的多种激酶,具有抗血管生成、抗肿瘤细胞增殖等作用。2016 年,瑞戈非尼二线治疗晚期肝癌 RESORCE 临床研究取得成功。该研究共纳入了 567 例索拉非尼治疗进展的晚期 HCC 病人,随机接受瑞戈非尼(374 例)或安慰剂(193 例)治疗。研究结果发现,瑞戈非尼较安慰剂可延长病人中位生存期(10.6 个月 vs 7.8 个月,$P<0.0001$)和中位疾病无进展生存期(3.1 个月 vs 1.5 个月,$P<0.0001$)。基于 RESORCE 研究,美国和我国相继批准瑞戈非尼用于索拉非尼治疗进展或

耐药的晚期肝癌病人。

卡博替尼(cabozantinib)是一种新的多靶点抗肿瘤药物,最初用于晚期甲状腺髓样癌和肾癌的治疗。针对晚期肝癌的 CELESTIAL 临床研究招募了 707 位一线靶向治疗失败的晚期肝癌病人。研究结果表明,卡博替尼治疗组病人 mOS 为 10.2 个月,安慰剂组为 8.0 个月($HR=0.76,P=0.005$);卡博替尼治疗组 mPFS 为 5.2 个月,安慰剂组为 1.9 个月($HR=0.44,P<0.001$);卡博替尼治疗组肿瘤客观反应率为 4%,安慰剂组则小于 1%($P=0.009$)。DCR 两组分别为 64% 及 33%。CELESTIAL 临床研究是继瑞戈非尼后又一项二线治疗晚期 HCC 获得成功的Ⅲ期临床研究,为 HCC 的二线治疗提供了新的选择。

甲胎蛋白(AFP)升高的晚期肝癌病人预后较差。索拉非尼治疗失败后,大约有一半的病人 AFP≥400ng/ml,需要有效的治疗药物用于这类病人。雷莫芦单抗是人 IgG1 单克隆抗体,能够抑制 VEGFR2 配体的活化。在之前的随机、对照Ⅲ期 REACH 临床研究中,雷莫芦单抗作为二线治疗索拉非尼进展晚期肝癌病人未能显著改善病人 OS,但在基线 AFP≥400ng/ml 的亚组中,OS 获得了延长。基于 REACH 研究亚组分析的结果,REACH-2 临床研究进一步评估了雷莫芦单抗用于 AFP≥400ng/ml 的晚期肝癌病人的疗效和安全性。研究结果表明,雷莫芦单抗治疗组病人中位生存期长于安慰剂组(8.5 个月 vs 7.3 个月,$HR=0.710,P=0.0199$)。无进展生存结果提示雷莫芦单抗治疗组亦优于安慰剂组(2.8 个月 vs 1.6 个月,$HR=0.452,P<0.001$)。REACH-2 临床研究是第一个基于肿瘤标志物筛选的肝癌病人人群中获得阳性结果的Ⅲ期临床研究,为基线 AFP 升高的病人的二线治疗带来了新选择。

(殷欣　任正刚　秦叔逵)

参考文献

[1] LOVET J M,RICCI S,MAZZAFERRO V,et al. Sorafenib in advanced hepatocellular carcinoma[J]. N Engl J Med,2008,359:378-390.

[2] CHENG A L,KANG Y K,CHEN Z,et al. Efficacy and safety of Sorafenib in patients in the Asia-Pacific region with advanced hepatocellular carcinoma:a phase Ⅲ randomised,double-blind,placebo-controlled trial[J]. Lancet Oncol,2009,10:25-34.

[3] KUDO M,FINN R S,QIN S,et al. Lenvatinib versus sorafenib in first line treatment of patients with unresectable hepatocellular carcinoma:a randomised phase 3 non-inferiority trial[J]. Lancet,2018,391:1163-1173.

[4] ZHU A X,PARK J O,RYOO B Y,et al. Ramucimmab versus placebo as second line treatment in patients with advanced hepatocellular carcinoma following first-line therapy with sorafenib(REACH):a randomised,double-blind,multicentre,phase 3 trial[J]. Lancet Oncol,2015,16:859-870.

[5] BRUIX J,QIN S,MERLE P,et al. Regorafenib for patients with hepatocellular carcinoma who progressed on sorafenib treatment(RESORCE):a randomised,double-blind,placebocontrolled,phase 3 trial[J]. Lancet,2017,389:56-66.

[6] ABOU-ALFA G K,MEYER T,CHENG A L,et al. Cabozantinib in patients with advanced and progressing hepatocellular carcinoma[J]. N Engl J Med,2018,379:54-63.

[7] ZHU A X,KANG Y K,YEN C J,et al. Ramucirumab after sorafenib in patients with advanced hepatocellular carcinoma and increased α-fetoprotein concentrations(REACH-2):a randomised,double-blind,placebo-controlled,phase 3 trial[J]. Lancet Oncol,2019,20:282-296.

第四节　肝癌分子靶向治疗的序贯治疗及全程管理

根据目前肝癌国际权威指南,已经获批的肝癌一线治疗药物包括索拉非尼及仑伐替尼,而二线分子靶向药物选择较多,包括瑞戈非尼,卡博替尼,雷莫芦单抗。在晚期肝癌一线及二线药物的序贯治疗中,治疗转换的时机非常重要。一般而言,一线药物治疗进展后需要更换二线靶向治疗药物。然而,病人疾病进展的具体原因及进展的模式也应具体分析。如果病人因一线药物的副作用导致药物剂量应用不足而出现疾病进展,应在病人副作用减轻或者耐受后考虑药物剂量的恢复,而非转换治疗。同样,病人一线治疗进展的模式也影响后续治疗的选择。如病人在足量应用一线治疗药物的同时发生疾病快速进展,此时应尽早转换为二线药物治疗。但如果病人肿瘤的进展缓慢,可考虑一线药物仍部分有效,此时可以联合应用免疫检查点抑制剂以提高整体疗效。

盘点索拉非尼治疗进展后的二线分子靶向药物治疗疗效,索拉非尼序贯瑞戈非尼治疗晚期不能手术切除的肝细胞癌(hepatocellular carcinoma,HCC)病人中位生存期达到 26 个月。卡博替尼二线治疗索拉非尼进展晚期 HCC 可提高病人总生存期(overall survival,OS)2.2 个月(CELESTIAL 研究)。对于甲胎蛋白(AFP)≥400ng/ml 的肝癌病人,雷莫芦单抗序贯索拉非尼二线治疗可提高病人 OS 1.2 个月(REACH-2 研究)。纳武利尤单抗治疗索拉非尼进展的病人疾病控制率(disease control rate,DCR)超过 50%,mOS 可达 15.6 个月(Check-Mate-040),亚洲人群与全球无差异。帕博利珠单抗治疗既往索拉非尼失败的病人 DCR 达62%,OS 达到 12.9 个月(Keynote 224 研究)。在 2019 美国临床肿瘤学会(ASCO)年会上,我国台湾学者报告了一项单中心研究,提示对于索拉非尼治疗后进展的肝癌病人,仑伐替尼二线治疗也是有效的。这项研究纳入 2017—2018 年收治的 70 例 HCC 病人,其中 65.7% 的病人接受过索拉非尼治疗并口服仑伐替尼(10mg/d)作为索拉非尼进展后的二线治疗。结果显示病人的中位无进展生存期(progression-free survival,PFS)为 5.3 个月,OS 达到 8.5 个月。2019 年一项日本的多中心研究回顾性地分析了来自 15 家中心的 131 例不可切除的晚期HCC 使用仑伐替尼的结果。该研究发现仑伐替尼一线治疗的肿瘤客观缓解率(objective response rate,ORR)为 40%,二线为 41%,而 DCR 在一线和二线中基本相同。因此,从真实世界的研究数据来看,仑伐替尼无论是用于一线还是后线治疗,都可以使病人获益。

由于目前肝癌尚无标准的三线靶向治疗药物,因此肝癌二线治疗失败病人的治疗选择成为肝癌系统治疗中的难题。解决的方案目前主要分为两个方面,一是系统治疗之间的联合治疗模式。免疫治疗联合血管靶向治疗,免疫治疗联合化疗,免疫检查点抑制剂之间的联合策略等;二是系统治疗和局部治疗之间的联合模式。根据系统治疗过程中肿瘤的进展情况给予相应的局部治疗,例如靶向治疗联合 TACE 或肝动脉灌注化疗,免疫治疗联合射频、局部放射治疗等治疗策略。晚期肝癌与其他瘤种的治疗模式不同,已发生远处转移的肝癌病人,在系统治疗的基础上可以针对其肝脏局部病灶进行治疗;如果肝外病灶没有进展,仅仅是肝内病灶进展时,可以先进行肝内局部治疗;当肝内广泛进展不能实施局部治疗时,再调整治疗措施。

分子靶向治疗的副作用管理是肝癌靶向治疗全程管理的重要部分。靶向治疗引起乏力,腹泻,高血压,皮疹,手足综合征等较为常见。最大限度控制副作用,实现最优化的临床治疗对改善病人预后相当重要。虽然不同靶向治疗药物的副作用不同,反应的类型、频度、严重程度存在差异,但这些副作用通常在用药早期出现,并不随治疗的持续而加重。而大多数病人副作用为轻度(1/2级),可以通过常规的手段得到有效的控制,无需中断治疗。积极与病人沟通可能的副作用,事先采取预防措施,分子靶向药物相关副作用可以减轻。

随着肝癌靶向治疗及新兴的免疫治疗的出现,肝癌系统治疗进入了多元化、多模式时代,晚期肝癌病人的生存得到了延长。今后晚期肝癌的治疗模式将向慢性病管理模式转变。深入和推广肝癌治疗全程管理的理念,充分评估病人的一般情况,基础肝病及肿瘤生物学特征,在此基础上制定合理、完整的治疗方案,并动态观察病人的治疗反应,适时修订和不断完善治疗方案,开展多学科联合的个体化治疗,才能为病人带来更好的生存获益。

(殷欣 任正刚 秦叔逵)

参考文献

[1] ABOU-ALFA G K, MEYER T, CHENG A L, et al. Cabozantinib in patients with advanced and progressing hepatocellular carcinoma[J]. N Engl J Med,2018,379:54-63.

[2] ZHU A X, KANG Y K, YEN C J, et al. Ramucirumab after sorafenib in patients with advanced hepatocellular carcinoma and increased α-fetoprotein concentrations(REACH-2):a randomised, double-blind, placebo-controlled, phase 3 trial[J]. Lancet Oncol,2019,20:282-296.

[3] EL-KHOUEIRY A B, SANGRO B, YAU T, et al. Nivolumab in patients with advanced hepatocellular carcinoma(CheckMate 040):an open-label, non-comparative, phase 1/2 dose escalation and expansion trial[J]. Lancet, 2017,389(10088):2492-2502.

[4] FINN R S, RYOO B Y, MERLE P. Pembrolizumab as second-line therapy in patients with advanced hepatocellular carcinoma in keynote-240:a randomized, double-blind, phase Ⅲ trial[J]. J Clin Oncol, 2020, 38(3): 193-202.

第六章 肝癌放射治疗的发展历程

肝癌是严重威胁我国人民生命的恶性肿瘤。对于无法手术的肝癌病人,可选的治疗手段包括 TACE、RFA、放射治疗、系统治疗等。放射治疗是利用放射线治疗肿瘤的一种局部治疗手段,分为外放射治疗和内放射治疗。外放射治疗是利用设备产生放射线,穿过体表,聚焦于肿瘤;内放射治疗是利用放射性同位素,植入或经管道进入肿瘤,由同位素产生的粒子射线杀伤肿瘤。外放射治疗设备有产生高能 X 线的直线加速器、γ 刀、射波刀、螺旋断层放射治疗、质子和重离子加速器等;内放射治疗如碘-131 粒子和碘-125 粒子、同位素标记单克隆抗体、钇-90 玻璃微球等。随着放射治疗设备的不断进步,图像引导下的放射治疗得到普及,肝癌放射治疗的效果有了较大的提高,已经成为不能手术切除肝癌的重要治疗手段之一。

第一节 肝癌放射治疗的历史沿革

放射治疗是通过射线直接或间接导致肿瘤细胞死亡。治疗所使用的放射线有光子和粒子束,这些射线能够破坏肿瘤细胞 DNA 中的双螺旋结构,使细胞不能复制和增殖,从而达到治疗目的。放射线的发现距今已有百余年的历史,自 1895 年伦琴发现了 X 线,1896 年居里夫人发现了镭,它的生物学效应很快得到认识,渐渐地应用于一些浅表肿瘤的治疗。肝癌的放射治疗从最初的全肝放射治疗、全肝移动条放射治疗进展到三维适形放射治疗(three-dimensional conformal radiation therapy,3D-CRT)、调强放射治疗(intensity modulated radiation therapy,IMRT),到目前备受重视的图像引导下的放射治疗包括立体定向放射治疗(stereotactic body radiation therapy,SBRT)等,放射治疗技术有了飞跃性的发展。

1956 年 Ariel 报告了用钴-60 机治疗转移性或原发性肝癌。当时因照射技术条件所限,采取的是全肝放射治疗策略。然而,肝细胞癌根治放射剂量需要达到 60Gy 以上的常规分割,而全肝照射的耐受剂量为 30Gy,治疗过程中正常肝脏受到了较大体积的照射,不仅达不到杀灭肝癌所需的根治性剂量,还容易出现放射性肝损伤。因此,肝癌的放射治疗很少应用。

20 世纪 70 年代初,放射治疗学专家开始采用移动条全肝照射技术治疗肝癌。移动条照射把全肝受照剂量控制在相当于 30Gy 的常规分割量,一定程度上提高了肝脏对放射治疗的耐受性。我国于尔辛教授等利用移动条放射治疗,结合健脾理气中药治疗肝癌,他们回顾性分析报道了 228 例肝癌病人,1、3、5 年生存率达到了 59%、34%、25%。然而,有学者指出,移动条照射技术无论是理论还是实践,在放射生物学角度都存在严重缺陷:例如,由于选择性不强,致使肿瘤和正常肝脏都受到照射;在肿瘤组织上分割照射野使同一时间肿瘤内放射线剂量分布不均匀;在正常肝组织修复的同时肿瘤的放射损伤也得到修复;治疗周期长而且剂量的计算相对复杂。自影像技术的普及,全肝移动条照射已逐渐被 3D-CRT、IMRT 等先进的放射治疗技术代替。

20 世纪 90 年代以前,受传统二维放射治疗技术手段的限制,肝癌放射治疗的效果较差且对肝脏损伤较大。这导致大多数肿瘤科医生,包括放射治疗科医生在内,都产生了一些悲观的结论,认为肝癌是不适合接受放射治疗的肿瘤,肝癌的放射治疗只在少数几家医院开展。20 世纪 90 年代中期之后,随着影像技术的发展和提高,放射治疗应用于肝癌病人的安全性和有效性得到了很大的提高,如 3D-CRT、IMRT 和图像引导下的放射治疗等的应用,为肝癌治疗提供了新的机遇。

3D-CRT 是利用 CT 图像重建三维结构,通过共面或非共面高能射线束入射,依肿瘤的大小、形态做相应的剂量调整(制作挡铅或应用加速器配备的多叶光栅),使照射野形状与所在该方向上靶区的几何投影形状相同,目前国内大部分基层放射治疗单位已经普及。与二维放射治疗相比,3D-CRT 能大大减少正常组织的照射剂量,提高肿瘤区的放射剂量,从而降低副作用的发生率,提高疗效。

IMRT 是在 3D-CRT 的基础上,优化配置照射野内各线束的权重,使高剂量区的分布在三维方向上与靶区形状保持一致,并减少射线在靶区外正常组织的剂量分布。因此它能更好地保护相邻的重要组织器官,治疗形状很不规则的肿瘤,已成为目前主流的放射治疗技术。

图像引导下的放射治疗(IGRT)是在 IMRT 的基础上,放射治疗设备增加了图像采集系统,每次放射治疗前采集病人肿瘤所在层面的图像,并与放射治疗计划系统产生的图像匹配,只有两者匹配准确,才施以射线进行放射治疗,从而大大降低了分次间的摆位误差,放射治疗的精度进一步提高。

肝癌的 SBRT 属于图像引导下的放射治疗,是一种具有三维、集束聚焦、低分割等特点的高精度放射治疗。相比常规放射治疗技术,SBRT 单次剂量大、分割次数少,可以使肿瘤获得较高的生物等效剂量,而小野集束聚焦的特点可使靶区外剂量迅速递减,在肿瘤产生局灶性毁损的效果同时,将正常组织受到的损伤降到最低程度。由于总治疗时间缩短,也增加了病人的依从性,成为目前肝癌放射治疗的主要发展方向。在临床疗效方面,SBRT 具有对恶性肿瘤局部控制率高、副作用较轻的特点,被证实可作为小肝癌的替代治疗、肝移植前的桥接治疗,或联合 TACE 用于部分不可手术的肝癌病人的肝内或肝外病灶。

(殷欣 孙菁 任正刚)

参考文献

[1] ARIEL I M. The treatment of primary and metastatic cancer of the liver[J]. Surgery,1956,39(1):70-91.

[2] 于尔辛. 肝癌放射综合治疗述评[J]. 实用肿瘤杂志,1997,12(2):57-58.

[3] LI B,YU J,WANG L,et al. Study of local three-dimensional conformal radiotherapy combined with transcatheter arterial chemoembolization for patients with stage Ⅲ hepatocellular carcinoma[J]. Am J Clin Oncol,2003,26:e92.

[4] CHOI S H,SEONG J. Strategic Application of Radiotherapy for Hepatocellular Carcinoma[J]. Clin Mol Hepatol,2018,24:114-134.

[5] SANUKI N,TAKEDA A,OKU Y,et al. Stereotactic body radiotherapy for small hepatocellular carcinoma:a retrospective outcome analysis in 185 patients[J]. Acta Oncol,2014,53:399-404.

［6］LI X L,GUO W X,HONG X D,et al. Efficacy of the treatment of transarterial chemoembolization combined with radiotherapy for hepatocellular carcinoma with portal vein tumor thrombus:A propensity score analysis［J］. Hepatol Res,2016,46:1088-1098.

［7］MOORE A,COHEN-NAFTALY M,TOBAR A,et al. Stereotactic body radiation therapy(SBRT)for definitive treatment and as a bridge to liver transplantation in early stage inoperable hepatocellular carcinoma［J］. Radiat Oncol,2017,12:163.

第二节　肝癌外放射治疗的临床实践

近几年,随着科学技术的进步,放射治疗技术的发展也突飞猛进,已进入精确定位、精确计划、精确实施的精确放射治疗新时代。以图像引导下的放射治疗为特点的精确放射治疗,治疗恶性肿瘤的疗效明显提高,正常组织的并发症大大减少,延长了肿瘤病人的生存期并提高了生存质量。

20 世纪 60 年代,日本人高桥(Takahashi)首先提出了适形治疗(conformal therapy)的概念。20 世纪 90 年代后期,三维适形放射治疗开始尝试应用于原发性肝癌病人,并逐渐成为肝癌外照射的主流技术。瑞典放射物理学家 Brahme 教授随后又提出了调强的概念,调强适形放射治疗设备技术通过改变靶区内的射线强度,使靶区内的任何一点都能得到相对均匀的剂量。但由于肝脏的呼吸运动,调强适形放射治疗应用于肝癌的精确性仍存在诸多不确定性,需与影像引导技术和呼吸门控设备配合,才能保证治疗精度。

肝癌立体定向放射治疗(stereotactic body radiation therapy,SBRT)是通过特殊的设备装置,将许多窄束放射线聚集于肿瘤靶区,给予较大剂量照射,从而使肿瘤区域接受足够高的治疗剂量,导致肿瘤局部坏死,局部控制率显著提高,而正常组织受到的损伤降至最低程度,达到放射性消融的效果。要实现 SBRT 技术,必须有四维的影像设备引导、精确的病人体位固定等技术。目前,很多放射治疗设备包括带有图像引导的 C 型臂直线加速器、射波刀、螺旋断层放射治疗(tomotherapy system,TOMO)等均可以满足要求。SBRT 在实体瘤的治疗中适合于较小的病灶,目前主要用于那些不适合手术切除或消融的小肝癌。

TOMO 系统是采用螺旋 CT 扫描方式治疗癌症的放射治疗设备,通过图像引导功能和结合螺旋照射方式,实现对肿瘤的高精度放疗。TOMO 系统通过在治疗前或治疗中实时监测的 CT 影像数据,纠正肿瘤靶区位移,实现了对肿瘤的精确定位及治疗。同时,由于 TOMO 系统本身就是安装在螺旋 CT 机架上,CT 图像导航的成像源和 6MV 射线治疗源完全相同,无传统加速器的成像等中心和治疗等中心的偏差问题。

伽马刀又称为伽马射线立体定向治疗系统。伽马刀能够实现肿瘤的精确 SBRT,高剂量的伽马射线几何聚焦于肿瘤的靶区,可以实现病灶区高受照剂量,邻近正常组织低受照剂量,既能最大限度提升抗肿瘤效果,又能保护邻近正常组织,减少放射治疗危害,实现优化近期治疗效果的目的。伽马刀最早应用于治疗直径小于 3cm 的单发或多发颅内转移瘤(不超过 3 个)。由于肝脏存在呼吸运动的影像,伽马刀缺少图像引导系统和呼吸追踪系统,因此在整个肝癌放射治疗过程中,存在不确定性。尽管如此,已有利用伽马刀治疗不能手术或拒绝手术的小肝癌报道。龙志雄等用体部伽马刀治疗原发性小肝癌 20 例,其 1、3、5 年生存率分别为 95%、68%、53%,取得了较好的疗效。蔡鹏等通过伽马刀治疗 52 例原发性小肝癌 60 个病灶的观察,总有效率(PR+CR+SD)为 93.3%,甲胎蛋白(AFP)下降率为 82.7%,半年以上生存率为90.4%,病人的生存质量也得到了显著提高。但目前的临床研究多限于小样本、非对照的回顾性研究,还需要有进一步的前瞻性对照研究加以证实。

图像引导下的SBRT小肝癌的报道渐多,形成了亚太共识。最近Kim等回顾比较了SBRT与消融治疗肝癌的多中心研究,就局部控制率而言,SBRT较射频消融(radiofrequency ablation,RFA)的肿瘤局部控制率好,3年局部复发率分别为21%和28%(P<0.001)。Hara等的研究针对直径小于3cm、病灶数不超过3个的肝癌,肿瘤放射治疗剂量为35~45Gy/5~15Fx,结果显示SBRT与射频治疗的3年总生存率分别为70.4%与69.1%,生存获益相似。肿瘤的3年局部复发率分别为5.3%与12.9%,在局部病灶控制方面,SBRT比射频治疗更有优势。

质子重离子放射治疗技术在肝癌放射治疗处于摸索阶段。常规放射治疗的射线是光子(如高能X线、⁶⁰Co射线等),在经过人体组织尚未到达肿瘤靶区时能量就会大量衰减,这既影响了肿瘤靶区剂量分布,也导致周围组织受到较大辐射损伤。理论上,质子和重离子射线在进入人体的过程中能量释放很少,到达肿瘤靶区时能量全部释放,形成"布拉格峰"(Bragg peak),使肿瘤靶区接受了较大放射剂量,而周围组织的损伤则迅速下降到最低。重离子放射治疗使用的是比质子具有更高能量的粒子射线(通常是碳离子),能有效杀灭乏氧或放射治疗抵抗的肿瘤细胞,并且对各个细胞周期的肿瘤细胞都具有杀伤作用,因此比质子束更有优势。Komatsu S等探索343例接受质子(242例)或重离子(101例)治疗的肝癌病人的疗效和安全性,结果表明接受质子治疗肝癌病人治疗后肿瘤局部控制率达90.8%,5年生存率为38.2%,而重离子治疗病人局部控制率为93%,5年生存率为36.3%,且无3级或4级以上毒性反应。

(殷欣　孙菁　任正刚)

参考文献

[1] CHINO F,STEPHENS S J,CHOI S S,et al. The role of external beam radiotherapy in the treatment of hepatocellular cancer[J]. Cancer,2018,124:3476-3489.

[2] FENG M,SURESH K,SCHIPPER M J,et al. Individualized adaptive stereotactic body radiotherapy for liver tumors in patients at high risk for liver damage[J]. JAMA Oncol,2018,4:40-47.

[3] LI P,XIA T,CHANG D. γ-ray stereotactic body radiation therapy for patients with primary hepatic carcinoma of stage Ⅰ/Ⅱ[J]. Int J Radiat Oncol Biol Phys,2012,84:334-335.

[4] 龙志雄,王建国,李卫东,等. 体部伽马刀治疗原发性小肝癌的疗效观察[J]. 中华放射肿瘤学杂志,2008,17(5):348-349.

[5] 蔡鹏,孙劲松,杨士勇. 全身γ刀治疗52例原发性肝癌近期疗效观察[J]. 中国肿瘤临床与康复,2002,9(5):97.

[6] ZENG Z C,SEONG J,YOON S M,et al. Consensus on stereotactic body radiation therapy for small-sized hepatocellular carcinoma at the 7th asia-pacific primary liver cancer expert meeting[J]. Liver Cancer,2017,6:264-274.

[7] KIM N,CHENG J,JUNG I,et al. Stereotactic body radiation therapy vs. radiofrequency ablation in Asian patients with hepatocellular carcinoma[J]. J Hepatol,2020,73(1):121-129.

[8] HARA K,TAKEDA A,TSURUGAI Y,et al. Radiotherapy for hepatocellular carcinoma results in comparable survival to radiofrequency ablation:a propensity score analysis[J]. Hepatology,2019,69:2533-2545.

[9] KOMATSU S,FUKUMOTO T,DEMIZU Y,et al. Clinical results and risk factors of proton and carbon ion therapy for hepatocellular carcinoma[J]. Cancer,2011,117:4890-4904.

第三节　外放射治疗在肝癌局部治疗中的临床证据

近年来得益于放射治疗技术的日益发展和放射治疗设备的更新,其在各期肝癌治疗中的作用得到重视。2009 年,外放射治疗被美国国立综合癌症网络(NCCN)指南推荐为肝癌的治疗方法之一。2018 版 NCCN 肝癌诊疗指南更明确指出,无论肿瘤位于什么位置,都适合进行三维适形放射治疗、调强放射治疗或立体定向放射治疗,2019 年的 NCCN 肝癌指南又进一步推荐图像引导下的放射治疗。

我国的《中国临床肿瘤学会(CSCO)原发性肝癌诊疗指南》根据不同级别的证据,也推荐了立体定向放疗用于早期小肝癌的治疗,局部放疗用于中期肝癌联合 TACE 治疗及肝外转移灶的治疗等。

一、巩固肝内肿瘤的介入治疗效果

国内回顾性资料显示,TACE 结合外放射治疗与单纯介入治疗比较,2 年和 3 年生存率分别是 42.3%和 26.5%、24.0%和 11.1%($P = 0.026$)。韩国的回顾性研究显示,TACE 结合外放射治疗与单纯 TACE 比较,2 年生存率分别是 36.8%和 14.3%($P = 0.001$)。Huo 等荟萃分析认为,对于中晚期肝癌,相比于单纯介入治疗,介入联合外放射治疗可以明显地提高总体生存率,尤其是长期的生存率。但目前获得的证据主要是探索性的回顾性研究,尚需要前瞻性的随机对照研究进一步证实。

二、合并门静脉/下腔静脉癌栓接受外放射治疗

一项来自韩国的随机对照研究将伴有癌栓的病人随机分为 TACE+RT 组和索拉非尼组,前者 TACE 处理肝内病灶而放射治疗处理癌栓及邻近 2cm 肝内病灶,放射治疗剂量为 45Gy,2.5~3Gy/Fx;结果发现:TACE+RT 组的中位总生存期(overall survival,OS)及中位无进展生存期(progression-free survival,PFS)均较索拉非尼组显著延长(mPFS:30.0 周 vs 11.3 周,$P < 0.001$;mOS:55.0 周 vs 43 周,$P = 0.04$)。上海东方肝胆外科医院程树群团队的一项多中心随机对照研究显示,可切除的伴门静脉癌栓的肝细胞癌病人被随机分为术前新辅助放射治疗组(82 例)和单纯手术切除组(82 例)两组,术前放射治疗剂量为肿瘤及门静脉癌栓 18Gy/6Fx,放射治疗后 4 周左右手术,结果发现:1、2 年总生存率,术前放射治疗组(75.2%、27.4%)均较单纯手术切除组(43.1%、9.4%)显著提高。

三、小肝癌或早期肝癌的放射治疗

早期肝癌的治疗手段主要为手术和肝移植及射频消融(radiofrequency ablation,RFA)。当病人由于各种原因不适合或拒绝有创性的手术或 RFA 时,特别是针对不适合消融的部位,立体定向放射治疗(stereotactic body radiation therapy,SBRT)是较好的替代治疗。最近,Kim 等发表了多中心回顾性匹配分析方法比较小肝癌接受 SBRT 或射频治疗的效果。结果显示,就局部控制率而言,SBRT 较 RFA 的肿瘤局部控制率好,3 年局部复发率分别为 21%和 28%。来自美国梅奥医学中心的研究者通过美国国家癌症数据库数据(NCD),采用倾向评分匹配分析,比较了非手术的 TNM Ⅰ期或Ⅱ期肝癌病人接受 RFA 和 SBRT 的疗效。结果发现,RFA 组病人 5 年总体生存率为 29.8%(95%CI:24.5%~35.3%),SBRT 组为 19.3%(95%CI:

13.5%~25.9%,$P<0.001$)。韩国的 Lee 等研究者发表的荟萃分析比较了肝癌 RFA 及 SBRT 的疗效,研究共纳入 11 项研究,涉及 2 238 名病人。结果发现,SBRT 组的病人 2 年的肿瘤局部控制率(83.8%,95% CI:77.6%~88.4%)高于 RFA 组(71.8%,95% CI:61.5%~80.2%,$P=0.024$)。但在总生存率方面,RFA 组病人具有更好的生存获益,SBRT 组病人死亡风险高于 RFA 组病人 1.43($HR=1.43$,95% CI:1.05~1.95,$P=0.023$)。SBRT 在小肝癌治疗中的实践,显示出良好的局部控制率和生存改善。但目前的研究大多随访时间有限,缺乏足够的长期生存数据,此外也需要进一步的前瞻性多中心的对照研究确认其长期疗效。

四、外放射治疗成为肝外转移灶的优势治疗手段

肝细胞癌肝外转移包括淋巴结转移、肺转移、骨转移、肾上腺转移、脑转移等。这些情况需要进行包括放射治疗在内的多学科综合治疗。曾昭冲等的回顾性研究将伴有淋巴结转移的肝细胞癌病人分为接受和不接受外放射治疗两组,结果发现,接受外放射治疗组的 mOS 为 9.4 个月,不接受放射治疗组的 mOS 为 3.3 个月,单因素和多因素分析都有显著差异($P<0.001$)。其他的研究也显示,外放射治疗对肝细胞癌的淋巴结转移是安全有效的;对其他部位的转移,也可达到局部控制,缓解症状,从而带来生存获益。

综上所述,肝癌的外照射放射治疗在早、中、晚期肝癌的治疗中扮演了重要的角色。小肝癌不宜行手术切除及 RFA 时,立体定向放射治疗可以作为替代治疗手段;对局限于肝内病灶的病人,接受介入化疗栓塞后,如有肿瘤残存,外照射放射治疗可以补充介入治疗的不足,特别是对于合并门静脉癌栓方面,联合治疗值得进一步探索和研究。对于具有肝外转移(淋巴结、骨、肾上腺、肺、脑转移等)的晚期肝癌病人,转移灶浸润、压迫导致相应的症状或并发症,外照射放射治疗可以有效缓解症状,提高病人的生存质量。尽管目前为止,针对不同分期的肝癌外照射放射治疗循证医学证据级别不是很高,但仍应充分考虑放射治疗可能给病人带来的生存获益及生活质量的改善,鼓励研究者进行高级别的前瞻性临床研究。

(殷欣　孙菁　任正刚)

参考文献

[1] NCCN,National Comprehensive Cancer Network. NCCN Clinical Practice Guidelines in Oncology:Hepatobiliary Cancers(Version 4. 2018-October 22,2018)[EB/OL]. [2020-12-05]. https://www.nccn.org/.

[2] ZENG Z C,TANG Z Y,FAN J,et al. A comparison of chemoembolization combination with and without radiotherapy for unresectable hepatocellular carcinoma[J]. Cancer J,2004,10:307-316.

[3] SHIM S J,SEONG J,HAN K H,et al. Local radiotherapy as a complement to incomplete transcatheter arterial chemoembolization in locally advanced hepatocellular carcinoma[J]. Liver Int,2005,25:1189-1196.

[4] HUO Y R,ESLICK G D. Transcatheter arterial chemoembolization plus radiotherapy compared with chemoembolization alone for hepatocellular carcinoma:a systematic review and meta-analysis [J]. JAMA Oncol, 2015:756-765.

[5] YOON S M,RYOO B Y,LEE S J,et al. Efficacy and safety of transarterial chemoembolization plus external beam radiotherapy vs sorafenib in hepatocellular carcinoma with macroscopic vascular invasion:a randomized clinical trial[J]. JAMA Oncol,2018,4:661-669.

[6] WEI X B,JIANG Y B,ZHANG X P,et al. Neoadjuvant three-dimensional conformal radiotherapy for resectable hepatocellular carcinoma with portal vein tumor thrombus:a randomized,open-label,multicenter controlled study[J]. J Clin Oncol,2019,37:2141-2151.

［7］　KIM N,CHENG J,JUNG I,et al. Stereotactic body radiation therapy vs. radiofrequency ablation in Asian patients with hepatocellular carcinoma［J］. J Hepatol,2020,73（1）:121-129.

［8］　RAJYAGUR U,DEVALKUMAR J,BORGER T,et al. Radiofrequency ablation versus stereotactic body radiotherapy for localized hepatocellular carcinoma in nonsurgically managed patients:analysis of the national cancer database［J］. J Clin Oncol,2018,36:600-608.

［9］　LEE J,SHIN I S,YOON W S,et al. Comparisons between radiofrequency ablation and stereotactic body radiotherapy for liver malignancies:meta-analyses and a systematic review［J］. Radiother Oncol,2020,145:63-70.

［10］　ZENG Z C,TANG Z Y,QIN L X,et al. Consideration of the role of radiotherapy for lymph node metastases in patients with HCC-A retrospective analysis for prognostic factors from 125 patients［J］. Int J Radiat Oncol Boil Phys,2005,63:1067-1076.

［11］　KIM K,CHIE E K,KIM W,et al. Absence of symptom and intact liver function are positive prognosticators for patients undergoing radiotherapy for lymph node metastasis from hepatocellular carcinoma［J］. Int J Radiat Oncol Biol Phys,2010,78:729-734.

［12］　YAMASHITA H,NAKAGAWA K,SHIRAISHI K,et al. Radiotherapy for lymph node metastases in patients with hepatocellular carcinoma:retrospective study［J］. J Gastroenterol Hepatol,2007,22:523-527.

［13］　ZHOU L Y,ZENG Z C,FAN J,et al. Radiotherapy treatment of adrenal gland metastases from hepatocellular carcinoma:clinical features and prognostic factors［J］. BMC Cancer,2014,14:878.

［14］　HE J,ZENG Z C,TANG Z Y,et al. Clinical features and prognostic factors in patients with bone metastases from hepatocellular carcinoma receiving external-beam radiotherapy［J］. Cancer,2009,115:2710-2720.

［15］　JIANG W,ZENG Z C,ZHANG J Y,et al. Palliative radiation therapy for pulmonary metastases from hepatocellular carcinoma［J］. Clin Exp Metastasis,2012,29:197-205.

［16］　PARK Y,KIM K S,KIM K,et al. Nomogram prediction of survival in patients with brain metastases from hepatocellular carcinoma treated with whole-brain radiotherapy:a multicenter retrospective study［J］. J Neurooncol,2015,125:377-383.

［17］　中华医学会放射肿瘤学分会,中国生物医学工程学会精确放疗分会肝癌学组与消化系统肿瘤专家委员会,中国研究型医院学会放射肿瘤学分会肝癌学组. 2016 年原发性肝癌放疗共识［J］. 中华放射肿瘤学杂志,2016,25（11）:1150.

第四节　肝癌内放射治疗

内放射治疗是利用人体的自然腔道或组织间隙,或通过介入的手段,将放射源置放邻近肿瘤的体内腔隙,或在图像引导下植入病人肿瘤所在的部位,使放射剂量集中于肿瘤区域。内放射治疗技术,根据其放置方式的不同又可分为永久性(放射性粒子植入)和暂时性(后装放射治疗)两种。内放射治疗因其高度的靶向性使肿瘤区放射强度远大于正常组织的放射强度,从而达到有效杀伤肿瘤的目的。

就肝癌而言,目前常用于原发性肝癌内放射主要有选择性内放射栓塞治疗(selective internal radiation therapy,SIRT),如^{90}Y 微球、碘-131 标记的单克隆抗体、放射性碘-131 标记碘化油、碘-125 粒子植入等。同位素标记的碘油最早用于肝癌的治疗。1984 年 Shimabukuro K 将碘-131 标记碘化油用于肝癌的治疗,碘油的这种亲肿瘤特性能够使碘-131 长久滞留在肿瘤区域,从而发挥局部放射治疗作用和阻断肝癌血供的双重作用。

放射性粒子植入近距离放射治疗技术在中国肝癌病人中应用相对较多。其特点是通过影像导引系统,将微型放射源粒子(碘-131 粒子)植入肿瘤组织内或受肿瘤侵犯的管腔内,如合并癌栓的门静脉内。通过放射性粒子产生低剂量持续性射线,以达到治疗肿瘤的目的。碘-125 粒子植入治疗主要应用于伴门静脉癌栓(portal vein tumor thrombus,PVTT)的中晚期肝癌病人,通常与门静脉支架及 TACE 联合应用,因放射性粒子直接置入门静脉管腔内,在不增加放射治疗相关副作用的同时,可显著改善病人生存。但其操作过程与辐射剂量尚无规范化标准,也缺乏商品化的放射性粒子支架和放射治疗计划系统,难以实现靶区剂量的绝对均匀,且缺乏高级别证据的支持,有待于更严格的规范指导及前瞻性的研究证实其疗效。

SIRT 是一种特殊的近距离放射治疗方法,是将具有放射活性的微球,通过肝动脉注射至肿瘤部位,从而实现对肿瘤进行选择性内照射的技术。其最常用的放射性核素(钇-90),包括玻璃微球与树脂微球两种类型。钇-90 半衰期较短,释放 β 射线,应用比较安全,常作为理想的治疗用放射性核素。标记放射性核素的微球通过肝动脉注入肿瘤内,既具有栓塞作用,又实现针对肿瘤的高剂量内照射,同时减小对邻近正常组织的损伤。Vilgrain V 等在法国 25 家肝病诊疗中心开展的一项多中心、开放标签的随机对照Ⅲ期试验(SARAH)探索了 SIRT 对比索拉非尼治疗晚期肝癌的疗效。研究入组了 400 例巴塞罗那标准 C 期的晚期 HCC 病人,200 例病人接受了放射栓塞治疗,200 例病人接受了索拉非尼治疗。研究结果发现索拉非尼组中位总生存期为 9.9 个月,SIRT 组的中位总生存期为 8 个月,差异无统计学意义。但研究指出,SIRT 可显著降低肝癌病人治疗的副作用,提高生活质量,可以为不能手术切除的中晚期肝癌病人带来获益。

目前国外有以后装治疗技术为基础的 CT 引导下高剂量率近距离放射治疗(computed-tomography-guided high-doserate brachytherapy,CT-HDRBT)应用于肝癌,其放射源以铱-192 为主。ESMO 2019 年指南推荐 HDRBT 可用于不可行手术切除的肝癌病人,或替代 TACE 作为肝癌病人肝移植的桥接治疗。国外有研究发现,相比常规 TACE,CT-HDRBT 可获得更好的肿瘤缓解率。目前 CT-HDRBT 治疗的临床应用与研究在中国鲜有开展,其疗效与副作用尚缺乏相关临床数据。

内放射治疗的出现为肿瘤的治疗开辟了一条新的途径。随着基础医学的发展,肝癌的内放射治疗逐渐向对肿瘤精确的定位方面发展。目前临床应用的内放射治疗特别是放射性粒子植入仍需要完善技术规范及指南;放射性微球与传统 TACE 的应用,如何选择适宜的病人等,有待更进一步的前瞻性临床研究探索。相信在不久的将来,肝癌的内放射治疗技术作为一种放射治疗手段会进一步完善,提高疗效及安全性。

(殷欣　孙菁　任正刚)

参考文献

[1] KOBAYASHI H,NAKAJO M,SHIMABUKURO K,et al. Possibility of radiotherapy of hepatic cancer by transcatheter arterial embolization with radioactive Lipiodol[J]. Nippon Acta Radiol,1984,44:96.

[2] SUN H,ZHANG M,LIU R,et al. Endovascular implantation of 125I seed combined with transcatheter arterial chemoembolization for unresectable hepatocellular carcinoma[J]. Future Oncol,2018,14:1165-1176.

[3] ZHANG Z H,ZHANG W,GU J Y,et al. Treatment of hepatocellular carcinoma with tumor thrombus with the use of iodine-125 seed strand implantation and transarterial chemoembolization:a propensity-score analysis[J]. J Vasc Interv Radiol,2018,29:1085-1093.

[4] VILGRAIN V,PEREIRA H,ASSENAT E,et al. Efficacy and safety of selective internal radiotherapy with yttrium-90 resin microspheres compared with sorafenib in locally advanced and inoperable hepatocellular carcinoma(SARAH):an open-label randomised controlled phase 3 trial[J]. The Lancet Oncol,2017,18:

1624-1636.

［5］VOGEL A,CERVANTES A,CHAU I,et al. Hepatocellular carcinoma:ESMO Clinical Practice Guidelines for diagnosis,treatment and follow-up[J]. Ann Oncol,2019,30:871-873.

［6］DENECKE T,STELTER L,SCHNAPAUFF D,et al. CT-guided Interstitial Brachytherapy of Hepatocellular Carcinoma before Liver Transplantation:an Equivalent Alternative to Transarterial Chemoembolization? [J]. Eur Radiol,2015,25:2608-2616.

第五节　放射治疗在肝癌综合治疗中的应用

肝癌是一种高转移特性的全身性疾病,手术治疗、介入治疗、放射治疗、消融治疗等局部治疗策略可以获得显著的局部缓解,但却无法阻止治疗后肿瘤的复发转移。基于近几年靶向治疗及免疫治疗的新进展,肝癌的治疗模式发生了显著的改变,多模式的联合治疗在肝癌治疗中广泛应用。《原发性肝癌诊疗规范(2019 年版)》明确提出应重视肝癌的综合治疗,包括局部联合局部治疗、局部联合全身治疗等模式,减少肝癌的进展与转移。

TACE 是不能手术的中晚期肝细胞癌病人主要的局部治疗手段。由于 HCC 为肝动脉与门静脉双重血供,TACE 治疗后常有门静脉供血部分肿瘤残留,导致肿瘤控制不佳。TACE 结合外放射治疗可提高肿瘤控制率并延长病人生存期。2015 年发表的一项 TACE 联合放射治疗对比单纯 TACE 治疗的荟萃分析,共纳入 25 项临床研究(11 项为小样本随机对照研究,14 项为非随机对照研究),包括 2577 例 HCC 病人。结果显示:放射治疗联合 TACE 组达到完全缓解率(complete response,CR)和部分缓解(partial response,PR)的比例明显优于单纯 TACE 治疗病人($P<0.001$)。两组病人的中位生存时间分别为 22.7 个月和 13.5 个月($P<0.001$)。亚组分析显示,无论是否合并门静脉癌栓(PVTT),放射治疗联合 TACE 治疗的 1、2、3 年生存期均显著优于单纯 TACE 治疗。然而,研究指出,放射治疗联合 TACE 提高病人生存期的同时也增加了胃肠道溃疡、ALT 升高和胆红素升高的风险。韩国 Yoon 团队的一项单中心随机前瞻性临床研究,入组 90 例影像学可见的肝癌合并门静脉癌栓病人,每组各 45 例,一组给予 TACE 联合放射治疗,另一组给予口服索拉非尼一天两次,每次 400mg。TACE 联合外放射治疗组的病人中位生存期 12.8 个月,索拉非尼治疗组的中位生存期为 10.0 个月,两组间的差异有统计学意义($P=0.04$)。

在放射治疗联合分子靶向治疗的研究中,Ricke J 等开展了一项欧洲多中心前瞻性临床研究(SORAMIC study),探索了 SIRT 序贯索拉非尼治疗对比索拉非尼单药治疗进展期肝癌的安全性及疗效。研究通过 8.3 个月的随访初步发现,联合治疗组和单药治疗组病人≥3 级的药物不良事件发生率相仿。结论认为,病人对于 SIRT 序贯索拉非尼治疗耐受性较好,生存数据目前仍在随访中。在 2019 APPLE 年会上,我国学者陈永顺汇报了其开展的临床研究:研究招募合并门静脉癌栓的肝癌病人共 60 例,初步结果显示,阿帕替尼联合放射治疗治疗晚期肝癌,客观缓解率(objective response rate,ORR)达 30.8%、疾病控制率(disease control rate,DCR)达 90%,疗效令人鼓舞。

在外放疗联合化疗治疗晚期肝癌的研究中,日本学者 Kodama K 通过回顾性分析比较了肝动脉灌注化疗联合外放射治疗对比索拉非尼治疗合并门静脉主干癌栓的 108 例 Child-Pugh≤7 的晚期肝癌病人的疗效。研究发现,68 例接受肝动脉灌注化疗联合放射治疗的病人总生存期(overall survival,OS)、无进展生存期(progression-free survival,PFS)及进展后生存期(post-progression survival,PPS)均明显长于索拉非尼治疗组病人(OS:9.9个月 vs 5.3个月,P=0.002;PFS:3.9个月 vs 2.1个月,P=0.048;PPS:3.7个月 vs 1.9个月,P=0.02)。研究认为,对于合并门静脉主干癌栓但肝功能仍处于代偿期的晚期肝癌病人,肝动脉灌注化疗联合局部放射治疗优于索拉非尼单药治疗。

有研究显示,对局部肿瘤病灶进行外放射治疗时,远处未治疗的转移肿瘤也会缩小,即所谓的"远位效应"。但从目前研究来看,局部放射治疗引起远位效应仅在少数肿瘤病人中出现。但从理论上而言,放射治疗后肿瘤细胞释放肿瘤抗原,有助于引发免疫杀伤作用的活化,联合 PD-1 抗体治疗将会起到协同作用,提高肿瘤控制率。一项 I 期前瞻性临床试验论证了 SBRT 联合 PD-1 抗体治疗转移性实体瘤的有效性及安全性。研究共纳入79 例转移性实体瘤病人,对转移灶行立体定向放射治疗并在放射治疗结束后 7 天内给予PD-1 抗体(帕博利珠单抗单药)治疗。在影像随访的 68 例病人中,ORR 为 13.2%,OS 为9.6 个月(95% CI:6.5 个月至未达到),PFS 为 3.1 个月(95% CI:2.9~3.4 个月),病人接受联合治疗的耐受性良好。目前为止,放射治疗联合免疫治疗在肝癌的临床研究尚在起步阶段,包括国内首个"碳离子放射治疗联合抗 PD-1 抗体(SHR-1210)治疗转移性肝细胞癌的临床研究"及"信迪利单抗联合放射治疗治疗伴门静脉主干癌栓晚期肝癌"的临床研究等正在招募中,相信将来放射治疗联合免疫治疗的研究会更多涌现,期待未来能够获得理想的结果。

随着放射治疗技术的不断发展,放射治疗方式走向多样化,放射治疗技术走向精准化,放射治疗在早、中、晚期肝癌的应用越来越广泛,临床应用的技术会更加完善,指征也会更加规范,特别是立体定向放疗的推广和应用有望使放疗在肝癌的综合治疗中发挥更重要的作用。未来的发展方向除了放疗技术的提高及完善外,其应用指征还需要更为严谨设计的前瞻性研究,以获得较强的证据支持。由于肝癌是一种全身性的疾病,放射治疗与肝癌系统性治疗(化疗,靶向治疗或免疫治疗)的联合是未来肝癌治疗的发展趋势。在联合治疗的过程中,放射治疗的剂量、分割方式、联合的方式都需要更充分的临床试验数据论证,使联合治疗达到最佳疗效。

(殷欣　孙菁　任正刚)

参考文献

[1] HUO Y R,ESLICK G D. Transcatheter arterial chemoembolization plus radiotherapy compared with chemoembolization alone for hepatocellular carcinoma:a systematic review and meta-analysis[J]. JAMA Oncol,2015,1:756-765.

[2] YOON S M,RYOO B Y,LEE S J,et al. Efficacy and safety of transarterial chemoembolization plus external beam radiotherapy vs sorafenib in hepatocellular carcinoma with macroscopic vascular invasion[J]. JAMA Oncol,2018:4661-669.

[3] RICKE J,BULLA K,KOLLIGS F,et al. Safety and toxicity of radioembolization plus Sorafenib in advanced hepatocellular carcinoma:analysis of the European multicentre trial SORAMIC[J]. Liver Int,2015,35:620-626.

[4] KODAMA K,KAWAOKA T,AIKATA H,et al. Comparison of outcome of hepatic arterial infusion chemotherapy combined with radiotherapy and sorafenib for advanced hepatocellular carcinoma patients with major portal vein tumor thrombosis[J]. Oncology,2018,94:215-222.

[5] LUMNICZKY K,SÁFRÁNY G. The impact of radiation therapy on the antitumor immunity:Local effects and systemic consequences[J]. Cancer Letters,2015,356:114-125.

［6］ DOVEDI S J,ADLARD A L,LIPOWSKA-BHALLA G,et al. Acquired resistance to fractionated radiotherapy can be overcome by concurrent pd-l1 blockade［J］. Cancer Res,2014,74:5458-5468.

［7］ JASON J LUKE,JEFFREY M. Lemons,Theodore G. Karrison,et al. Safety and clinical activity of pembrolizumab and multisite stereotactic body radiotherapy in patients with advanced solid tumors［J］. J Clin Oncol,2018,36:1611-1618.

第七章　肝癌综合治疗的发展与进步

第一节　2011—2017 年版《原发性肝癌诊疗规范》的发展与变迁

一、背景

近半个世纪以来,原发性肝癌的外科治疗有了很大的发展,肝脏外科技术已经成熟,不存在肝脏的手术禁区,巨大肝癌、特殊部位(与第一、二、三肝门或下腔静脉关系密切)的肝癌均可以安全切除,肝移植治疗符合米兰或 UCSF 标准的肝癌亦显示良好的效果。外科手术成为治疗肝癌的首选措施。同时其他局部治疗新技术如 TACE、消融技术(射频消融、微波消融、冷冻、无水乙醇注射)、立体定向放射治疗、内照射治疗逐渐在临床应用。进入 21 世纪,之前一直举步维艰的肝癌全身治疗取得突破,酪氨酸激酶抑制剂(tyrosine kinase inhibitors,TKI)治疗不能手术的进展期肝癌病人取得阳性结果,以抗程序性死亡受体-1(programmed death-1,PD-1)抗体为代表的的免疫治疗联合 TKI 治疗进展期肝癌的有效率令人鼓舞。越来越丰富的治疗方法给病人带来生的希望,但如何选择合理的治疗措施,使病人得到最大受益,是临床工作中面临的重要问题。

二、《原发性肝癌外科治疗方法的选择》——国内第一部肝癌诊疗指南

1999 年,德国消化和代谢疾病协会发布世界上第一部肝癌治疗规范,随后法国、英国、韩国等国家制定了多种版本的肝癌诊疗指南或共识(表 7-1)。在这一阶段,肝癌的治疗主要以外科治疗为主导,因此相关诊疗指南的制定也以外科医生为主。我国肝癌诊疗共识的制定起步比较早,2000 年由陈孝平教授牵头,第六届全国肝脏外科学术会议筹委会拟定了关于《原发性肝癌外科治疗方法的选择》的草案并于 2000 年 10 月经中华医学会外科学分会肝脏外科学组讨论通过,2001 年在我国多个权威期刊陆续发表(表 7-1)。由于当时肝癌的系统治疗尚未取得突破,所以该指南主要系统介绍了手术、消融、TACE 和放射治疗在肝癌治疗中的适应证。2004 年肝脏外科学组根据国内外肝癌治疗最新进展对该指南进行了第一次修订。修订的内容主要包括:①将肝功能评估标准改为国际通用的 Child-Pugh 改良分级评分;②拓展了肝癌根治性切除的适应证,单发肿瘤只要求满足剩余肝脏体积足够,无论肿瘤大小,均可行根治性切除(肝脏中央区:4、5、8 段肿瘤除外),尾状叶肿瘤也可行根治性切除;③增加肝移植治疗肝癌的手术指征。

2008 年肝脏外科学组对该指南进行第二次修订。修订内容包括:①将"原发性肝癌"替

换为国际上通用的肝细胞癌;②统一肝癌按大小分类的标准,微小肝癌:肿瘤最大直径≤2.0cm;小肝癌:肿瘤最大直径>2.0cm,≤5.0cm;大肝癌:肿瘤最大直径>5.0cm,≤10cm;巨大肝癌:肿瘤最大直径>10cm;③提出肝癌根治性切除的判断标准;④提出复发性肝癌的治疗原则;⑤提出不可切除的肝细胞癌降低分级后的切除指征;⑥增加腹腔镜肝切除的手术指征。肝癌治疗方法的选择需考虑到肿瘤大小、数目以及肝功能状况等因素。为了便于理解及推广,陈孝平教授主持制定了《肝细胞癌诊断与治疗路线图》,并经中华医学会外科学分会肝脏学组全体委员及国内其他知名肝外科专家讨论、修订,供与肝细胞癌诊治工作相关的临床医生们参考。与国外的肝癌治疗指南相比,2001、2004 和 2008 这 3 个版本的《原发性肝癌外科治疗方法的选择》最大的优势是贴合中国国情:我国有全球最多的肝癌病人群体,我国的肝癌病人近 80% 都有肝病背景,大部分病人合并肝硬化、门静脉高压症;疾病确诊时往往已是中晚期,伴有门静脉、胆管癌栓。国外对于这些病人的外科治疗并无太多经验,多认为是手术禁忌,一般给予非手术治疗。如果照搬国外,势必会使一大批病人丧失手术机会。《原发性肝癌外科治疗方法的选择》根据我国学者在肝癌外科治疗方面积累的经验,对中晚期肝癌、肝癌合并肝硬化、肝癌合并门静脉高压的治疗做了详细的介绍,为我国外科界提供了治疗原发性肝癌的参考依据,并填补了国际其他肝癌治疗指南在该领域的空白,得到了广泛好评。

表 7-1　各国肝癌诊疗指南汇总

指南名称	国家	时间	机构
Guidelines of the German Society of Digestive and Metabolic Diseases for diagnosis and therapy of hepatocellular carcinoma	德国	1999 年	German Society of Digestive and Metabolic Diseases
原发性肝癌外科治疗方法的选择	中国	2001 年	中华医学会外科学分会肝脏外科学组
Hepatocellular carcinoma	法国	2001 年	French National Federation of Cancer (FNCLCC)
Guidelines for the diagnosis and treatment of hepatocellular carcinoma(HCC) in adults	英国	2003 年	British Society of Gastroenterology
BASL guidelines for the surveillance, diagnosis and treatment of hepatocellular carcinoma	比利时	2004 年	BASL HCC working group and BASL steering committee
Practice guideline for diagnosis and treatment of hepatocellular carcinoma	韩国	2004 年	Korean Liver Cancer Study Group and National Cancer Center
Management of hepatocellular carcinoma	美国	2005 年	Practice Guidelines Committee, American Association for the Study of Liver Diseases
Clinical practice guidelines for hepatocellular carcinoma: the first evidence based guidelines from Japan	日本	2006 年	the Japanese Ministry of Health, Labour and Welfare

三、《原发性肝癌诊疗规范》——综合性肝癌诊疗指南

2008 年，TKI 药物索拉非尼获批不可切除肝癌的一线治疗适应证。这是世界上第一种针对肝癌的一线靶向治疗药物，揭开了肝癌系统治疗的序幕。同时介入、消融、放疗、化疗等新技术的进步使肝癌的治疗不仅仅局限于外科切除，而是更加强调多学科合作的综合治疗。影像学、检验学、病理学的发展为肝癌的筛查和早期诊断提供了更多的方法。仅有外科治疗指南显然是远远不够的，制定一份科学、权威的综合性肝癌诊疗指南，以循证医学为依据规范肝癌筛查、诊断、分期、治疗全过程，提高我国肝癌诊疗水平成为当务之急。2011 年中华人民共和国卫生部颁布我国第一部综合性《原发性肝癌诊疗规范（2011 年版）》（下文简称 2011 版《规范》）。2011 版《规范》基于循证医学证据，系统地介绍了原发性肝癌的诊断流程、分期分级、肝脏功能评估和治疗方法的选择。2011 版《规范》共分 9 个部分：①概述；②诊断技术与应用，主要介绍了高危人群的监测筛查，肝癌的临床表现、辅助检查、影像学检查方法的选择，诊断流程，鉴别诊断和病理分类；③肝癌的分类和分期：肝肿瘤的病理分类（WHO 2005），重点介绍目前国际上常用的肝癌分期方法（TNM 和 BCLC 分期）和肝脏储备功能的评估方法；④外科治疗，主要介绍肝切除及肝移植的适应证和禁忌证，重点突出《原发性肝癌外科治疗方法的选择》；⑤局部治疗，包括消融、TACE 的适应证、禁忌证、基本技术要求，并重点讨论了≤5cm 肿瘤局部消融治疗和手术的选择；⑥放疗，包括放疗的指征、放疗的技术要求、术后常见并发症及处理；⑦系统治疗，根据最新的研究成果，重点介绍了分子靶向药物索拉非尼、系统化疗（三氧化二砷和 FOLFOX 方案）在晚期肝癌中的应用指征和禁忌证处理；⑧肝癌多学科综合治疗模式的建议，由于肝细胞癌（hepatocellular carcinoma，HCC）的特殊性（多发生在慢性肝病或者肝硬化疾病的基础上），高度恶性和复杂难治，特别强调多学科规范化的综合治疗，并且在此基础上，提倡针对不同的病人或者同一病人的不同阶段实施个体化治疗；⑨随访，随访的周期及内容。2011 版《规范》基本保留了《原发性肝癌外科治疗方法的选择》中手术、肝移植、局部消融、TACE 的内容，增加了肝癌的筛查诊断、分期、放疗、分子靶向、系统化疗的内容，提倡应当根据病人的具体病情，多学科协作制定个体化系统治疗方案，并应重视高危人群的监测筛查。

2017 年发布《原发性肝癌诊疗规范（2017 年版）》（下文简称 2017 版《规范》），这次规范更新修订遵循了"粗细结合、洋为中用、中国特色、突出重点"的原则，以肝癌领域的最新研究进展，如肝脏离断和门静脉结扎的二步肝切除（ALPPS）手术的应用，以秦叔逵教授为主要研究者，含奥沙利铂的 FOLFOX 方案治疗晚期 HCC 的 EACH 研究等以及已经发表的文献等循证学依据为更新基础，是 2011 版《规范》的进一步继承和发扬，更贴合我国的临床实践。2017 版《规范》的更新要点有：

1. 流行病学

（1）2011 版《规范》：原发性肝癌中肝细胞癌占 90% 以上；

（2）2017 版《规范》：原发性肝癌中肝细胞癌占 85%~90%。

2. 诊断技术和应用

（1）增加"CT 三维肝体积和肿瘤体积测量"。

（2）强调 MRI 结合肝细胞特异性对比剂使用可提高直径≤1.0cm 肝癌的检出率和对肝癌诊断及鉴别诊断的准确性。

（3）2011 版《规范》：PET/CT 肝癌临床诊断的敏感性和特异性还需进一步提高，不推荐其作为肝癌诊断的常规检查方法。

2017 版《规范》删除了对 PET/CT 的负面评价，并详细介绍了其在肝癌诊疗中的重要作用，并明确标明证据等级。

（4）肝穿刺活检：明确提出"具有典型肝癌影像学特征的占位性病变，符合肝癌的临床诊断标准的病人，通常不需要以诊断为目的肝穿刺活检"。

（5）明确病理诊断规范：包括标本处理、标本取材（"七点"基线取材法）、病理检查和病理报告（重视微血管侵犯的分级，用于评估肝癌复发风险和选择治疗方案的重要参考依据）等。

3. 分期　提出了符合中国国情及实践的肝癌分期，并根据肿瘤分期选择治疗方式（见图 1-3）。

4. 治疗

（1）手术

1）2017 版《规范》删除了 2011 版《规范》姑息性切除的概念，阐明肝切除的基本原则：①完整切除肿瘤，切缘无残留肿瘤；②安全性，保留足够肝组织以术后肝功能代偿，降低手术死亡率及手术并发症。

2）更精准的适应证：肝脏储备功能良好的 Ⅰa 期、Ⅰb 期和 Ⅱa 期、Ⅱb 期；部分Ⅲa 期、Ⅲb 期肝癌。

3）完善的术前肝功能储备评估标准：Child-Pugh A 级、ICG15<20%～30%；余肝体积需占标准肝体积的 40% 以上（肝硬化病人），或 30% 以上（无肝硬化病人）是实施手术切除的必要条件。

4）放宽腹腔镜手术的指征：除了病变位于 Couinaud 2、3、5、6 段外，新增：①病变大小不影响第一和第二肝门的解剖（一般不超过 10cm）；②有丰富经验的医生可逐步开展腹腔镜半肝切除、肝 3 叶切除和 Couinaud 1、7、8 段肝切除。

5）明确定义根治性切除标准：术中判断标准：①肝静脉、门静脉、胆管以及下腔静脉未见肉眼癌栓；②无邻近脏器侵犯，无肝门淋巴结或远处转移；③肝脏切缘距肿瘤边界>1cm；如切缘<1cm，但切除肝断面组织学检查无肿瘤细胞残留。即切缘阴性。

术后判断标准：①术后 2 个月行超声、CT、MRI（必须有其中两项）检查未发现肿瘤病灶；②如术前甲胎蛋白（AFP）升高，则要求术后 2 个月 AFP 定量测定，其水平在正常范围（极个别病人 AFP 降至正常的时间超过 2 个月）。

6）提高肝癌的可切除性：增加术前 TACE、经门静脉栓塞或门静脉结扎以及 ALPPS 的应用。

7）强调术后转移复发的防治：术后预防性 TACE，伴门静脉癌栓病人术后经门静脉置管化疗联合 TACE 以及干扰素的使用。

（2）肝移植：明确推荐 UCSF 标准作为肝移植指征，强调肝癌肝移植术后复发的预防，建议减少移植后早期钙调磷酸酶抑制剂的用量，采用 mTOR 抑制剂的免疫抑制方案。

（3）局部消融：与 2011 版《规范》相比，2017 版《规范》继续强调手术切除宜作为首选，鼓励对不能手术切除的病人采取消融联合其他治疗。

（4）介入治疗

1）在介入治疗禁忌证中增加肾功能障碍标准，即肌酐大于 2mg/dl 或者肌酐清除率小于 30ml/min，不建议 TACE 治疗。

　　2）重视局部加局部治疗和局部联合全身治疗：①TACE 联合消融（射频消融、微波消融等）治疗；②TACE 联合放疗：主要指门静脉主干癌栓、下腔静脉癌栓和局限性大肝癌介入治疗后的治疗；③TACE 联合Ⅱ期外科手术切除：大肝癌或巨块型肝癌在 TACE 治疗后缩小并获得手术机会时，推荐外科手术切除；④TACE 联合全身治疗：包括联合分子靶向药物三氧化二砷、放射免疫分子靶向药物、基因治疗。

　　（5）免疫治疗：除免疫调节剂外，增加了"免疫检查点阻断剂（CTLA-4 阻断剂、PD-1/PD-L1 阻断剂等）、肿瘤疫苗（树突细胞疫苗等）、细胞免疫治疗（细胞因子诱导的杀伤细胞即 CIK）"等免疫治疗方式。

　　（6）放射治疗：2017 版《规范》肯定放疗的疗效，对伴有门静脉/下腔静脉癌栓或肝外转移的Ⅲa 期、Ⅲb 期的病人，放疗可使部分病人肿瘤缩小或降期，从而获得手术切除机会。

　　（7）对症支持治疗：①增加对症支持治疗的内容："适度的康复运动可以增强机体的免疫功能。另外，应加强对症支持治疗，包括在晚期肝癌病人中的积极镇痛、纠正贫血、纠正低白蛋白血症、加强营养支持，控制合并糖尿病病人的血糖，处理腹水、黄疸、肝性脑病、消化道出血等伴随症状"。②增加对病人及家属心理状况的关注："对于晚期肝癌病人，应理解病人者及家属的心态，采取积极的措施调整其相应的状态，把消极心理转化为积极心理，通过舒缓疗护让其享有安全感、舒适感而减少抑郁与焦虑"。

　　近些年来，肝癌的临床治疗和基础研究均取得了显著的进步，治疗方法日新月异，多学科之间的配合将更加紧密，各种治疗方法的应用将更加规范。而如何根据病人的具体病情，制订最佳的个体化治疗方案仍需要在新规范的基础上不断总结临床经验，各个治疗中心和各个学科更应加强相互交流，开展多中心的随机对照临床和基础研究，进一步完善现有的肝癌诊疗规范，共同提高我国肝癌诊治的水平。

（陈　琳）

参考文献

［1］CASELMANN W H，BLUM H E，FLEIG W E，et al. Guidelines of the German Society of Digestive and Metabolic Diseases for diagnosis and therapy of hepatocellular carcinoma. German Society of Digestive and Metabolic Diseases［J］. Z Gastroenterol，1999，37（5）：353-365.

［2］GIOVANNINI M，ELIAS D，MONGES G，et al. French National Federation of Cancer（FNCLCC）. Hepatocellular carcinoma［J］. Br J Cancer，2001，84（Suppl 2）：74-77.

［3］RYDER S D，British Society of Gastroenterology. Guidelines for the diagnosis and treatment of hepatocellular carcinoma（HCC）in adults［J］. Gut，2003，52（Suppl 3）：1-8.

［4］VAN VLIERBERGHE H，BORBATH I，DELWAIDE J，et al. BASL guidelines for the surveillance，diagnosis and treatment of hepatocellular carcinoma［J］. Acta Gastroenterol Belg，2004，67（1）：14-25.

［5］PARK J W，Korean Liver Cancer Study Group and National Cancer Center. Practice guideline for diagnosis and treatment of hepatocellular carcinoma［J］. Korean J Hepatol，2004，10（2）：88-98.

［6］BRUIX J，SHERMAN M. Practice Guidelines Committee. Management of hepatocellular carcinoma［J］. Hepatology，2005，42（5）：1208-1236.

［7］MAKUUCHI M，KOKUDO N. Clinical practice guidelines for hepatocellular carcinoma：the first evidence based guidelines from Japan［J］. World J Gastroenterol，2006，12（5）：828-829.

［8］中华医学会外科学分会肝脏外科学组. 原发性肝癌外科治疗方法的选择［J］. 中华外科杂志，2001，39（10）：762-763.

［9］ 中华医学会外科学分会肝脏外科学组.原发性肝癌外科治疗方法的选择［J］.中华肝脏病杂志,2001,9(3):134-136.

［10］ 中华医学会外科学分会肝脏外科学组.原发性肝癌外科治疗方法的选择［J］.中华肿瘤杂志,2001,23(2):172-174.

［11］ 中华医学会外科学分会肝脏外科学组.原发性肝癌外科治疗方法的选择(2004年第一次修订)［J］.中华普通外科杂志,2005,20(4):262-264.

［12］ 中华医学会外科学分会肝脏外科学组.肝细胞癌外科治疗方法的选择(2008年修订,第三版)［J］.中华外科杂志,2009,47(3):222-224.

［13］ 中华医学会外科学分会肝脏外科学组.肝细胞癌诊断与治疗路线图(修订版).中华外科杂志,2012,50(6):505-506.

［14］ 中华人民共和国卫生部.原发性肝癌诊疗规范(2011年版)［J］.临床肿瘤学杂志,2011,16(10):929-946.

［15］ 中华人民共和国卫生和计划生育委员会医政医管局.原发性肝癌诊疗规范(2017年版)［J］.中华消化外科杂志,2017,16(7):635-647.

第二节　肝癌复发转移的分子机制和综合治疗措施

目前对肝癌的治疗是以手术切除为主的综合治疗,然而,肝癌的治疗后复发和转移是影响肝癌病人预后的主要问题。因此,深入研究肝癌复发转移的分子机制,可为开发新的肝癌靶向治疗药物提供理论基础,并带来肝癌治疗手段和治疗理念的进步,提高肝癌综合治疗的效果。

癌细胞自原发灶播散到远处器官和组织形成转移灶,是一个侵袭-转移的连续过程,通常认为包括以下6大主要步骤:脱落(shedding):癌细胞脱离主瘤侵犯周围的细胞外基质(ECM)和间质组织;侵入脉管(intravasation):癌细胞侵犯并进入血管、淋巴管和胆管等脉管系统;运动(shuttling):癌细胞在脉管系统移动和传输,新近发现并完善的循环肿瘤细胞自我定植与归巢理论(self-seeding theory)更加证明了这一移动的往复性(shuttling);定植(implantation):癌细胞抵达远隔组织或靶器官,适应新的环境并定植;癌细胞形成转移性克隆和微小转移灶(micro-metastases),此时癌细胞可处于数月甚至数年的休眠状态(dormancy);癌细胞在转移部位形成肉眼可见的转移结节(macro-metastases)。肝细胞癌的转移可分为远处转移和肝内复发(即肝内转移)。肝癌细胞可通过门静脉转移至肝的其他部位,再通过肝静脉转移至远处,也可经淋巴道转移或直接侵犯邻近组织器官。近年来,围绕着转移的6大步骤进行深入研究的肝癌复发转移的分子机制已取得了很大进展。

一、基因组的异常改变——HCC 复发和转移的驱动因素

多项对HCC的多组学研究及相应的功能分析均表明,HCC的发生、复发和转移中伴随着基因组的异常改变,且这一改变影响着HCC复发和转移相关的肿瘤生物学行为。如染色体6p21(VEGFA),11q13(FGF19/CCND1),1q21(CHD1L/ALC1),1q24(MAEL)的异常扩增,以及9号染色体的纯合性删失均可见于HCC,并与HCC的转移相关。此外,基因编码区的突变也常见于HCC,如TP53基因,TERT基因,CTNNB1基因的突变在HCC较为常见并影响着HCC的侵袭转移等生物学行为。一些基因编码区的低频(<10%)突变也往往与HCC的侵袭转移密切相关,如AXIN1,ARID1A,TSC1/TSC2,KEAP1,JAK1,WNK2等基因。另外,表观

遗传学改变,如异常的 DNA 甲基化和羟甲基化水平,组蛋白乙酰化水平,染色质重塑复合物的功能改变,非编码 RNA 的异常表达变化等亦可见于 HCC 并与 HCC 的侵袭转移密切相关。在我国,乙型肝炎病毒(HBV)感染是 HCC 发生的最主要的致病因素,HBV DNA 与宿主肝细胞 DNA 的整合导致原癌基因的过度激活是 HCC 的主要发病机制,并在 HCC 的侵袭和转移中发挥重要作用。上述改变引起了相应的与肝癌复发转移密切相关的信号通路,如 MAPK 通路、β-catenin 通路、TGF-β 通路、Hippo 通路、Notch 通路、JAK-Stat 通路、Hedgehog 通路、PI3K-AKT 通路等的活性变化,最终引起了如上皮-间质转化,黏附力改变,脉管侵犯,更强的增殖能力,更强的肿瘤血管生成能力,逃避失巢凋亡,诱导免疫逃逸等与 HCC 复发与转移相关的一系列生物行为学变化并导致 HCC 的复发和转移。

二、HCC 的时空异质性——HCC 复发和转移的关键因素

HCC 的复发和转移是一个多步骤、多调控因素的复杂进程。其中,HCC 的时空异质性(spatial and temporal heterogeneity)在 HCC 的复发转移中起关键作用。HCC 的异质性可源于由于 HCC 的不稳定基因组导致产生了具有不尽相同表型和生物学行为的子代,或多中心发生的 HCC。其结果是单靶点的治疗药物很难充分杀灭具有异质性的 HCC 并最终导致肿瘤耐药。此外在 HCC 中,不同表型和功能的 HCC 细胞可分工合作,有助于 HCC 在转移中适应环境变化并最终为成功定植创造有利条件。多项研究证实了 HCC 的时空异质性的存在,如 HCC 的瘤内异质性,原发肿瘤与复发灶的异质性,循环肿瘤细胞与原发肿瘤的异质性,微环境的异质性,HCC 进展中的代谢重编程等。此外,同一分子在 HCC 进展的不同阶段,由于时间异质性的存在,在不同阶段的细胞背景下可能发挥着不同的作用:如 TGF-β 通路的抑制分子 TIF1γ 在早期 HCC 中通过抑制 TGF-β 通路的增殖抑制效应发挥作用,在进展期 HCC 中由于 TGF-β 通路的增殖抑制效应丧失,此时 TIF1γ 由于其启动子的高甲基化导致其表达量进一步降低从而易化 TGF-β 通路的侵袭转移效应;ARID1A 基因可诱导活性氧(ROS)生成,在 HCC 进展早期促进 HCC 的发生,但可通过染色质重塑增强染色质的可接近性而诱导相应蛋白的表达而抑制侵袭和转移,在进展期 HCC 中 ARID1A 可因突变或缺失而丧失其抑制转移的特性。综上,HCC 时空异质性的存在是 HCC 侵袭转移中的关键因素,也给 HCC 的治疗带来了巨大挑战。

三、HCC 的微环境——复发和转移的土壤

1889 年,Paget 首次提出肿瘤转移的种子-土壤假说,认为肿瘤转移是特定的肿瘤细胞(种子)与其周围的微环境(土壤)的互动和相互适应的结果。最近几十年,得益于研究手段和技术的飞速发展和不断革新,这一假说在被不断地证实和充实。就 HCC 而言,微环境(microenvironment,niche)是一个复杂的系统结构,由多种炎症介质、细胞因子、新生血管、活性氧、纤维间质、炎症和免疫细胞和肿瘤相关成纤维细胞等组合构成。肝脏的慢性炎症,肝硬化,以及 HCC 细胞对 HCC 微环境的最终形成都发挥重要作用。大量证据证实在 HCC 的转移复发中,HCC 细胞对微环境的不断适应和改造,HCC 微环境对 HCC 细胞的支持作用同时存在并贯穿 HCC 转移的始终。具体来说,HCC 可通过多种分泌蛋白及趋化因子,或外泌体作用于微环境中的星状细胞及肿瘤相关成纤维细胞(cancer associated fibroblasts,CAFs)、肿瘤相关巨噬细胞(tumor associated macrophages,TAMs)、肿瘤相关的中性粒细胞(tumor associated neutrophils,TANs)、调节性 T 细胞(Treg cells)、骨髓来源的抑制性细胞(myeloid-derived suppressor cells，MDSC）等多种间质细胞与免疫细胞等，进而激活星状细胞或成纤维细胞，诱导 TAMs 的极化，激活后的上述细胞分泌多种分子促进 HCC 细胞的增殖，侵袭转移能力和干细胞特性，并诱导免疫抑制。此外，HCC 可通过分泌 VEGF、PDGF、TGF-β1、angiopoietin-1 和 angiopoietin-2 等多种分子促进新生血管形成，甚至可直接通过形成血管拟态（vascular mimicry）或血管包绕的肿瘤巢团（vessels encapsulating tumor clusters，VETC）的方式转移。在上述转移过程和方式中，微环境中的其他成分如 CAFs，TAMs 等亦起重要的支持作用。另外，纤维间质和细胞外基质（extracellular matrix，ECM）成分对 HCC 侵袭转移的促进作用亦有大量研究报道：肝硬化导致的间质硬度增加引起机械力信号增强，可直接引起 HCC 获得更强的侵袭能力，HCC 分泌的多种分子亦可引起间质硬度增加。此外，ECM 可直接通过 HCC 表面的整合素家族分子激活其下游的 FAK、AKT 等信号，促进 HCC 的侵袭转移。肠道菌群对 HCC 复发和转移的研究最近亦有研究报道：肠道菌群可改变胆汁酸代谢和胆汁的成分以及诱导炎症因子的分泌，促进 HCC 和肝内胆管细胞癌（intrahepatic cholangiocarcinoma，ICC）的侵袭和转移。综上，HCC 微环境中的多种组分与 HCC 细胞的相互作用，形成反馈环路支持 HCC 的侵袭和转移，是抗转移药物研发的重要靶点。

四、HCC 干细胞——复发和转移的执行者

肿瘤干细胞学说认为，在肿瘤的发生，复发与转移中，肿瘤干细胞作为起始细胞或"种子"细胞发挥作用。肿瘤干细胞是指在小部分具有自我更新能力和无限增殖潜能的细胞群，维持着肿瘤的生长，并具有自我更新（self-renewal）潜能，对化疗药物不敏感亦是肿瘤干细胞的特征之一。在 HCC 中，前期研究证实了多种具有特定标志物的细胞亚群，如 CD133，CD90，CD24，CD44s，CD13，EpCAM，OV-6，Nanog 等阳性肝癌细胞群具有肝癌干细胞的生物学特征：较强的自我更新能力（self-renewal），非锚着的生长能力，单个细胞成瘤能力，对化疗药物耐药，诱导肿瘤血管生成等。此外，HCC 干细胞中亦存在异质性，即在 HCC 中存在多群具有不同标志物的肝癌干细胞群，这些干细胞群在表型、功能和分子表达谱上均存在异质性：如 EpCAM$^+$，CD133$^+$肝癌干细胞群具有上皮细胞表型，同时具有较强的自我更新和成瘤能力，而迁移和转移能力较弱；CD44$^+$肝癌干细胞群具有较多的间质细胞表型，CD90$^+$肝癌干细胞群则具有内皮细胞表型，这两群细胞增殖能力，自我更新能力和成瘤能力不如 EpCAM$^+$肝癌干细胞群，而具有较强的转移能力；CD24$^+$肝癌干细胞群表现为较强的自我更新和成瘤能力，而体外增殖能力较弱；CD13$^+$肝癌干细胞群则展示出较弱的增殖和自我更新能力，而对化疗药物耐药能力较强，被认为是一类休眠（dormant）的肝癌干细胞亚群。此外，当 CD90$^+$细胞与 EpCAM$^+$细胞共培养时，CD90$^+$细胞可显著增强 EpCAM$^+$细胞的迁移能力和肺转移能力，这一结果表明具有不同表型的肝癌干细胞群往往同时存在且各有所长，优势互补，在肝癌的进展，复发与转移中分工协作，发挥重要作用。多种蛋白、非编码 RNA 分子可调控 HCC 干细胞的自我更新，化疗药物耐药，休眠和激活等干细胞特性进而调控 HCC 的复发和转移。继续深入研究和阐明肝癌干细胞在 HCC 演进中的作用及相应的调控机制，对开发针对肝癌干细胞群的靶向治疗药物具有重要意义。

五、肝癌复发转移的综合治疗

肝癌复发转移的传统治疗包括 TACE，消融治疗，放疗，腹腔热灌注化疗以及再次手术切除治疗等。随着对肝癌复发转移的机制研究的不断深入及以此为基础开展的肿瘤治疗新药

研发的不断进展,目前以口服酪氨酸激酶抑制剂(tyrosine kinase inhibitors,TKI)为主的抗血管生成治疗和以免疫检查点抑制剂为基础的免疫治疗对晚期肝癌展现出良好的临床应用前景,上述治疗方法的联合应用亦是临床应用的主要方向。

再手术切除病灶是肝癌肝切除术后复发可选的治疗方式之一。在再手术时机的选择上,华中科技大学同济医学院附属同济医院的前期研究结果表明,再次手术与第一次手术间隔时间如小于 18 个月,或再手术时发现病灶有微血管侵犯者,都是影响总生存期(overall survival,OS)的独立风险因素。

TACE 一直以来是肝功能尚可的不可切除 HCC 病人的首选治疗方式。一项随机对照临床试验表明在局部进展期 HCC 病人中,TARE 与口服索拉非尼相比可提高病人的无进展生存期(progression-free survival,PFS),但病人的 OS 无获益。另一项针对 HCC 伴血管侵犯病人的小规模的 Ⅱ 期临床试验结果表明体外放疗(external beam radiotherapy,EBRT)联合 TACE 可提高病人的 PFS 和 OS。对于 HCC 合并分支门静脉癌栓的病人,研究表明术前行新辅助放疗亦可提高病人的术后 OS。

索拉非尼是第一种获批用于进展期 HCC 的一线口服靶向治疗药物,是一种针对 VEGFR1-3,B-Raf 和 PDGFRα 的多靶点口服 TKI,在 Ⅲ 期临床试验中显示出与对照组安慰剂治疗相比的明显的生存获益(mOS 10.7 个月 vs 7.9 个月,风险比 0.69,95% CI:0.55 ~ 0.87,$P <$ 0.001)。仑伐替尼(lenvatinib)是一种靶向 VEGFR1-3、FGFR1-4、RET、KIT 和 PDGFRα 的多靶点口服 TKI,在一项多中心、随机、开放标签、非劣效的头对头对比索拉非尼的 Ⅲ 期临床试验(REFLECT 研究)中,在主要观察终点 OS 上,仑伐替尼对比索拉非尼显示出非劣效。以此研究结果为基础,仑伐替尼在 2018 年获批晚期肝癌的一线治疗药物。

晚期 HCC 的二线靶向治疗药物包括瑞戈非尼(VEGFR,TIE2,angiopoietin-1 受体,KIT 和 RET 激酶抑制剂),卡博替尼(VEGFR2,Met 和 Axl 激酶抑制剂)以及雷莫芦单抗(VEGF2R 单抗)。其中,在索拉非尼一线治疗后疾病进展的进展期 HCC 病人中,与安慰剂相比,瑞戈非尼(RESORCE 研究)和卡博替尼(CELESTIAL 研究)分别表现出了 OS 的改善,雷莫芦单抗则在甲胎蛋白(AFP)≥400ng/ml 的经索拉非尼治疗后进展的 HCC 病人中与安慰剂组对比发现了 OS 获益(REACH-2 研究)。

免疫检查点抑制剂(ICIs)中的程序性细胞死亡蛋白(PD-1)及配体(PD-L1)的抑制剂已广泛运用于多种晚期恶性肿瘤的治疗,在 HCC 中,基于 CheckMate-040 和 Keynote-224 试验的结果,PD-1 抑制剂纳武利尤单抗(nivolumab)和帕博利珠单抗(pembrolizumab)分别获批在索拉非尼治疗后疾病进展的 HCC 病人的二线治疗。然而,在冲击一线治疗地位的 CheckMate-459 和 Keynote-240 试验中,进展期 HCC 病人与对照组索拉非尼治疗相比,纳武利尤单抗和帕博利珠单抗治疗均未达到改善 OS 的主要终点,但是试验中纳武利尤单抗和帕博利珠单抗治疗都表现出了 OS 的改善。ICIs 与 TKIs 及化疗等治疗的联用也展现了较有潜力的应用前景:阿替利珠单抗(atezolizumab,抗 PD-L1 单抗)联合贝伐珠单抗(bevacizumab,抗 VEGF 单抗)治疗 HCC 的 Ⅲ 期临床研究 IMbrave150(NCT03434379)达到了共同主要终点,与索拉非尼相比,阿替利珠单抗联合贝伐珠单抗治疗使进展期 HCC 病人 OS 和 PFS 均显示出统计学意义和临床意义的改善。此外,帕博利珠单抗联合仑伐替尼治疗的相关临床试验(LEAP-002,Keynote-524 研究)正在进行中,基于该研究初步结果,该组合疗法已获得美国 FDA 批准突破性药物资格。另外,一系列针对进展期 HCC 病人的联合用药方案的临床试验,如纳武利尤单抗联合索拉非尼治疗(NCT02576509);PD-1/PD-L1 单抗(tislelizumab,camrelizumab, spartalizumab,durvalumab,avelumab,tremelimumab)联合 TKIs(瑞戈非尼,阿帕替尼,卡博替尼,索拉非尼),PD-1 单抗联合 FOLFOX4 化疗,PD-1 单抗联合 CTLA-4 单抗(ipilimumab)均正在进行中。在 HCC 中,联合 PD-1 和 VEGFR-2 阻断疗法,不仅可促进肿瘤新生血管正常化,而且可增强肿瘤抗原暴露,增加肿瘤免疫应答。综上,虽然 HCC 的综合治疗目前取得较大进展,联合治疗方案亦展现出较大治疗潜力,但 HCC 的综合治疗仍然任重而道远,如尚待筛选出治疗有效应答或无效应答的分子标志物以期实现更精准的个体化治疗,此外,是否有新的更有效的治疗方法尚待深入研究。

　　肝癌的复发与转移是一个多种因素参与的多步骤的级联过程。基因组的点突变、扩增、重排或病毒基因的插入,均可能引发复发转移相关通路的失调,从而奠定了肝癌复发和转移的分子基础;肿瘤细胞的时空异质性等特性构成了肝癌浸润转移的生物学特征;肿瘤的微环境提供复发和转移的温床。加强对肝癌复发和转移分子机制的研究,可为临床有效地治疗肝癌提供理论依据和指导方向。随着大数据时代的到来,人工智能的不断发展,对于肝癌复发转移的分子图谱和复发转移相关机制的不断深入了解,复发预测模型的不断完善,新的抗癌靶点被不断发现和阐明,肿瘤综合治疗的不断进步,肿瘤主动免疫疫苗的研制,我们终将达到治愈肝癌的终极目标。

(丁则阳　张必翔)

参考文献

[1] SIEGEL R L,MILLER K D,JEMAL A. Cancer statistics,2019 [J]. CA Cancer J Clin,2019,69(1):7-34.

[2] VILLANUEVA A. Hepatocellular Carcinoma [J]. N Engl J Med,2019,380(15):1450-1462.

[3] GUPTA G P,MASSAGUE J. Cancer metastasis:building a framework [J]. Cell,2006,127(4):679-695.

[4] KIM M Y,OSKARSSON T,ACHARYYA S,et al. Tumor self-seeding by circulating cancer cells [J]. Cell,2009,139(7):1315-1326.

[5] SCHULZE K,IMBEAUD S,LETOUZE E,et al. Exome sequencing of hepatocellular carcinomas identifies new mutational signatures and potential therapeutic targets [J]. Nat Genet,2015,47(5):505-511.

[6] ZHOU S L,ZHOU Z J,HU Z Q,et al. Genomic sequencing identifies WNK2 as a driver in hepatocellular carcinoma and a risk factor for early recurrence [J]. J Hepatol,2019,71(6):1152-1163.

[7] KAN Z,ZHENG H,LIU X,et al. Whole-genome sequencing identifies recurrent mutations in hepatocellular carcinoma [J]. Genome Res,2013,23(9):1422-1433.

[8] QIU Z,LI H,ZHANG Z,et al. A Pharmacogenomic Landscape in Human Liver Cancers [J]. Cancer Cell,2019,36(2):179-193 e111.

[9] CHEN L,CHAN T H,YUAN Y F,et al. CHD1L promotes hepatocellular carcinoma progression and metastasis in mice and is associated with these processes in human patients [J]. J Clin Invest,2010,120(4):1178-1191.

[10] LIU L,DAI Y,CHEN J,et al. Maelstrom promotes hepatocellular carcinoma metastasis by inducing epithelial-mesenchymal transition by way of Akt/GSK-3beta/Snail signaling [J]. Hepatology,2014,59(2):531-543.

[11] ZUCMAN-ROSSI J,VILLANUEVA A,NAULT J C,et al. Genetic landscape and biomarkers of hepatocellular carcinoma [J]. Gastroenterology,2015,149(5):1226-1239 e1224.

[12] QIAO Y,WANG J,KARAGOZ E,et al. Axis inhibition protein 1(Axin1)Deletion-Induced Hepatocarcinogenesis Requires Intact beta-Catenin but Not Notch Cascade in Mice [J]. Hepatology,2019,71(6):1152-1163.

[13] SUN X,WANG S C,WEI Y,et al. Arid1a has context-dependent oncogenic and tumor suppressor functions in liver cancer [J]. Cancer Cell,2018,33(1):151-152.

［14］HO D W H,CHAN L K,CHIU Y T,et al. TSC1/2 mutations define a molecular subset of HCC with aggressive behaviour and treatment implication［J］. Gut,2017,66(8):1496-1506.

［15］SHEN J,CHEN M,LEE D,et al. Histone chaperone FACT complex mediates oxidative stress response to promote liver cancer progression［J］. Gut,2019,69(2):329-342.

［16］LI G X,DING Z Y,WANG Y W,et al. Integrative analysis of DNA methylation and gene expression identify a six epigenetic driver signature for predicting prognosis in hepatocellular carcinoma［J］. J Cell Physiol,2019,234(7):11942-11950.

［17］LI G,XU W,ZHANG L,et al. Development and validation of a CIMP-associated prognostic model for hepatocellular carcinoma［J］. EBio Medicine,2019,47:128-141.

［18］LU M,ZHU W W,WANG X,et al. ACOT12-Dependent Alteration of Acetyl-CoA Drives Hepatocellular Carcinoma Metastasis by Epigenetic Induction of Epithelial-Mesenchymal Transition［J］. Cell Metab,2019,29(4):886-900 e885.

［19］CHEN W X,ZHANG Z G,DING Z Y,et al. MicroRNA-630 suppresses tumor metastasis through the TGF-beta-miR-630-Slug signaling pathway and correlates inversely with poor prognosis in hepatocellular carcinoma［J］. Oncotarget,2016,7(16):22674-22686.

［20］ZHOU S J,DENG Y L,LIANG H F,et al. Hepatitis B virus X protein promotes CREB-mediated activation of miR-3188 and Notch signaling in hepatocellular carcinoma［J］. Cell Death Differ,2017,24(9):1577-1587.

［21］LENG C,ZHANG Z G,CHEN W X,et al. An integrin beta4-EGFR unit promotes hepatocellular carcinoma lung metastases by enhancing anchorage independence through activation of FAK-AKT pathway［J］. Cancer Lett,2016,376(1):188-196.

［22］LONGERICH T,ENDRIS V,NEUMANN O,et al. RSPO2 gene rearrangement:a powerful driver of beta-catenin activation in liver tumours［J］. Gut,2019,68(7):1287-1296.

［23］CHEN J,ZHU H,LIU Q,et al. DEPTOR induces a partial epithelial-to-mesenchymal transition and metastasis via autocrine TGFbeta1 signaling and is associated with poor prognosis in hepatocellular carcinoma［J］. J Exp Clin Cancer Res,2019,38(1):273.

［24］CHANG L,AZZOLIN L,DI BIAGIO D,et al. The SWI/SNF complex is a mechanoregulated inhibitor of YAP and TAZ［J］. Nature,2018,563(7730):265-269.

［25］SONG J,ZHANG X,LIAO Z,et al. 14-3-3zeta inhibits heme oxygenase-1(HO-1)degradation and promotes hepatocellular carcinoma proliferation:involvement of STAT3 signaling［J］. J Exp Clin Cancer Res,2019,38(1):3.

［26］ZHANG Z Q,CHEN J,HUANG W Q,et al. FAM134B induces tumorigenesis and epithelial-to-mesenchymal transition via Akt signaling in hepatocellular carcinoma［J］. Mol Oncol,2019,13(4):792-810.

［27］HUANG A,ZHAO X,YANG X R,et al. Circumventing intratumoral heterogeneity to identify potential therapeutic targets in hepatocellular carcinoma［J］. J Hepatol,2017,67(2):293-301.

［28］DUAN M,HAO J,CUI S,et al. Diverse modes of clonal evolution in HBV-related hepatocellular carcinoma revealed by single-cell genome sequencing［J］. Cell Res,2018,28(3):359-373.

［29］ZHANG Q,LOU Y,YANG J,et al. Integrated multiomic analysis reveals comprehensive tumour heterogeneity and novel immunophenotypic classification in hepatocellular carcinomas［J］. Gut,2019,68(11):2019-2031.

［30］DING Z Y,JIN G N,WANG W,et al. Reduced expression of transcriptional intermediary factor 1 gamma promotes metastasis and indicates poor prognosis of hepatocellular carcinoma［J］. Hepatology,2014,60(5):1620-1636.

［31］LIU Q,ZHANG H,JIANG X,et al. Factors involved in cancer metastasis:a better understanding to "seed and soil" hypothesis [J]. Mol Cancer,2017,16(1):176.

[32] LIU C,LIU L,CHEN X,et al. LSD1 stimulates cancer-associated fibroblasts to drive notch3-dependent self-renewal of liver cancer stem-like cells [J]. Cancer Res,2018,78(4):938-949.

[33] ZHU Y,YANG J,XU D,et al. Disruption of tumour-associated macrophage trafficking by the osteopontin-induced colony-stimulating factor-1 signalling sensitises hepatocellular carcinoma to anti-PD-L1 blockade [J]. Gut, 2019,68(9):1653-1666.

[34] LI Y W,QIU S J,FAN J,et al. Intratumoral neutrophils:a poor prognostic factor for hepatocellular carcinoma following resection [J]. J Hepatol,2011,54(3):497-505.

[35] ZHOU S L,DAI Z,ZHOU Z J,et al. Overexpression of CXCL5 mediates neutrophil infiltration and indicates poor prognosis for hepatocellular carcinoma [J]. Hepatology,2012,56(6):2242-2254.

[36] GAO Q,ZHAO Y J,WANG X Y,et al. CXCR6 upregulation contributes to a proinflammatory tumor microenvironment that drives metastasis and poor patient outcomes in hepatocellular carcinoma [J]. Cancer Res,2012,72 (14):3546-3556.

[37] CHIU D K,TSE A P,XU I M,et al. Hypoxia inducible factor HIF-1 promotes myeloid-derived suppressor cells accumulation through ENTPD2/CD39L1 in hepatocellular carcinoma [J]. Nat Commun,2017,8(1):517.

[38] ZHOU S L,ZHOU Z J,HU Z Q,et al. Tumor-associated neutrophils recruit macrophages and t-regulatory cells to promote progression of hepatocellular carcinoma and resistance to sorafenib [J]. Gastroenterology,2016,150 (7):1646-1658 e1617.

[39] ZHOU S L,YIN D,HU Z Q,et al. A positive feedback loop between cancer stem-like cells and tumor-associated neutrophils controls hepatocellular carcinoma progression [J]. Hepatology,2019,70(4):1214-1230.

[40] SUN T,SUN B C,ZHAO X L,et al. Promotion of tumor cell metastasis and vasculogenic mimicry by way of transcription coactivation by Bcl-2 and Twist1:a study of hepatocellular carcinoma [J]. Hepatology,2011,54(5): 1690-1706.

[41] RENNE S L,WOO H Y,ALLEGRA S,et al. Vessels encapsulating tumor clusters(vetc)is a powerful predictor of aggressive hepatocellular carcinoma [J]. Hepatology,2019,71(1):183-195.

[42] DOU C,LIU Z,TU K,et al. P300 Acetyltransferase Mediates Stiffness-Induced Activation of Hepatic Stellate Cells Into Tumor-Promoting Myofibroblasts [J]. Gastroenterology,2018,154(8):2209-2221 e2214.

[43] WONG C C,TSE A P,HUANG Y P,et al. Lysyl oxidase-like 2 is critical to tumor microenvironment and metastatic niche formation in hepatocellular carcinoma [J]. Hepatology,2014,60(5):1645-1658.

[44] DAPITO D H,MENCIN A,GWAK G Y,et al. Promotion of hepatocellular carcinoma by the intestinal microbiota and TLR4 [J]. Cancer Cell,2012,21(4):504-516.

[45] JIA X,LU S,ZENG Z,et al. Characterization of gut microbiota,bile acid metabolism,and cytokines in intrahepatic cholangiocarcinoma [J]. Hepatology,2019,71(3):893-906.

[46] HANAHAN D,WEINBERG R A. Hallmarks of cancer:the next generation [J]. Cell,2011,144(5): 646-674.

[47] HAINAUT P,PLYMOTH A. Targeting the hallmarks of cancer:towards a rational approach to next-generation cancer therapy [J]. Curr Opin Oncol,2013,25(1):50-51.

[48] ADORNO-CRUZ V,KIBRIA G,LIU X,et al. Cancer stem cells:targeting the roots of cancer,seeds of metastasis,and sources of therapy resistance [J]. Cancer Res,2015,75(6):924-929.

[49] YAMASHITA T,WANG X W. Cancer stem cells in the development of liver cancer [J]. J Clin Invest,2013, 123(5):1911-1918.

[50] SHAN J,SHEN J,LIU L,et al. Nanog regulates self-renewal of cancer stem cells through the insulin-like growth factor pathway in human hepatocellular carcinoma [J]. Hepatology,2012,56(3):1004-1014.

［51］ YAMASHITA T,JI J,BUDHU A,et al. EpCAM-positive hepatocellular carcinoma cells are tumor-initiating cells with stem/progenitor cell features ［J］. Gastroenterology,2009,136(3):1012-1024.

［52］ LIU S,LI N,YU X,et al. Expression of intercellular adhesion molecule 1 by hepatocellular carcinoma stem cells and circulating tumor cells ［J］. Gastroenterology,2013,144(5):1031-1041 e1010.

［53］ ZHENG H,POMYEN Y,HERNANDEZ M O,et al. Single cell analysis reveals cancer stem cell heterogeneity in hepatocellular carcinoma ［J］. Hepatology,2018,68(1):127-140.

［54］ YAMASHITA T,HONDA M,NAKAMOTO Y,et al. Discrete nature of EpCAM+ and CD90+ cancer stem cells in human hepatocellular carcinoma ［J］. Hepatology,2013,57(4):1484-1497.

［55］ MIMA K,OKABE H,ISHIMOTO T,et al. CD44s regulates the TGF-beta-mediated mesenchymal phenotype and is associated with poor prognosis in patients with hepatocellular carcinoma ［J］. Cancer Res,2012,72(13):3414-3423.

［56］ MALFETTONE A,SOUKUPOVA J,BERTRAN E,et al. Transforming growth factor-beta-induced plasticity causes a migratory stemness phenotype in hepatocellular carcinoma ［J］. Cancer Lett,2017,392:39-50.

［57］ LEE T K,CASTILHO A,CHEUNG V C,et al. CD24(+) liver tumor-initiating cells drive self-renewal and tumor initiation through STAT3-mediated NANOG regulation ［J］. Cell Stem Cell,2011,9(1):50-63.

［58］ HARAGUCHI N,ISHII H,MIMORI K,et al. CD13 is a therapeutic target in human liver cancer stem cells ［J］. J Clin Invest,2010,120(9):3326-3339.

［59］ WANG Y,HE L,DU Y,et al. The long noncoding RNA lncTCF7 promotes self-renewal of human liver cancer stem cells through activation of Wnt signaling ［J］. Cell Stem Cell,2015,16(4):413-425.

［60］ YARCHOAN M,AGARWAL P,VILLANUEVA A,et al. Recent developments and therapeutic strategies against hepatocellular carcinoma ［J］. Cancer Res,2019,79(17):4326-4330.

［61］ HUANG Z Y,LIANG B Y,XIONG M,et al. Long-term outcomes of repeat hepatic resection in patients with recurrent hepatocellular carcinoma and analysis of recurrent types and their prognosis:a single-center experience in China ［J］. Ann Surg Oncol,2012,19(8):2515-2525.

［62］ MAZZAFERRO V,SPOSITO C,BHOORI S,et al. Yttrium-90 radioembolization for intermediate-advanced hepatocellular carcinoma:a phase 2 study ［J］. Hepatology,2013,57(5):1826-1837.

［63］ YOON S M,RYOO B Y,LEE S J,et al. Efficacy and safety of transarterial chemoembolization plus external beam radiotherapy vs sorafenib in hepatocellular carcinoma with macroscopic vascular invasion:a randomized clinical trial ［J］. JAMA Oncol,2018,4(5):661-669.

［64］ WEI X,JIANG Y,ZHANG X,et al. Neoadjuvant three-dimensional conformal radiotherapy for resectable hepatocellular carcinoma with portal vein tumor thrombus:a randomized,open-label,multicenter controlled study ［J］. J Clin Oncol,2019,37(24):2141-2151.

［65］ LLOVET J M,RICCI S,MAZZAFERRO V,et al. Sorafenib in advanced hepatocellular carcinoma ［J］. N Engl J Med,2008,359(4):378-390.

［66］ KUDO M,FINN R S,QIN S,et al. Lenvatinib versus sorafenib in first-line treatment of patients with unresectable hepatocellular carcinoma:a randomised phase 3 non-inferiority trial ［J］. Lancet,2018,391(10126):1163-1173.

［67］ ABOU-ALFA G K,MEYER T,CHENG A L,et al. Cabozantinib in patients with advanced and progressing hepatocellular carcinoma ［J］. N Engl J Med,2018,379(1):54-63.

［68］ EL-KHOUEIRY A B,SANGRO B,YAU T,et al. Nivolumab in patients with advanced hepatocellular carcinoma(CheckMate 040):an open-label,non-comparative,phase 1/2 dose escalation and expansion trial ［J］. Lancet,2017,389(10088):2492-2502.

［69］ SHIGETA K,DATTA M,HATO T,et al. Dual programmed death receptor-1 and vascular endothelial growth factor receptor-2 blockade promotes vascular normalization and enhances antitumor immune responses in hepatocellular carcinoma ［J］. Hepatology,2019,71(4):1247-1261.

第三节　近十年分子靶向治疗推动肝癌综合治疗的探索进程

一、背景

SHARP 研究和 Asia-Pacific 研究的成功开启了肝细胞癌分子靶向治疗的新时代。自从 2008 年美国食品药品监督管理局(FDA)批准索拉非尼作为中晚期肝癌的一线治疗以来,越来越多的中晚期肝癌病人从索拉非尼的治疗中获益。接下来的十年内,人们开展了大量的临床试验探索更为有效的药物和治疗方法。然而这些试验均未能发现比索拉非尼更为有效的药物。瑞戈非尼、卡博替尼、雷莫卢单抗和舒尼替尼等可作为索拉非尼不能耐受或出现病情进展时的二线治疗药物。2018 年 REFLECT 研究显示仑伐替尼非劣效于索拉非尼,被美国 FDA 批准为肝细胞癌的一线治疗药物。

不到 20% 的肝癌病人就诊时有根治性手术机会。根治性切除后肝癌 5 年的复发率高达 60%~80%。因此,肝癌的治疗必须是以手术为重要环节的综合治疗。所谓综合治疗指的是联合两种或两种以上的治疗方式。肝癌的治疗手段多样,包括手术,消融,局部放疗,区域化疗,动脉栓塞等局部治疗和全身化疗,分子靶向治疗,免疫治疗,中医药治疗等全身系统治疗。肝癌最常见的转移方式是经门静脉播散,其次为肺转移和骨转移。肝癌一旦发生播散转移就应该被认为是一种全身性疾病,全身系统治疗应该在这个阶段发挥重要作用。索拉非尼肝癌适应证的获批标志着一个全新时代的来临,近十年来分子靶向治疗一直积极推动肝癌综合治疗的发展。

二、分子靶向治疗联合介入治疗肝癌的探索

鉴于肝癌手术后的高复发风险,寻求术后的辅助治疗降低复发风险提高生存期显得尤为重要。索拉非尼能抑制肿瘤细胞增殖和新生血管生成,可作为有复发高危因素病人的术后辅助治疗选择。TACE 是不可切除肝癌的重要局部治疗方式,其治疗原理是栓塞肿瘤的动脉供应血管导致肿瘤缺血坏死,并对肿瘤直接施以化疗药物以杀伤肿瘤。TACE 能延长病人生存周期,即使经过多次 TACE 治疗也难以根除肿瘤。

栓塞会导致缺氧以及诱导肿瘤形成、血管生成和纤维变性等相关因子的释放。有证据表明,血管内皮生长因子和成纤维细胞生长因子等主要促血管生成因子的血清浓度在 TACE 治疗后上升。TACE 治疗后肿瘤仍会进展、转移,生存率也不高,可能和这些因子的上调有关。既然分子靶向治疗药物能通过靶向信号途径转导,提高晚期病人的总生存率;联合 TACE 和抗血管生成的分子靶向药物能否提高肝癌治疗效果成为一个重要的话题。然而尝试寻找这种联合治疗最佳方案的数项临床试验均以失败告终。

奥兰替尼(orantinib)是一种口服多激酶抑制剂,作用靶点为 VEGFR-2 和 PDGFR-β。一项 Ⅱ 期临床研究表明,奥兰替尼联合单次 TACE 似乎可以延长无进展生存期,尽管这一观察没有统计学意义,总体生存率没有改善。因此日本 Kudo 等开展了一项 Ⅲ 期临床研究 ORI-ENTAL,旨在评估奥兰替尼与 TACE 联合治疗无法切除的肝细胞癌的疗效。该研究为一项随机、双盲、安慰剂对照 Ⅲ 期临床研究,在日本、韩国、中国台湾的 75 个试验点展开,中期分析结果显示联合治疗并未能达到预期目的,研究被认定为无效而提前终止。奥兰替尼组对

比安慰剂组 OS 无显著差异。

布立尼布（brivanib）是一种口服的选择性血管内皮生长因子和成纤维细胞生长因子双重抑制剂，显示出抗增殖和抗血管生成活性，在治疗晚期肝癌病人的 Ⅱ 期临床试验中显示出初步疗效。Kudo 等开展了一项Ⅲ期临床试验评估布立尼布联合 TACE 治疗能否提高肝癌病人总体生存率。该研究是一项多中心随机双盲安慰剂对照的前瞻性研究，计划在 12 个国家的 83 家医学中心入组 870 例不可手术切除的肝细胞癌病人。由于评估布立尼布作为一线和二线肝癌治疗药物的Ⅲ期临床试验 BRISK-FL 和 BRISK-PS 均未能达到其主要观察点（即在 OS 上使病人获益），Kudo 等提前 2 年终止了该项研究，共筛选 734 例病人，随机化 502 例病人。研究结果显示布立尼布联合 TACE 治疗相对于单独 TACE 治疗并不能提高病人 OS。

布立尼布作为肝癌单药治疗的Ⅲ期临床研究的失败，似乎预示着该药联合 TACE 也未能取得成功的原因。而奥兰替尼联合 TACE 的 ORIENTAL 研究也因无效而提前终止。索拉非尼作为晚期肝癌的一线治疗药物，和 TACE 联合治疗能否取得更好的疗效引起了研究者们的重视。近十年来研究者们为此做了大量的工作，也开展了多项大规模临床研究，虽然得出的结论莫衷一是，但可以预见的是 TACE 联合分子靶向药物将会在肝癌综合治疗中占有重要地位。

SPACE 试验是第一项全球多中心前瞻性随机双盲对照 Ⅱ 期临床研究。该研究纳入了307 例中期肝癌病人，随机分组为 DEB-TACE 联合索拉非尼组和联合安慰剂组。TACE 治疗频次为固定的第 1、9、25 和 49 周以及后续每 24 周一次。主要观察终点为疾病进展时间（time to progression，TTP），次要观察终点为 OS、至微血管侵犯（microvascular invasion，MVI）或肝外扩散（extrahepatic spread，EHS）时间、至无法接受 TACE 时间（time to untreatable progression with TACE，TTUP）。其结果显示 TTP 和 OS 未达到研究目的；其失败原因被认为是定期 TACE 可能会导致不合时宜的治疗，影响病人的肝功能，易错失最佳治疗时机。不过，亚组分析后发现亚洲人群相对于非亚洲人群更有可能从联合治疗中获益，可能原因是亚洲人群用药时间较长。

TACTICS 研究为一项由日本研究者主导的随机、开放、多中心 Ⅱ 期临床研究，评价了TACE 联用索拉非尼对比单用 TACE 治疗肝细胞癌的疗效与安全性。TACTICS 研究纳入不可切除的早、中期 HCC 病人，随机 1∶1 分配至单用 TACE 治疗组或 TACE 联合索拉非尼组。联合治疗组的方案为首次 TACE 前，先给予索拉非尼 400mg/d 预处理 2～3 周，以更早阻断血管生成相关通路，在 TACE 治疗期间索拉非尼剂量增加至 800mg/d，直至 TTUP。主要研究终点为 PFS 和 OS，PFS 事件被定义为死亡或至 TTUP 的时间。TTUP 定义为从口服索拉非尼开始至出现导致 TACE 无法进行的证据（不可治疗的肿瘤进展、肝功能恶化至 Child-Pugh C 级或出现血管侵犯/肝外转移）。TACTICS 研究最终获得了令人鼓舞的阳性结果：TACE 联合索拉非尼治疗组的 PFS 显著延长至 25.2 个月，而单纯 TACE 治疗组的 PFS 只有 13.5 个月（$HR=0.59,95\%CI:0.41～0.87,P=0.006$）。OS 未达到。研究还发现，联合治疗能显著改善至发生血管侵犯时间和肝外转移的时间。联合治疗能将至血管侵犯时间从 4.0 个月延长至 31.3 个月（$HR=0.26,95\%CI:0.09～0.75,P=0.008$）；至发生肝外转移时间从 6.9 个月延长至 15.7 个月（$HR=0.21,95\%CI:0.06～0.70,P=0.006$）。另外，TACE 联合索拉非尼显著延长 TACE 治疗时间间隔（21.1 周 vs 16.9 周，$P=0.018$）。目前看来，TACE 治疗前即开始口服靶向药物，尽量延长分子靶向药物的暴露时间似乎是病人能够获益的关键。

中国学者也开展了大量工作探索肝癌综合治疗的有效方案。中山大学肿瘤防治中心石明教授团队开展了一项国内多中心Ⅲ期临床试验。共筛选了 818 例伴有门静脉侵犯的不可手术肝癌病人,按 1∶1 随机分配至 FOLFOX 肝动脉灌注化疗联合索拉非尼组或索拉非尼单药治疗组。研究结果显示,联合治疗组 mOS 比索拉非尼组显著延长,分别为 13.37 个月和 7.13 个月($HR = 0.35$, $P<0.001$)。mPFS 也显著延长(7.03 个月 vs 2.6 个月, $P<0.001$)。两组之间治疗相关不良事件发生率总体相近。

三、分子靶向治疗联合免疫检查点抑制剂治疗肝癌的探索

在分子靶向药物进入临床治疗肝癌 10 年后,免疫检查点抑制剂 PD-L1/PD-1 抗体也越来越受到重视。肿瘤细胞能表达 PD-L1 与 T 细胞的 PD-1 结合,抑制 T 细胞活化所需基因及细胞因子的转录,发挥负向调控 T 细胞活性作用,从而逃避免疫监视。肿瘤细胞因而能继续增殖。PD-1 抗体属于免疫检查点阻断药物,通过与 T 细胞表面的 PD-1 受体结合,阻断了肿瘤细胞表面的 PD-L1 配体和 PD-1 受体结合,使 T 细胞恢复杀伤肿瘤的功能,从而重启免疫系统。2017 年以来,纳武利尤单抗和帕博利珠单抗相继被美国 FDA 批准为晚期肝癌的二线治疗药物。

分子靶向药物可抑制某些信号通路,形成一种免疫抑制的微环境。因此,结合免疫检查点抑制剂和分子靶向药物可以调节肿瘤微环境,从而促进细胞毒性 T 淋巴细胞渗透到肿瘤组织中。动物实验表明,仑伐替尼能减少肿瘤相关巨噬细胞,增加活化 $CD8^+T$ 细胞百分比,促使分泌 IFN-γ 和颗粒酶 B,显示出强大的抗肿瘤能力。仑伐替尼联合帕博利珠单抗能进一步提高 $CD45^+$ 细胞中的 T 细胞,特别是 $CD8^+T$ 细胞的比例,增加了 IFN-γ+颗粒酶 B^+CD8^+T 细胞的比例。联合用药组显示出相对于单一用药组更强大的抗肿瘤能力。

2019 年 4 月美国癌症研究协会(AACR)公布了一项Ⅰb 期仑伐替尼联合帕博利珠单抗治疗晚期肝癌试验 KEYNOTE-524 的结果。该研究首先入组 6 例无其他合适治疗方案的病人,并在治疗第 1 周期后评估剂量限制性毒性。在确立仑伐替尼联合帕博利珠单抗的耐受性后,进行第 2 部分研究,入组 24 例既往未接受过系统性治疗且不可切除的 HCC 病人。该研究纳入了的病人接受仑伐替尼(≥60kg 为 12mg,<60kg 为 8mg)每日一次+帕博利珠单抗 200mg/3 周治疗。独立第三方影像学评估结果显示,总体客观缓解率(objective response rate,ORR)为 60.0%,疾病控制率为 93.3%。mPFS 为 9.7 个月,mOS 为 14.6 个月。相比而言,REFLECT 研究中仑伐替尼的 ORR 为 24.1%,联合仑伐替尼和帕博利珠单抗的有效率似乎明显提升。

2019 年 7 月 23 日,美国 FDA 授予了仑伐替尼与帕博利珠单抗联合使用突破性疗法(breakthrough therapy designation,BTD)资格,用于一线治疗不适合局部区域治疗或手术切除的晚期肝癌病人。虽然这个突破性疗法的授予,是对仑伐替尼+K 药(帕博利珠单抗)联合使用疗效和安全性的肯定,但需要注意的是,这种联合治疗尚未得到美国 FDA 的最终批准。2020 年 5 月,美国临床肿瘤学会报道了更新数据。共 100 例病人,ORR 为 46%,DCR 为 88%,仍显示出较好的治疗效果。还需要更大样本、更长随访周期的数据进一步评估这种联合治疗的价值和安全性。Ⅲ期临床试验 LEAP-002 正在进行中,结果值得期待。

2020 年 5 月 14 日的《新英格兰医学杂志》上正式公布了 IMbrave150 的完整研究数据。IMbrave150 研究采用阿替利珠单抗(PD-L1 抑制剂)联合抗新生血管分子靶向药物贝伐珠单抗治疗晚期肝癌,即“T+A”方案。数据显示,该方案显著延长了病人 OS 和 PFS 两项数据,其 12 个月生存率达到 67.2%,是十多年来首个经Ⅲ期临床试验证实优于现有一线用药索拉

非尼的全新疗法。在此项研究中,中国学者做出了较大的贡献。纳入的 501 例既往未接受过系统性治疗的不可切除 HCC 病人中,194 例来自中国。中国亚组的数据也提示,"T+A"方案可能会更适合中国病人。中国病人整体有乙型肝炎病毒感染比例高、大血管侵犯/肝外转移和甲胎蛋白≥400ng/ml 等预后不良因素。研究数据显示中国亚组病人 OS 的 *HR* 值为 0.44,病人 6 个月生存率达到 86.6%,意味着疗效比试验整体人群更出色。目前全球各大指南均将"T+A"方案推荐为用于晚期肝癌的一线治疗方案之一。

SHR-1210(卡瑞利珠单抗)是一种人源化 IgG4 单克隆抗体药物。它是一个多靶点的免疫检查点抑制剂,靶点包括 PD-1、PD-L1/PD-L2。基础研究显示,SHR-1210 在体内能同时阻断程序性死亡受体(PD)-1 和血管内皮生长因子受体 2,与阿帕替尼联合使用能起到协同抗肿瘤的作用。2018 年,由我国学者牵头的 NCT02942329 研究结果首次在美国临床肿瘤学会年会上公布。该研究是一项 I 期临床试验,探索了 SHR-1210 联合阿帕替尼在晚期肝细胞癌、胃癌、食管胃结合部癌的应用,取得了令人振奋的结果。

NCT02942329 研究分为两个阶段,Ⅰa 和 Ⅰb,研究对象为索拉非尼治疗失败的晚期肝癌病人,以及胃癌、胃食管结合部癌病人。Ⅰa 阶段探索联合用药的最大耐受剂量,为 Ⅱ 期试验用药剂量提供依据。试验设计阿帕替尼的爬坡剂量为 125、250、500mg/d,SHR-1210 使用固定剂量,200mg,每 2 周 1 次。Ⅰa 期入组病人共 15 人,每个剂量组 5 人。结果发现在 500mg/d 剂量组出现了 3 例剂量限制性毒性,均为 3 度肺炎。因此后续试验的推荐剂量定为阿帕替尼 250mg/d,SHR-1210 200mg,每 2 周 1 次。Ⅰb 阶段主要目的是探索药物疗效和安全性,研究结果令人鼓舞。纳入的 18 例肝细胞癌病人均感染乙型肝炎病毒,其中 17 例为 BCLC C 期,1 例为 B 期。所有 16 例可评价疗效的 HCC 病人中 ORR 达到 50%,疾病控制率达到 93.8%,平均应答等待时间为 3.4 个月,mPFS 为 5.8 个月。阿帕替尼单药治疗肝癌的有效率不超过 10%,PD-1 抗体单药治疗也约为 10%,而该研究中两者联合用于晚期肝癌的 ORR 为 50%,可看出两者互相促进的双向协同作用。取得的这一疗效与 KEYNOTE-524 研究结果旗鼓相当。值得注意的是,该研究中 BCLC C 期病人占比高达 94.4%,而 KEYNOTE-524 中 C 期病人占比为 70%。另外,该研究中严重不良事件发生率也比 KEYNOTE-524 低,且未发现治疗相关死亡事件。目前 SHR-1210 联合阿帕替尼用于晚期肝癌一线治疗的全球多中心 Ⅲ 期研究(NCT03764293)已获批准,期待进一步确认这种联合方案的有效性与安全性。

可以预见的是,免疫检查点抑制剂与分子靶向药物联合治疗将在晚期肝癌综合治疗模式中发挥重要作用。如何确定预测分子靶向药物联合免疫治疗疗效的生物标志物仍然是肝细胞癌免疫治疗中尚未解决的问题,有必要通过进一步研究确定这些生物标志物。

四、小结

分子靶向治疗诞生十余年来,为中晚期肝癌病人带来了更多的希望。然而分子靶向单药治疗疗效仍然有限,远不能满足病人需求。联合分子靶向治疗的综合治疗改善了这一局面。经过艰难探索,TACTICS 研究最终确立了 TACE 联合索拉非尼治疗肝癌的有效性。近年来,免疫检查点抑制剂治疗肝癌的有效性备受关注。越来越多的实践证据表明,免疫检查点抑制剂与分子靶向药物联合治疗将在晚期肝癌综合治疗模式中发挥重要作用。

(项　帅)

参考文献

[1] LEE J H,LEE J H,LIM Y S,et al. Sustained efficacy of adjuvant immunotherapy with cytokine-induced killer cells for hepatocellular carcinoma:an extended 5-year follow-up[J]. Cancer Immunol Immunother,2019,68:23-32.

[2] TAKAYAMA T,SEKINE T,MAKUUCHI M,et al. Adoptive immunotherapy to lower postsurgical recurrence rates of hepatocellular carcinoma:a randomised trial[J]. Lancet,2000,356:802-807.

[3] LEE J H,LEE J H,LIM Y S,et al. Adjuvant immunotherapy with autologous cytokine-induced killer cells for hepatocellular carcinoma[J]. Gastroenterology,2015,148:1383-1391.

[4] PARK J W,FINN R S,KIM J S,et al. Phase II,open-label study of brivanib as first-line therapy in patients with advanced hepatocellular carcinoma[J]. Clin Cancer Res,2011,17:1973-1983.

[5] FINN R S,KANG Y K,MULCAHY M,et al. Phase II,open-label study of brivanib as second-line therapy in patients with advanced hepatocellular carcinoma[J]. Clin Cancer Res,2012,18:2090-2098.

[6] KUDO M,HAN G,FINN R S,et al. Brivanib as adjuvant therapy to transarterial chemoembolization in patients with hepatocellular carcinoma:A randomized phase III trial[J]. Hepatology,2014,60:1697-1707.

[7] LENCIONI R,LLOVET J M,HAN G,et al. Sorafenib or placebo plus TACE with doxorubicin-eluting beads for intermediate stage HCC:The SPACE trial[J]. J Hepatol,2016,64:1090-1098.

[8] HE M,LI Q,ZOU R,et al. Sorafenib plus hepatic arterial infusion of oxaliplatin,fluorouracil,and leucovorin vs sorafenib alone for hepatocellular carcinoma with portal vein invasion:a randomized clinical trial[J]. JAMA Oncol,2019,5:953-960.

[9] KATO Y,TABATAK,KIMURA T,et al. Lenvatinib plus anti-PD-1 antibody combination treatment activates CD8+ T cells through reduction of tumor-associated macrophage and activation of the interferon pathway[J]. PLoS One,2019,14:e0212513.

[10] FINN R S,QIN S,IKEDA M,et al. Atezolizumab plus bevacizumab in unresectable hepatocellular carcinoma [J]. N Engl J Med,2020,382:1894-1905.

[11] XU J,ZHANG Y,JIA R,et al. Anti-PD-1 antibody SHR-1210 combined with apatinib for advanced hepato-cellular carcinoma,gastric,or esophagogastric junction cancer:an open-label,dose escalation and expansion study [J]. Clin Cancer Res,2019,25:515-523.

第四节　基础肝病管理、肝功能保护、中医中药治疗 等在肝癌综合治疗中的积极作用

对于肝癌病人,目前首选的治疗方法仍然是手术切除。手术切除和肝移植仍然是目前唯一有可能治愈肝癌的方法。但是,不是所有的病人都适于手术治疗,肝癌多是在肝硬化的基础上形成的,肝硬化严重的病人若行手术切除易导致肝功能衰竭。另外,有一部分病人,基础肝病对其生命威胁远远超过了肝癌本身。因此,除了手术、TACE、消融、靶向及免疫治疗等侵袭性治疗外,基础肝病管理、肝功能保护及中医中药治疗也发挥着重要的作用。这些治疗可以为病人提供更好的全身状况,从而为肝癌的治疗争取更多的时机,对手术病人的围手术期治疗,非手术病人的综合治疗以及终末期病人的姑息治疗等方面都是不可忽略的有效手段。

一、基础肝病管理

乙型肝炎病毒(HBV)及丙型肝炎病毒(HCV)感染和肝硬化等慢性肝病是肝癌发生的

重要危险因素(表 7-2)。这些基础肝病对于肝癌的发生发展及预后均有重要影响。除了针对肝癌本身的治疗,针对基础肝病的治疗在减少肝癌的发生以及控制术后复发均有重要意义。对于基础肝病的治疗,首先要控制病因,如病毒感染者应进行抗病毒治疗等;同时也要进行控制炎症和纤维化的长期治疗。

合并有 HBV 感染且复制活跃的病人,口服核苷(酸)类似物抗病毒治疗非常重要。宜选择强效低耐药的药物如恩替卡韦、替诺福韦酯或替比夫定等。对于丙型肝炎病毒相关肝癌,应行聚乙二醇干扰素 α 联合利巴韦林或抗病毒治疗。手术及 TACE 治疗可能引起 HBV 复制活跃,目前推荐在治疗前即开始应用抗病毒药物。抗病毒治疗还可以降低术后复发率。因此,抗病毒治疗应贯穿肝癌治疗的全过程。

二、乙型肝炎病毒感染的抗病毒治疗

乙型病毒性肝炎是我国肝癌的主要病因,在肝癌病人中占 80% 以上(表 7-2)。在我国,每年乙型病毒性肝炎相关性肝癌的新发病例约 30 万。在世界范围内,也有约 60% 的肝癌病

表 7-2　我国 112 家中心行肝癌肝切除术的流行病学数据

项目	数值(n=18 275)
年龄/岁	51.7±11.94
性别(男性)/例(%)	15 351(84)
HBsAg 阳性/例(%)	12 838(80.50)
HCV/例(%)	503(3.84)
肝硬化/例(%)	
无	2 756(19.88)
轻度	23(42.95)
中度	35(28.33)
重度	29(8.85)
门静脉高压/例(%)	1 203(8.00)
肿瘤数量/例(%)	
0	10(0.10)
1	11 238(80.73)
2	1 956(14.05)
≥3	716(5.14)
AFP/例(%)	
<20	5 217(38.11)
20~400	4 756(34.74)
≥400	3 718(27.16)
Child-Pugh 改良分级评分/例(%)	
A	14 165(88.59)
B	1 750(10.94)
C	75(0.47)

注:资料来源 ZHANG B,ZHANG Z,HUANG Z,et al. 42573 cases of hepatectomy in china:a multicenter retrospective investigation[J]. Sci China Life Sci,2018,61:660-670.

人为 HBV 感染引起。慢性乙型病毒性肝炎的发展取决于宿主和病毒的状态,病人有发展成肝硬化及肝癌的风险。乙型病毒性肝炎所导致的肝纤维化、肝硬化以及合并的门静脉高压症是肝癌治疗过程中必须重视的重要因素。近年来,关于肝癌合并 HBV 感染病人的抗病毒治疗时机、时长以及围手术期抗病毒治疗的作用等热门话题开展了大量的临床研究。一方面,控制 HBV 感染可以控制肝癌的发生和进展。另外,对于肝癌手术后的病人,乙型病毒性肝炎的控制可以降低术后复发和改善预后。目前认为,肝癌合并 HBV 感染的病人推荐终身抗病毒治疗;肝癌病人的围手术期处理应该将 HBV 控制在相对安全的范围。对于高病毒载量的肝癌病人应谨慎行手术治疗,防止乙型病毒性肝炎的暴发而导致肝功能衰竭。

HBV 的高病毒载量以及肝脏的炎症反应和肝癌行肝切除术后肝功能衰竭有着密切的关系。对于 HBV 感染的病人,肝切除术后可能激活 HBV 的复制,尤其在未进行抗病毒治疗的人群中发生率更高。即使对于术前肝功能评估良好的病人,也可能由于术后 HBV 的暴发而导致难以逆转的肝功能衰竭。

通常肝切除术后的病人谷丙转氨酶可能迅速升高,然后逐渐降低到术前的水平。如果术后谷丙转氨酶持续升高,而 HBV DNA 载量 $> 10^4 copies/ml$,持续 2 周以上,可能发生慢性 HBV 的急性暴发。由此,可能导致肝功能衰竭,引起肝性脑病、肝肾综合或肝肺综合征等或合并感染导致病人死亡。临床研究表明,肝炎活动期、术前 HBV 载量 $> 10^4 copies/ml$ 以及术前未进行抗病毒治疗是肝癌肝切除术后并发症发生的独立危险因素(表 7-3,表 7-4)。在没有进行围手术期抗病毒治疗的肝癌合并 HBV 感染的病人,其术后肝功能恢复明显差于进行抗病毒治疗的病人。而术前未抗病毒治疗的病人,其术后病毒 DNA 载量可能明显上升,提示 HBV 的激活甚至暴发。这种现象的发生,可能与重大手术对病人的免疫功能影响相关,免疫功能的抑制作用可能导致了 HBV 的激活。

表 7-3　抗 HBV 治疗与肝癌肝切除术后并发症的关系

项目	抗病毒治疗组 (n=72)	对照组 (n=40)	P 值
肝切除类型/例(%)			0.535
左外叶切除	15(20.8)	7(17.5)	
左半肝切除	12(16.7)	6(15.0)	
右半肝切除	26(36.1)	14(35.0)	
肝两叶或三叶切除	19(26.4)	13(32.5)	
手术时间/分钟	216±57	226±54	0.445
术中出血量/ml	389±214	374±182	0.719
输血病人/例	7(9.7)	3(7.5)	0.961
输血量/ml	642±269	1 000±529	0.258
术后并发症/例(%)	25(34.7)	30(75.0)	<0.01
乙肝暴发/例(%)	0(0)	6(15.0)	<0.01
肝功能衰竭/例(%)	1(1.4)	5(12.5)	<0.05
肝性脑病/例(%)	1(1.4)	4(10.0)	<0.05

续表

项目	抗病毒治疗组 (n=72)	对照组 (n=40)	P 值
肝肾综合征/例(%)	0(0)	3(7.5)	<0.05
腹水/例(%)	17(23.6)	24(60.0)	<0.01
胆漏/例(%)	4(5.6)	2(5.0)	0.913
出血/再次手术/例(%)	0(0)	0(0)	
其他并发症/例(%)	2(2.8)	3(7.5)	0.246
外科并发症分级/例			<0.05
Ⅰ级	19	9	
Ⅱ级	5	14	
Ⅲ级	1	7	
住院时间/天	16±3	24±8	<0.05

注:资料来源 ZHANG B,XU D,WANG R,et al. Perioperative antiviral therapy improves safety in patients with hepatitis B related HCC following hepatectomy[J]. Int J Surg,2015,15:1-5.

表 7-4　乙型病毒性肝炎病人行肝切除术后并发症相关的多因素分析

项目	95%CI	P 值
$G_{3-4}S_{1-4}$ 期	10.89(3.74~31.71)	<0.01
术前 HBV DNA>10^4 copies/ml	1.68(0.34~8.27)	0.521
未抗病毒治疗	525(1.33~20.72)	<0.05

注:资料来源 ZHANG B,XU D,WANG R,et al. Perioperative antiviral therapy improves safety in patients with hepatitis B related HCC following hepatectomy[J]. Int J Surg,2015,15:1-5.

乙型病毒性肝炎治疗的目的是通过控制 HBV 的发展和可能导致的肝癌发生,延长生存和改善生活质量。其他的治疗目的包括预防母婴传播,HBV 激活以及肝外症状的预防与治疗。治疗方案的选择取决于病毒感染的自然病程、疾病发展的阶段及病人的年龄等因素。下文主要针对肝癌相关的乙型病毒性肝炎治疗进行描述。

对于 HBV 相关的肝癌,核苷酸类似物抗病毒治疗的目的首先是抑制病毒的复制来稳定 HBV 导致的肝纤维化并阻止其进展,其次是降低肝癌治疗后的复发风险。需要指出的是,稳定 HBV 导致的肝纤维化并阻止其进展本身是肝癌治疗安全性和有效性的前提。对于乙型病毒性肝炎急性期及亚急性期,防治肝功能衰竭成为最主要的目的。欧洲肝病研究协会(EASL)及美国肝病研究协会(AASLD)针对乙型肝炎抗病毒治疗的指征在病毒 DNA 载量、转氨酶水平、肝纤维化程度、乙型病毒性肝炎表面抗原的表达、肝外症状及病史各方面做出了要求。然而,对于肝癌相关的乙型病毒性肝炎治疗,具有以下特点:①绝大部分病人有不同程度的肝硬化;②肝癌治疗本身需要基础肝病的治疗来提供安全性和有效性保障,乙型病毒性肝炎的治疗既是病因治疗又是肝癌治疗的前提;③肝癌治疗带来的免疫功能等全身影响可能激活 HBV 甚至暴发肝炎导致肝功能衰竭,使整个治疗失败;④肝癌病人就诊时往往已经有规范或不规范的抗病毒治疗的病史,但是对于低病毒 DNA 载量的乙型病毒性肝炎病人,抗病毒治疗仍然可以降低肝癌的复发;⑤手术切除是肝癌最主要和有效的治疗方法,围手术期的抗病毒治疗地位逐渐突出。综上,对于肝癌合并 HBV 感染的病人,推荐终身抗病毒治疗。

乙型病毒性肝炎病人的治疗主要包括口服核苷(酸)类似物和注射用干扰素。核苷(酸)类似物主要有:拉米夫定、阿德福韦酯、恩替卡韦、替比夫定、替诺福韦酯和替诺福韦艾拉酚胺。其中,恩替卡韦、替诺福韦酯和替诺福韦艾拉酚胺对 HBV 耐药具有强耐药屏障,而拉米夫定、阿德福韦酯和替比夫定对 HBV 耐药为弱耐药屏障。目前对于肝癌合并 HBV 感染的病人,我国《原发性肝癌诊疗规范(2019 年版)》推荐口服核苷(酸)类似物抗病毒治疗。宜选择强效低耐药的药物如恩替卡韦、替诺福韦酯或替比夫定等。恩替卡韦和替诺福韦是推荐的一线抗乙肝病毒药物,具有耐药性低和病毒控制效价高等优势。因这两类药物具有强效的抗病毒作用,可以有效地改善肝功能,降低或延缓乙肝病毒相关肝病的发生。

在进行抗病毒治疗的同时,病情的进展及耐药的检测非常重要。乙肝病毒耐药的发生和乙肝病毒 DNA 的高基线水平、DNA 载量下降缓慢以及既往低级别核苷类似物的应用等因素密切相关。应根据乙肝病毒 DNA 检测结果和耐药突变的情况选择合适的调整方案。

三、丙型肝炎病毒感染的治疗

丙型病毒性肝炎是世界慢性肝病的主要病因之一。目前全球超过 7 100 万人为慢性丙型病毒性肝炎,相当一部分丙型病毒性肝炎病人并不知悉感染了丙型肝炎病毒。慢性丙型病毒性肝炎所导致的肝损害可发展成肝硬化甚至肝癌。所以,在肝癌的基础疾病治疗中,丙型病毒性肝炎的治疗同样重要。与乙型肝炎病毒相比,丙型肝炎病毒有着更高的慢性化率。丙型病毒性肝炎除肝损害外,尚有许多肝外表现,如胰岛素抵抗、糖尿病等;且在丙型肝炎病毒清除后仍可能存在肝外的临床表现。饮酒能加速丙型病毒性肝炎病人的肝硬化进展速度。因此,丙型病毒性肝炎病人要限制乙醇的摄入。所有怀疑丙型肝炎病毒感染的病人均应检测血清抗丙型病毒性肝炎抗体,并进一步检测 HCV RNA。对于丙型病毒性肝炎病人,应评估肝纤维化程度,包括肝穿刺活检、纤维化指标测定、B 超、肝脏弹性测定等。

针对丙型肝炎病毒感染,最主要的治疗方式是进行抗病毒治疗,目前丙型病毒性肝炎是可以治愈性的疾病。世界卫生组织预计到 2030 年在世界范围内消除丙型病毒性肝炎,但目前丙型病毒性肝炎的治疗仍存在价格高及耐药等问题。丙型病毒性肝炎治疗的首要目标是控制病毒感染,达到持续病毒学应答(sustained virological response,SVR)即在治疗 12 周(SVR12)和 24 周(SVR24)后检测不到 HCV RNA。更深层次的治疗目标即防止肝损伤、肝纤维化及肝癌的发生。对于丙型肝炎病毒定量(HCV RNA 定量)阳性的病人,需要进行抗病毒治疗。经典的丙型病毒性肝炎治疗药物为干扰素联合利巴韦林,干扰素包括普通干扰素以及长效干扰素,可以有效治愈丙型病毒性肝炎,但是有一定的复发概率,并且在一些特殊病人当中,副作用比较大,影响了该方案的广泛应用。

近几年,欧美已批准上市的新的治疗药物有蛋白酶抑制剂,如波西普韦、特拉普韦和西米普韦,NS5B 核苷酸聚合酶抑制剂,如 Sofosbuvir 等。新的口服抗丙型肝炎病毒药物的使用,使得持续病毒学应答从 40% 增至 70%。如能早期清除病毒,可以缩短疗程,对既往干扰素联合利巴韦林治疗失败者也能获得较高的应答率。这些直接抗病毒药物对于基因 1 型的持续病毒学应答提高至 90% 以上。而丙型肝炎病毒的持续清除,也就意味着从病原学上治愈丙型病毒性肝炎。Sofosbuvir 最短只需要 12 周,其对基因型 1、2、3、4 均有效。

在我国由于以上新药还没有上市,丙型病毒性肝炎的治疗主要为经典干扰素联合利巴韦林。在丙型病毒性肝炎的治疗过程中,同样要注意耐药以及副作用的发生。还需加强肝病的随诊,检测肝纤维化的发生,定期进行肝脏 B 超及 CT 等检测,早期发现肝硬化和肝癌。

四、肝硬化的治疗

肝硬化的自然病程会有代偿期过渡到失代偿期,典型表现为腹水、消化道出血、黄疸和肝性脑病。在肝硬化病人中,每年有 5%~7% 的病人由代偿期发展为失代偿期,引起多个器官或系统功能不全。肝硬化失代偿期的治疗主要是控制肝硬化的进展,而不仅仅局限于处理相应的并发症。终极目标是通过控制病因、抗炎、制止肝纤维化、恢复细胞功能和数量以求保护肝脏完整结构。然而,目前并没有一个治疗方案可以达到以上目的。有少量的抗炎和抗纤维化药物在动物实验中获得一定效果,但是在临床应用中尚无有效药物。所以,肝硬化的治疗主要包括针对病因的治疗和针对肝硬化进展相关因素的治疗。

有效地控制病因可以改善代偿期肝硬化的结局并防止肝硬化失代偿期的发生。对于乙肝相关肝硬化,有效的抗病毒治疗可以改善一部分肝硬化病人的预后,但并非对所有病人有效。同样,对于丙型病毒性肝炎相关的肝硬化,抗病毒治疗可以改善肝功能、缓解门静脉高压并改善结局,但是也仅对一部分病人有效。酒精性肝硬化,必须戒酒以消除病因,以缓解肝硬化的进展。其他的病因治疗能否改善肝硬化进展目前尚不清楚,治疗自身免疫性肝病可能会有所帮助。

针对肝硬化进展相关因素的治疗主要包括:①针对肠-肝循环紊乱的抗生素应用(如利福昔明)。在一些回顾性研究和病例报道中利福昔明可以改善除肝性脑病以外的其他肝硬化并发症。②通过长期输注白蛋白改善体循环功能和肾功能。③通过他汀类药的多种功能,减少炎症反应,降低门静脉压力,从而改善进展期肝硬化的病人生存。④β 受体阻滞剂可以通过降低门静脉压力,使失代偿期肝硬化病人有潜在的获益。抗凝治疗在理论上可以减少门静脉血栓形成的风险,降低门静脉压力,但由于肝硬化病人上消化道出血风险的特殊性,这一治疗还存在很大争议。

肝硬化的其他治疗主要是针对肝硬化并发症的治疗,包括腹水的控制,上消化道出血的处理,黄疸的治疗和缓解肝性脑病等。这些对症治疗对肝硬化进程本身并没有实质性作用,主要是改善病人生活质量,争取治疗时机。对于肝癌合并肝硬化病人,肝硬化失代偿期的治疗往往比肿瘤的治疗更为棘手。

五、肝功能保护

肝癌病人在自然病程中或治疗过程中可能会伴随肝功能异常,因此应注意肝功能保护。肝功能的保护除了护肝药物的应用之外,病人的生活习惯也是非常重要的。肝癌的病人应减轻体力劳动,尤其是肿瘤位于肝脏浅表的病人在重体力劳动后更容易发生肿瘤破裂出血,可以进行适当的轻工作。肝切除术后的病人,也应以休息为主,保证充足的睡眠质量,避免过多的体力消耗。饮食应清淡、低糖、高维生素、适量优质蛋白质,忌刺激性食物,避免进食坚硬、粗糙食物,禁用损害肝脏的药物。

任何针对肝癌的侵袭性治疗都是建立在肝脏功能具有足够的储备基础之上的,因此,肝功能保护是肝癌治疗的重要基础。保护肝功能,同样是减少肝切除术围手术期并发症发生率和死亡率的关键。对于肝癌的外科治疗,包括手术切除,消融及 TACE 等,严格的术前评估、精细的术中操作及积极的术后并发症处理是外科治疗安全的保证。而肝功能保护则贯穿围手术期始终。

护肝药物种类繁多,目前主要有以下几种类型:①抗炎类护肝药,如甘草酸制剂;②必须磷脂类护肝药,如多烯磷脂酰胆碱;③解毒类药物,如谷胱甘肽、葡萄糖醛酸;④利胆类药物:腺苷蛋氨酸、熊去氧胆酸;⑤改善肝脏能量代谢类药物:维生素及辅酶;⑥降酶药物:联苯双酯和双环醇;⑦生物制剂:肝细胞生长因子。这些药物可以保护肝功能、提高治疗安全性、降低并发症、改善生活质量。

六、中医中药

中医中药治疗能改善症状,提高机体的抵抗力,减轻放化疗的副作用,提高生活质量。除了采用传统的辨证论治、服用汤剂之类,我国已批准了若干种现代中药制剂用于治疗肝癌,具有一定的疗效,病人的依从性、安全性和耐受性均较好。近年来,中医中药的治疗引起了更多的关注,国内外也有高证据级别的临床研究报道。诸多研究证实,中医药在保肝抗炎及抗纤维化方面有其独特的优势,能够在原发性肝癌相关基础肝病的治疗中发挥有效作用。对于中药抗肿瘤治疗的作用及生物学机制,包括信号通路的调控、肿瘤的血管生成、细胞周期调控、侵袭迁移能力、肿瘤免疫调节及肿瘤干细胞领域等,也有较多文献报道。

中医中药有着悠久的抗肿瘤治疗的历史,至今传统中医药用于诊断和治疗肿瘤的指南已经采用国际标准制定,用于现代临床治疗。肝癌在现有的侵袭性治疗,尤其是手术治疗后,肿瘤的复发和转移是主要的死亡原因。即使早期肝癌,5 年的复发率也高达 70%。中医中药因其具有全身调理、低毒、护肝、抗纤维化等优势,在肝癌的综合治疗中起到重要的作用。

肝癌是以脏腑气血亏虚为本,痰、热、瘀、毒互结为标,形成有形之结节于肝而至肝失疏泄为基本病机,以右胁肿硬疼痛、消瘦、食欲不振、乏力,或有黄疸、昏迷、右胁痞块等为主要表现的一种恶性疾病。

肝癌一病,早在《黄帝内经》中就有类似记载;历代有肥气、黄疸、积气、癥瘕、臌胀之称。其所描述的症状与肝癌近似,对肝癌不易早期诊断、临床进展迅速、晚期的恶病质、预后较差等都作了较为细致的观察。在治疗上强调既要掌握辨证用药原则,又须辨病选药,灵活掌握。

(一) 辨证论治

1. 辨证要点

(1) 辨虚实:病人本虚标实极为明显,本虚表现为乏力倦怠,形体逐渐消瘦,面色萎黄,气短懒言等;而右胁部有坚硬肿块而拒按,甚至伴黄疸、脘腹胀满而闷、腹胀大等属标实的表现。

（2）辨危候:晚期可见昏迷、吐血、便血、胸腹水等危候。

2. 治疗原则　针对肝癌病人以气血亏虚为本,痰、热、瘀、毒互结为标的虚实错杂的病机特点,扶正祛邪,标本兼治,以恢复肝主疏泄之功能,则气血运行流畅,湿热瘀毒之邪有出路,从而减轻和缓解病情。治标之法常用疏肝理气、活血化瘀、清热利湿、泻火解毒、消积散结等法,尤其重视疏肝理气的合理运用;治本之法常用健脾益气、养血柔肝、滋补阴液等法。要注意结合病程、病人的全身状况处理好"正"与"邪""攻"与"补"的关系,攻补适宜,治实勿忘其虚,补虚勿忘其邪实。还当注意攻伐之药不宜太过,妄用虫类有毒之品,否则虽可图一时之快,但耗气伤正,最终易致正虚邪盛,加重病情。在辨证论治的基础上应选加具有一定抗肝癌作用的中草药,以加强治疗的针对性。

（二）分证论治

1. 肝气郁结

症状:右胁部胀痛,右胁下肿块,胸闷不舒,善太息,纳呆食少,时有腹泻,月经不调,舌苔薄腻,脉弦。

治法:疏肝健脾,活血化瘀。

方药:柴胡疏肝散。

方中柴胡、枳壳、香附、陈皮疏肝理气;川芎活血化瘀;白芍、甘草平肝缓急。疼痛较明显者,可加郁金、延胡索以活血定痛。已出现胁下肿块者,加莪术、桃仁、半夏、浙贝母等破血逐瘀,软坚散结。纳呆食少者,加党参、白术、薏苡仁、神曲等开胃健脾。

2. 气滞血瘀

症状:右胁疼痛较剧,如锥如刺,入夜更甚,甚至痛引肩背,右胁下结块较大,质硬拒按,或同时见左胁下肿块,面色萎黄而黯,倦怠乏力,脘腹胀满,甚至腹胀大,皮色苍黄,脉络暴露,食欲减退,大便溏结不调,月经不调,舌质紫暗有瘀点瘀斑,脉弦涩。

治法:行气活血,化瘀消积。

方药:复元活血汤。

方中桃仁、红花、大黄活血祛瘀;天花粉"消扑损瘀血";当归活血补血;柴胡行气疏肝;穿山甲疏通肝络;甘草缓急止痛。可酌加三棱、莪术、延胡索、郁金、水蛭、䗪虫等以增强活血定痛,化瘀消积之力。或配用鳖甲煎丸或大黄䗪虫丸,以消症化积。

若转为鼓胀之腹胀大,皮色苍黄,脉络暴露者,加甘遂、大戟、芫花攻逐水饮,或改用调营饮活血化瘀,行气利水。

3. 湿热聚毒

症状:右胁疼痛,甚至痛引肩背,右胁部结块,身黄目黄,口干口苦,心烦易怒,食少厌油,腹胀满,便干溲赤,舌质红,苔黄腻,脉弦滑或滑数。

治法:清热利胆,泻火解毒。

方药:茵陈蒿汤。

方中茵陈、栀子、大黄清热除湿,利胆退黄。常加白花蛇舌草、黄芩、蒲公英清热泻火解毒。疼痛明显者,加柴胡、香附、延胡索疏肝理气,活血止痛。

4. 肝阴亏虚

症状：胁肋疼痛，胁下结块，质硬拒按，五心烦热，潮热盗汗，头昏目眩，食欲减退，腹胀大，甚则呕血、便血、皮下出血，舌红少苔，脉细而数。

治法：养血柔肝，凉血解毒。

方药：一贯煎。

方中以生地、当归、枸杞滋养肝肾阴血；沙参、麦冬滋养肺胃之阴；川楝子疏肝解郁。出血者，加仙鹤草、白茅根、牡丹皮清热凉血止血。出现黄疸者，可合茵陈蒿汤清热利胆退黄。

肝阴虚日久，累及肾阴，而见阴虚症状突出者，加生鳖甲、生龟板、女贞子、旱莲草滋肾阴，清虚热。肾阴虚日久常可阴损及阳而见肾之阴阳两虚，临床见形寒怯冷、腹胀大、水肿、腰酸膝软等症，可用金匮肾气丸温补肾阳为主方加减化裁。

在辨证论治的基础上应当选用具有一定抗肝癌作用的中草药，如清热解毒类的白花蛇舌草、半枝莲、半边莲、拳参、蛇莓、马鞭草、凤尾草、紫草、苦参、蒲公英、重楼、野菊花、肿节风、夏枯草等；活血化瘀类的大蓟、菝葜、鬼箭羽、地鳖虫（䗪虫）、虎杖、丹参、三棱、水红花子、水蛭等；软坚散结类的海藻、夏枯草、牡蛎等。

若合并血证、黄疸、昏迷或转为鼓胀者，可参照有关章节进行辨证论治，病情危重者尚须中西医结合救治。

（张斌豪）

参考文献

［1］ ERCOLANI G，GRAZI G L，RAVAIOLI M，et al. Liver resection for hepatocellular carcinoma on cirrhosis：univariate and multivariate analysis of risk factors for intrahepatic recurrence［J］. Ann Surg，2003，237：536-543.

［2］ DUSHEIKO G. Candidates for therapy：HBV［J］. J Hepatol，2006，44：S84-S89.

［3］ CHEN C J，YANG H I，SU J，et al. Risk of hepatocellular carcinoma across a biological gradient of serum hepatitis B virus DNA level［J］. JAMA，2006，295：65-73.

［4］ ZHANG B，ZHANG Z，HUANG Z，et al. 42573 cases of hepatectomy in china：a multicenter retrospective investigation［J］. Sci China Life Sci，2018，61：660-670.

［5］ LAI C L，RATZIU V，YUEN M F，et al. Viral hepatitis B［J］. Lancet，2003，362：2089-2094.

［6］ European Association for the Study of the Liver. EASL 2017 Clinical Practice Guidelines on the management of hepatitis B virus infection［J］. J Hepatol，2017，67：370-398.

［7］ GRAZI G L，CESCON M，RAVAIOLI M，et al. Liver resection for hepatocellular carcinoma in cirrhotics and noncirrhotics. Evaluation of clinicopathologic features and comparison of risk factorsfor long-term survival and tumour recurrence in a single centre［J］. Aliment Pharmacol Ther，2003，17 Suppl 2：119-129.

［8］ FUSTER J，GARCIA-VALDECASAS J C，GRANDE L，et al. Hepatocellular carcinoma and cirrhosis. Results of surgical treatment in a European series［J］. Ann Surg，1996，223：297-302.

［9］ ZHANG B，XU D，WANG R，et al. Perioperative antiviral therapy improves safety in patients with hepatitis B related HCC following hepatectomy［J］. Int J Surg，2015，15：1-5.

［10］ HUANG G，LAU W Y，WANG Z G，et al. Antiviral therapy improves postoperative survival in patients with hepatocellular carcinoma：a randomized controlled trial［J］. Ann Surg，2015，261：56-66.

［11］ HUANG G，LI P P，LAU W Y，et al. Antiviral therapy reduces hepatocellular carcinoma recurrence in patients with low hbv-dna levels:a randomized controlled trial[J]. Ann Surg,2018,268:943-954.

[12] YIN J,LI N,HAN Y,et al. Effect of antiviral treatment with nucleotide/nucleoside analogs on postoperative prognosis of hepatitis B virus-related hepatocellular carcinoma:a two-stage longitudinal clinical study[J]. J Clin Oncol,2013,31:3647-3655.

[13] KUBOTA K M M,KUSAKA K,KOBAYASHI T,et al. Measurement of liver volume and hepatic functional reserve as a guide to decision-making in resectional surgery for hepatic tumors[J]. Hepatology,1997,26:1176-1181.

[14] SHIMADA M M T,AKAZAWA K,KAMAKURA T,et al. Estimation of risk of major complications after hepatic resection[J]. Am J Surg,1994,167:399-403.

[15] YAMANAKA N O E,KUWATA K,TANAKA N. A multiple regression equation for prediction of posthepatectomy liver failure[J]. Ann Surg,1984,200:658-663.

[16] HUNG I F,POON R T,LAI C L,et al. Recurrence of hepatitis B-related hepatocellular carcinoma is associated with high viral load at the time of resection[J]. Am J Gastroenterol,2008,103:1663-1673.

[17] HUANG L,LI J,LAU W Y,et al. Perioperative reactivation of hepatitis B virus replication in patients undergoing partial hepatectomy for hepatocellular carcinoma[J]. J Gastroenterol Hepatol,2012,27:158-164.

[18] THIA T J,OOI L L,CHUNG Y F,et al. A study into the risk of exacerbation of chronic hepatitis B after liver resection for hepatocellular carcinoma[J]. J Gastrointest Surg,2007,11:612-618.

[19] TERRAULT N A,BZOWEJ N H,CHANG K M,et al. AASLD guidelines for treatment of chronic hepatitis B [J]. Hepatology,2016,63:261-283.

[20] 冯正权,吴良村,沈敏鹤,等.八宝丹配合介入治疗热毒血瘀型原发性肝癌的临床观察[J].中华中医药学刊,2007,25(11):2404-2407.

[21] European Association for the Study of the Liner. EASL clinical practice guidelines:Management of chronic hepatitis B virus infection[J]. J Hepatol,2012,57:167-185.

[22] LOK A S,BROWN RS J R,WONG J B,et al. Antiviral therapy for chronic hepatitis B viral infection in adults:A systematic review and meta-analysis[J]. Hepatology,2016,63:284-306.

[23] 中华人民共和国卫生和计划生育委员会.原发性肝癌诊疗规范(2017年版)[J].临床肝胆病杂志,2017,33(8):1419-1431.

[24] LOK A S. Chronic hepatitis B:update 2009[J]. Hepatology,2009,50:661-662.

[25] CHANG T T,KEW Y S,LEE S S,et al. Entecavir treatment for up to 5 years in patients with hepatitis B e antigen-positive chronic hepatitis B[J]. Hepatology,2010,51:422-430.

[26] SCHIFF E,LEE W M,CHAO Y C,et al. Efficacy and safety of entecavir in patients with chronic hepatitis B and advanced hepatic fibrosis or cirrhosis[J]. Am J Gastroenterol,2008,103:2776-2783.

[27] SHIM J H,KIM K M,LIM Y S,et al. Efficacy of entecavir in treatment-naïve patients with hepatitis B virus-related decompensated cirrhosis[J]. J Hepatol,2010,52:176-182.

[28] TENNEY D J,BALDICK C J,POKORNOWSKI K A,et al. Long-term monitoring shows hepatitis B virus resistance to entecavir in nucleoside-naïve patients is rare through 5 years of therapy[J]. Hepatology,2009,49:1503-1514.

[29] LIM Y S,YOO B C,BYUN K S,et al. Tenofovir monotherapy versus tenofovir and entecavir combination therapy in adefovir-resistant chronic hepatitis B patients with multiple drug failure:results of a randomised trial[J]. Gut,2016,65:1042-1051.

[30] ZOULIM F,LOCARNINI S. Management of treatment failure in chronic hepatitis B[J]. J Hepatol,2012,56 Suppl 1:112-122.

[31] PETERSEN J,BUTI M,JANSSEN H L,et al. Entecavir plus tenofovir combination as rescue therapy in pre-

treated chronic hepatitis B patients:an international multicenter cohort study[J]. J Hepatol,2012,56:520-526.

[32] Polaris Observatory HCV Collaborators. Global prevalence and genotype distribution of hepatitis C virus infection in 2015:a modelling study[J]. Lancet Gastroenterol Hepatol,2017,2(3):161-176.

[33] European Association for the Study of the Liver. Electronic address eee,European Association for the Study of the L. EASL Recommendations on Treatment of Hepatitis C 2018[J]. J Hepatol,2018,69:461-511.

[34] European Association for the Study of the Liver. EASL Clinical Practice Guidelines:management of hepatitis C virus infection[J]. J Hepatol,2011,55:245-264.

[35] VAN DER MEER A J,BEREIGUER M. Reversion of disease manifestations after HCV eradication[J]. J Hepatol,2016,65:S95-S108.

[36] MAHALE P,LI R,TORRES H A,et al. The effect of sustained virological response on the risk of extrahepatic manifestations of hepatitis C virus infection[J]. Gut,2018,67:553-561.

[37] NEGRO F,CRAXÌ A,SULKOWSKI M S,et al. Extrahepatic morbidity and mortality of chronic hepatitis C [J]. Gastroenterology,2015,149:1345-1360.

[38] European Union HCV Collaborators. Hepatitis C virus prevalence and level of intervention required to achieve the WHO targets for elimina-tion in the European Union by 2030:a modelling study[J]. Lancet Gastroenterol Hepatol,2017,2(5):325-336.

[39] MARTINOT-PEIGNOUX M S C,MAYLIN S,RIPAULT M P,et al. Twelve weeks posttreatment follow-up is as relevant as 24 weeks to determine the sustained virologic response in patients with hepatitis C virus receiving pegylated interferon and ribavirin[J]. Hepatology,2010,51:1122-1126.

[40] D'AMICO G,PAGLIARO L. Natural history and prognostic indicators of survival in cirrhosis:a systematic review of 118 studies[J]. J Hepatol,2006,44:217-231.

[41] BERNARDI M,ANGELI P,SCHNABL B. Mechanisms of decompensation and organ failure in cirrhosis:From peripheral arterial vasodilation to systemic inflammation hypothesis[J]. J Hepatol,2015,63:1272-1284.

[42] European Association for the Study of the Liver. EASL Clinical Practice Guidelines for the management of patients with decompensated cirrhosis[J]. J Hepatol,2018,69:406-460.

[43] CHEUNG M C M,WALKER A J,HUDSON B E,et al. Outcomes after successful direct-acting antiviral therapy for patients with chronic hepatitis C and decompensated cirrhosis[J]. J Hepatol,2016,65:741-747.

[44] LENS S A,MARIÑO Z,LONDOÑO M C,et al. Effects of all-oral anti-viral therapy on hvpg and systemic hemodynamics in patients with hepatitis c virus-associated cirrhosis[J]. Gastroenterology,2017,153:1273-1283.

[45] KANG S H,LEE J H,NAM J Y,et al. Rifaximin treatment is associated with reduced risk of cirrhotic complications and prolonged overall survival in patients experiencing hepatic encephalopathy[J]. Aliment Pharmacol Ther,2017,46:845-855.

[46] CARACENI P,RIGGIO O,ANGELI P,et al. Long-term albumin administration in decompensated cirrhosis (ANSWER):an open-label randomised trial[J]. Lancet,2018,391:2417-2429.

[47] SOLA E,SOLE C,SIMON-TALERO M,et al. Midodrine and albumin for prevention of complications in patients with cirrhosis awaiting liver transplantation. A randomized placebo-controlled trial[J]. J Hepatol,2018,69:1250-1259.

[48] ABRALDES J G,BAÑARES R,TURNES J,et al. Simvastatin lowers portal pressure in patients with cirrhosisand portal hypertension:a randomized controlled trial[J]. Gastroenterology,2009,136:1651-1658.

[49] ABRALDES J G,ARACIL C,TURNES J,et al. Addition of simvastatin to standard therapy for the prevention of variceal rebleeding does not reduce rebleeding but increases survival in patients with cirrhosis[J]. Gastroenterology,2016,150:1160-1170.

[50] ABRALDES J G,TURNES J,GARCIA-PAGAN J C,et al. Hemodynamic response to pharmacological treatment of portal hyper-tension and long-term prognosis of cirrhosis[J]. Hepatology,2003,37:902-908.

[51] HUANG X,TANG J,CAI H,et al. Anti-inflammatory effects of monoammonium glycyrrhizinate on lipopolysaccharide-induced acute lung injury in mice through regulating nuclear factor-kappa b signaling pathway[J]. Evid Based Complement Alternat Med,2015,2015:272474.

[52] GARG M,SINGHAL T,SHARMA H. Cardioprotective effect of ammonium glycyrrhizinate against doxorubicin-induced cardiomyopathy in experimental animals[J]. Indian J Pharmacol,2014,46:527-530.

[53] SHI J R,MAO L G,JIANG R A,et al. Monoammonium glycyrrhizinate inhibited the inflammation of LPS-induced acute lung injury in mice[J]. Int Immunopharmacol,2010,10:1235-1241.

[54] 阎涛,毕新宇,方仪,等.槐耳颗粒对原发性肝癌病人术后长期生存的影响[J].中华肝胆外科杂志,2012,18(2):99-102.

[55] 高继良.肝复乐方剂治疗晚期原发性肝癌的前瞻性、随机对照临床研究[J].中国中药杂志,2014,39(2):236-239.

[56] CHEN Q,LAURENCE A D,CHEN Y,et al. Effect of Huaier granule on recurrence after curative resection of HCC:a multicentre,randomised clinical trial[J]. Gut,2018,67:2006-2016.

[57] 孙宁宁,孙凤霞,李晓玲,等.原发性肝癌基础肝病治疗的意义[J].中国肝脏病杂志(电子版),2018,10(1):11-14.

[58] ZOU Y,XIONG H,XIONG H,et al. A polysaccharide from mushroom Huaier retards human hepatocellular carcinoma growth,angiogenesis,and metastasis in nude mice[J]. Tumour Biol,2015,36:2929-2936.

[59] LIU J,WANG S,ZHANG Y,et al. Traditional Chinese medicine and cancer:History,present situation,and development[J]. Thorac Cancer,2015,6:561-569.

[60] WASSER S P. Medicinal mushrooms as a source of antitumor and immunomodulating polysaccharides[J]. Appl Microbiol Biotechnol,2002,60:258-274.

[61] SCHEPETKIN I A. Botanical polysaccharides:macrophage immunomodulation and therapeutic potential[J]. Int Immunopharmacol,2006,6:317-333.

[62] BAO H,LIU P,JIANG K,et al. Huaier polysaccharide induces apoptosis in hepatocellular carcinoma cells through p38 MAPK[J]. Oncol Lett,2016,12:1058-1066.

[63] HU Z,YANG A,SU G,et al. Huaier restrains proliferative and invasive potential of human hepatoma SKHEP-1 cells partially through decreased Lamin B1 and elevated NOV[J]. Sci Rep,2016,6:31298.

[64] YAN L,LIU X,YIN A,et al. Huaier aqueous extract inhibits cervical cancer cell proliferation via JNK/p38 pathway[J]. Int J Oncol,2015,47:1054-1060.

[65] WANG Y,HU Y. Optimization of polysaccharides extraction from Trametes robiniophila and its antioxidant activities[J]. Carbohydr Polym,2014,111:324-332.

[66] LEI J Y,YAN L N,ZHU J Q,et al. Hepatocellular carcinoma patients may benefit from postoperative huaier aqueous extract after liver transplantation[J]. Transplant Proc,2015,47:2920-2924.

[67] FORNER A,LLOVET J M,BRUIX J. Hepatocellular carcinoma[J]. Lancet,2012,379:1245-1255.

[68] LU L C,CHENG A L,POON R T. Recent advances in the prevention of hepatocellular carcinoma recurrence[J].Semin Liver Dis,2014,34:427-434.

[69] 王兵侯,赵彪,颜琳琳,等.从《黄帝内经》心肝脾理论探讨癌性疼痛辨治[J].中国中医药信息杂志,2013,10(10):88-90.

[70] 孙滴,叶丽红.周仲瑛教授治疗肝癌的临床经验[J].浙江中医药大学学报,2017,41(11):860-862.

[71] 曹雯,霍介格,方晶,等.周珉诊治肝癌经验撷菁[J].江苏中医药,2019,51(7):18-21.

[72] 李丹青,孙玲玲,林洁衡. 局部外敷五味双柏散对原发性肝癌癌性疼痛的缓解作用及对血液流变学指标的影响[J]. 广州中医药大学学报,2017,34(2):177-180.

[73] 谢晶日,梁国英,李明,等. 益气活血化瘀法对大鼠肝癌过程中 Caspase-3 及组织学影响的研究[J]. 中医药信息,2009,26(1):68-69.

第八章　肝癌综合治疗新十年、新展望

第一节　肝癌外科治疗的创新与进展

20 世纪后期,肝胆外科学的辉煌成就诱导外科医生以追求手术数量和挑战肝切除极限和禁区为时尚和荣耀。然而人文医学和循证医学的兴起,迫使人们不得不重新审视以往的业绩。以疾病为中心和技术至上的生物医疗模式正在被以病人为中心的综合医疗模式所替代,只有符合人文精神的循证决策和微创化手术才能代表 21 世纪的现代外科,对病人整体健康和生命内在质量的关怀成为外科治疗的新理念和新标准。单纯追求手术治疗的物理效果不再是外科手术的终极目标,对手术质量的评价已由过去片面强调彻底清除病灶转向"最大化病灶清除,最大化脏器保护和最小化创伤侵袭"的三要素综合考量,从而导致传统经验外科模式向着现代精准外科模式悄然转变。

肝癌的精准外科治疗是在 21 世纪人文医学和循证医学兴起的背景下,依托当前高度发达的生物医学和信息科学技术支撑而形成的一种全新的肝胆外科理念和技术体系,旨在追求彻底清除目标病变的同时,确保剩余肝胆系统结构完整和肝脏功能性体积最大化,并最大限度控制手术出血和全身性创伤侵袭,最终使手术病人获得最佳康复效果。精准肝胆外科不是特指某种高端外科手术技术,也并非一个普适于所有病例的标准肝切除术式;而是针对不同病情的个体病例,在高精度和高效度标准的要求下,一系列现代科学理论和技术与传统外科方法在肝胆外科中的综合应用和集成创新。

精准肝胆外科的创新理念必须依托整合现代科学技术和传统医学方法才能转化为现实,数字医学技术是当今现代科技最为活跃的领域,数字外科平台的建设为实现精准肝胆外科理念提供了高效的工具和手段。

利用数字外科技术平台,可以将个体的肝脏断层图像数据重建成三维可视化数字肝脏模型,进而对肝脏解剖结构和病变形态特征进行精确量化分析,并结合虚拟现实技术进行虚拟肝切除和手术规划,还可利用增强现实技术实现术中导航。为了解决外科手术中存在的精度不足、切口较大、操作疲劳等问题,人们开始在外科手术中引入机器人技术。机器人在操作灵活性、稳定性及准确性方面具有明显优势。

一、"精准肝脏外科"的理念得到国际同行的广泛认可

"精准肝脏外科"是精准外科理念在肝脏外科的实践体现。这一全新的外科理念一经提出便得到了国内外肝胆外科业界的广泛认可,同时也被其他医学领域的众多学者认为在其专业内同样具备显著的应用价值和发展潜力。2013 年在国际著名肝脏病杂志 *Seminars in Liver Disease* 的肝脏外科专辑中,我们应邀撰写题为"Precision Liver Surgery"的综述,被列为

Leading article,首次在国际上系统论述了"精准肝脏外科"的理念、策略和技术特征。其主要特征是确定性、预见性、可控性、集成化、规范化和个体化;该杂志的执行主编、美国哥伦比亚大学的 Jean C. Emond 教授在前言中对精准肝脏外科理念的提出及中国肝脏外科水平给予高度评价。

肝动脉、肝静脉、门静脉和胆管四组彼此交织的脉管系统构成了肝脏复杂的解剖结构,肝脏的合成、解毒、凝血、免疫、消化等多种功能决定了肝脏疾病的复杂性和多样性。精准肝脏外科是依赖于对肝脏外科解剖精确认识的解剖性外科手术,在彻底切除目标病灶的同时,要充分保证剩余肝脏脉管结构的完整。其次,肝脏的代偿和再生潜能是精准肝脏外科生理基础,肝切除前要在精确评估肝脏储备功能和肝再生能力的基础上,准确把握肝实质安全的切除量,避免术后出现肝功能不全甚至肝衰竭。此外,肝脏不同疾病的疾病本质、病变特点和病理特征等是决定手术方式、选择合理切除范围和辅助治疗的依据。如肝细胞癌呈沿肝段门静脉分支在荷瘤肝段内播散的特征,而肝胆管结石病具有沿着胆管树在肝内区段性分布的特征,这就决定了解剖性肝段切除是治疗上述病变的理想术式。

现代影像学技术的不断发展与数字外科平台的建立,肝脏储备功能监测、外科手术技术的改进等都为实现精准肝脏外科手术奠定了坚实的技术基础。医学影像与计算机技术的结合催生了数字外科,使医学影像走向影像融合与三维可视化,数字外科平台的建立使术前评估和手术规划从既往的经验决策,真正走向精准和客观。吲哚菁绿(ICG)试验及结合动态SPECT 扫描的 GSA 检查技术的临床应用,为术前准确判断病人肝脏的功能储备和所能耐受的肝切除量提供了可靠依据。此外,术中超声技术、肝脏血流阻断技术、活体肝移植技术、肝脏脉管精确重建技术、机器人辅助的腹腔镜技术等大大推动了肝脏外科技术向精准化方向的发展。

当前,越来越多的外科医生认识到:精准肝脏外科能减少术后并发症并改善病人的预后,实现手术安全化、治疗高效化、干预微创化的多目标优化,以循证外科决策和精确可控的技术,追求最佳肝脏外科实践和病患最大化康复的宗旨。

二、肝癌外科手术治疗方法的数字化趋势

在传统手术中,医生是在自己的大脑中进行术前手术模拟,然后根据脑中形成的三维印象进行手术。这种手术方案质量的高低,往往依赖于医生个体的外科临床经验与操作技能,且手术团队成员却很难共享某一制订手术方案人员在其大脑中形成的整个手术方案的构思信息。

随着科技发展,采用计算机图形学与数据可视化技术,利用计算机图像处理和分析方法,通过三维重建可以帮助医生将二维影像数据构造成立体的三维可视化模型,清楚地显示模型内管道系统复杂的走行、分布及空间结构位置关系,同时实现影像数据的量化分析,提供管道的直径、长度及所支配实质脏器的区域等信息。

在三维可视化技术基础上,进一步发展依托虚拟现实技术的虚拟手术。虚拟手术(virtual surgery,VS)是集医学、生物力学、机械学、材料学、计算机图形学、计算机视觉、数学分析、机器人等诸多学科为一体的新型交叉研究领域。其目的是通过多种传感设备,使用人的自然技能对虚拟世界中的物体进行考察和操作,提供视、听、触等直观而又自然的实时感知,使参与者产生身临其境感觉的交互式仿真,从而模拟外科手术所涉及的各种过程,在时间段上包括了术前、术中、术后,在实现的目的上有手术计划设计、手术排练演习、手术教学、手术

技能训练、术中引导手术、术后康复等。

近年来开发的各种虚拟手术模拟器可以使训练者处于计算机产生的三维虚拟手术环境中,并使用虚拟的手术器械进行手术操作的训练。不仅可以在视觉上使训练者产生三维立体感觉,且还可以模拟力量和触觉的反馈,使训练者在虚拟的现实环境中学习和提高手术技巧。

三维可视化模型构建与虚拟手术是精确术前评估与规划的工具。真实的手术过程中,把术前评估及规划与术中实际结合起来需要依靠术中导航技术-计算机辅助手术(computer assisted surgery,CAS)。CAS 的基本原理是利用外部跟踪设备,实时测量手术器械相对于操作对象的位置,然后将位置信息显示在医学图像上,使得外科医生能够实时地看到手术器械的当前位置,便于判断和决策手术操作。外科手术导航非常类似于 GPS 卫星全球定位。目前,CT/MRI 导航已经在临床上获得了广泛应用,但是随着现代外科对手术质量的要求越来越高,这种导航方法所固有的术前图像与手术对象之间的配准误差已成为不可忽视的问题,因此部分学者开始研究将 CT 或者 MRI 设备引入手术室,利用术中实时获得的断层图像进行手术导航。

20 世纪 80 年代末期开始出现了外科机器人。1997 年,美国 Intuitive Surgical 公司推出了达芬奇(Da Vinci)系统,在 2000 年获得美国 FDA 使用许可。该系统采用了主从式操作模式,完善了人机交互接口,更符合医生操作习惯。它通过高像素的三维图像处理系统为术者提供一个真实、精确、放大、高清晰的手术视野;由外科医生在操作台上将手术动作精确地翻译给机器臂,这些机器手臂的功能像一个外科医生手和腕的延长。从而,由外科医生手的运动转变成更精确的机器臂 Endo Wrist 设备的运动,使外科手术操作的精确性、稳定性和灵活性大幅提高。机器人手术在胸心外科、普通外科等领域获得了广泛应用,并极大促进了数字化医疗器械的发展。

手术机器人与虚拟技术、宽带网络及高速通讯传输技术相结合,还可进行远程外科治疗。远程外科系统出现的直接原动力来自战场前线紧急伤员的手术治疗(因为战场上往往缺乏经验丰富的外科专家),以及太空宇航员、核放射环境中的工作人员的急症手术。远程外科发展目前面临诸多问题。首先,网络延时问题。需要将延时降低到人的有效感觉之下,实现临场感手术操作。其次,网络安全问题。改善网络通信条件,优化手术所用的数据传输流,提高网络传输效率;克服数据丢失、病毒、数据变异等问题,提高手术安全性。

目前,数字外科技术在骨科、神经外科等外科领域发展较快,许多项目已经进入临床应用阶段。由于肝脏解剖结构复杂,缺乏骨性标志,数字外科平台建设在肝胆外科领域发展难度大,属于国际研究前沿。2000 年以来,我们率先进行了肝胆胰等脏器三维重建和虚拟手术的探索;2003 年以来,南方医科大学方驰华教授、福建医科大学刘景丰教授等也相继开展了这方面的研究。目前已建立了肝胆等脏器的三维可视化模型,并在肝脏模型上进行了虚拟切割探讨。国际上,德国和日本开发的计算机辅助肝脏切除手术规划系统已经进入临床。临床研究初步提示数字化手术规划系统有助于提高肝脏切除手术的精准性和安全性,但是数字化手术规划系统在肝胆外科手术中应用时间尚短,因此其临床价值与地位仍然需要进一步检验,尤其是需要按照循证医学的原则进行系统研究。

基于当前虚拟现实、影像导航、机器人手术等数字外科技术的发展现状,在肝胆外科领域建设数字外科平台是完全可行的,也符合现代外科发展趋势,并具有广阔的应用前景。

三、肝癌精准外科手术的术前数字化平台

（一）构建数字化肝脏

肝脏是一个解剖结构与生理功能和病理变化十分复杂而迄今对其仍缺乏了解的实质性脏器。基于肝胆外科临床需求构建数字肝脏是 21 世纪全面系统认识肝脏的新方式。运用多媒体和虚拟现实等数字技术方法对肝脏解剖形态、组织构筑、生理功能、病理特征等进行多维度表达，构建具有空间化、数字化、网络化、智能化和可视化特征的数字肝脏。

（二）可量化肝脏区域功能评估技术

肝脏功能的区域化立体定量评估。采用 ^{99m}Tc-GSA 的 SPECT-CT 图像与增强扫描 CT 图像进行多模态 3D 重建图像融合的方法，实现对肝脏功能体积的区段化定量评估。基于术前精确的全肝储备功能及区段肝储备立体定量评估方法，建立针对不同病人的肝脏必需功能肝体积、肝切除安全限量的个体化评估决策系统和安全肝切除临床技术标准。

（三）数字化精准肝胆外科智能手术规划系统

在现有计算机三维可视化与虚拟现实技术基础上，研究基于个体病例二维影像数据生成肝脏的三维数字视图，对肝脏的解剖结构、脉管系统的支配区域、肝段边界、病灶分布及造成的毗邻脉管结构的变形和位移等手术相关信息进行几何定量分析和实时虚拟切割，为手术方案的规划与优化提供高精度与高效度的辅助工具。应用肝脏影像 3D 重建和 3D 打印技术，个体化精确分析肝脏 4 组脉管结构的立体构象及其解剖分型，为设计肝胆胰外科手术的径路、流程及损伤控制方法奠定基础。

（四）虚拟肝胆手术系统的研发

应用实时三维图形生成技术、虚拟现实技术、多传感交互技术以及高分辨率显示技术，研究基于个体病例肝胆系统数字三维视图的虚拟手术系统。在计算机虚拟手术环境下进行模拟手术，仿真演示手术操作过程，预见实际手术中可能出现的复杂和危险情况，以实现提高复杂肝胆手术成功率的精准外科目标。

四、肝癌精准外科手术的术中数字化技术

（一）数字影像导航和信息导航手术系统

依靠数字医学影像技术，将个体病例的术中超声影像与术前的 CT/MRI 等图像以及肝脏三维视图相融合，以实现在术中对病灶及其毗邻解剖结构的精确空间定位，从而实时精准引导外科手术的进行。在解剖影像引导手术的基础上，进一步把肝脏的功能考量以及病理因素融合进去，发展以信息为导引的手术方式，使术前评估和术中操作有更全面精准的信息导引。

（二）可视化肝脏外科手术技术

使用 ICG 近红外荧光成像技术，可将肝段进行可视化成像。将 ICG 注入目标肝段的门静脉分支，显示此肝段的三维解剖边界，从而引导精确的解剖性肝段切除。此外，还可通过肝胆肿瘤特异性抗体研发可视的光学示踪-荧光定量技术，清楚显示肿瘤的病理边界，提高肝胆肿瘤的精准根治切除率。

（三）机器人远程外科手术系统

外科医生、机器人和病人之间数据信息交流的各种人机接口技术的进一步发展，可达到规划端和操作端的视觉、力触觉、声音等信息的合理、精准和高效通信，进而构建机器人远程

外科手术系统,使外科医生能够根据视频传感器反馈的实时图像操作手柄,精确控制机器人操作终端所有器械的运动。

五、肝癌精准外科手术的围手术期数字化管理

加速康复外科(enhanced recovery after surgery,ERAS)以病人为中心,以追求病人住院期间最大获益为目的,任何对病人术后康复有益的措施均可应用并不断给予优化。ERAS临床中的应用是一个系统的过程,包括术前准备、术中及术后液体管理、麻醉方式的选择、术中出血及体温的控制等一系列措施,每一项措施都力求病人利益最大化。ERAS更需要医生和护士的积极配合,充分做好围手术期管理,采用个性化治疗方案,以达到快速康复的目的。ERAS理念应用于肝切除术病人的围手术期管理安全有效,能减轻手术应激,促进病人早日康复,具有较高的临床应用价值。

术前精确的定量代谢测评可对病人手术的风险、安全性和生存提供可靠的依据。有研究证实术前的支链氨基酸与酪氨酸之比(branched-chain amino acid/tyrosine ratio,BTR)<5和心肺运动试验(cardiopulmonary exercise testing,CPET)中的无氧阈(anaerobic threshold,AT)<11.5ml/(min·kg)是慢性肝损伤病人行肝切除术的独立预后因素。体重指数(body mass index,BMI)和腰围也是肝癌行肝切除后长期生存的独立预后因素,而腰围比BMI对其术后的无病生存的预测更准确。而术前的CPET还具有手术风险评估、协同手术决策、个体化监护和监测干预的作用,从多方位指导病人的术后康复,而这些对于ERAS具有重要的作用。

因此,在精准肝胆外科理论的指导下,借助数字化平台,实现数字医学影像、计算机图像识别与处理、虚拟现实、信息导航与机器人等现代科技与传统肝胆外科技术的融合、创新与优化,将有力推动肝胆外科手术技术精度和效度的大幅提升,从而在肝胆外科伤病救治中实现治疗有效性、手术安全性和干预微创化的有机统一。

(董家鸿   叶晟)

参考文献

[1] YOSHIDA M,BEPPU T,SHIRAISHI S,et al. 99mTc-GSA SPECT/CT fused images for assessment of hepatic function and hepatectomy planning[J]. Ann Transl Med,2015,3(2):17.

[2] TANIGUCHI M,OKIZAKI A,WATANABE K,et al. Hepatic clearance measured with 99mTc-GSA single-photon emission computed tomography to estimate liver fibrosis[J]. World J Gastroenterol,2014,20(44):16714-16720.

[3] ZEIN N N,HANOUNEHI A,BISHOP P D,et al. Three-dimensional print of a liver for preoperative planning in living donor liver transplantation[J]. Liver Transpl,2013,19:1304-1310.

[4] OSHIRO Y,YANO H,MITANI J,et al. Novel3-dimensional virtual hepatectomy simulation combined with real-time deformation[J]. World J Gastroenterol,2015,21(34):9982-9992.

[5] MIYATA A,ISHIZAWA T,KAMIYA M,et al. Photoacoustic tomography of human hepatic malignancies using intraoperative indocyaninegreen fluorescence imaging[J]. PLoS One,2014,9(11):e112667.

[6] CHI C,DU Y,YE J,et al. Intraoperative imaging-guided cancer surgery:from current fluorescence molecular imaging methods to future multi-modality imaging technology[J]. Theranostics,2014,4(11):1072-1084.

[7] HUGHES M J,MCNALLY S,WIGMORE S J,et al. Enhanced recovery following liver surgery:a systematic review and meta-analysis[J]. HPB,2014,16:699-706.

[8] HALL T C,DENNISON A R,BILKU D K,et al. Enhanced recovery programmes in hepatobiliary and pancreatic surgery:a systematic review[J]. Ann R Coll Surg Engl,2012,94:318-326.

[9] KAIBORI M,ISHIZAKI M,MATSUI K,et al. Assessment of preoperative exercise capacity in hepatocellular carcinoma patients with chronic liver injury undergoing hepatectomy[J]. BMC Gastroenterol,2013,13:119-122.

[10] LIU X,XU J. Body mass index and waistline are predictors of survial for hepatocellular carcinoma after hepatectomy[J]. Med Sci Monit,2015,21:2203-2209.

[11] LEVETT D Z,GROCOTT M P. Cardiopulmonary exercise testing,prehabilitation,and Enhanced Recovery After Surgery(ERAS)[J]. Can J Anesth,2015,62:131-142.

第二节　肝癌分子靶向治疗及免疫治疗发展的前景及展望

毋庸置疑,分子靶向治疗及免疫治疗研究是肝细胞癌(hepatocellular carcinoma,HCC)最近几年及未来很长一段时间最热的治疗探索领域。从 2007 年索拉非尼成为进展期 HCC 的一线治疗药物以来,经过十余年的探索,2018 年,仑伐替尼成为中国第二个获批的进展期 HCC 一线治疗药物。2017 年和 2018 年,纳武利尤单抗和帕博利珠单抗分别获得美国食品药品监督管理局(FDA)批准 HCC 二线治疗,开启免疫治疗的新时代。

2017 年以后开启 HCC 的二线治疗:瑞戈非尼在中国获批用于索拉非尼耐药后的晚期 HCC、卡博替尼和雷莫芦单抗获得美国 FDA 审批用于 HCC 二线治疗;2019 年,IMbrave150(免疫+抗血管靶向治疗)达到无进展生存期(progression-free survival,PFS)和总生存期(overall survival,OS)主要研究终点,打破了分子靶向治疗在晚期一线 HCC 治疗的格局;2020 年 3 月,卡瑞利珠单抗 HCC 适应证获批上市,是首个在中国获批 HCC 适应证的 PD-1/PD-L1 单抗。HCC 发病机制探索及治疗发展历程见图 8-1。

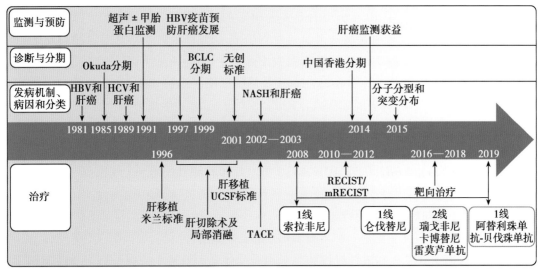

RECIST:实体瘤疗效评价标准;mRECIST:改良实体瘤疗效评价标准;BCLC:巴塞罗那临床肝癌分期系统;UCSF:美国加州大学旧金山分校标准;NASH:非酒精性脂肪性肝炎;HBV:乙型病毒性肝炎;HCV:丙型病毒性肝炎;TACE:经动脉化疗栓塞术

图 8-1　HCC 发病机制探索和治疗的历程

一、HCC 分子靶向药物

（一）分子靶向药物一线治疗进展

1. 索拉非尼　索拉非尼是一种口服的多靶点酪氨酸激酶抑制剂（tyrosine kinase inhibitor，TKI），具有抗肿瘤细胞增殖及抗血管生成的作用。美国 FDA 基于 SHARP 试验的结果，于 2007 年批准索拉非尼用于不可切除 HCC 的治疗，这也是首个被批准用于不可切除 HCC 治疗的分子靶向药物。索拉非尼获批后 10 年时间内尽管分子靶向治疗蓬勃发展，但多种分子靶向药物对比索拉非尼的研究均以失败告终：5 项全球Ⅲ期临床研究（舒尼替尼、布立尼布、Linifanib、厄洛替尼联合索拉非尼，索拉非尼联合多柔比星对比索拉非尼）均未能证实 OS 不劣于或优于索拉非尼。近期的 TACTICS 研究表明，TACE 联合索拉非尼较单独 TACE 治疗显著延长 PFS（25.2 vs 13.5 个月，$HR = 0.59$，95% CI：0.41 ~ 0.87）。该研究设计是 TACE 术前 2 ~ 3 周使用索拉非尼 400mg/d，围手术期暂停 4 日，耐受良好的病人可以每日 2 次口服索拉非尼 400mg。按需进行 TACE。研究双终点为 PFS 和 OS。该研究的关键是不采用 RECIST 评价标准，肝内新发病灶不评估为疾病进展（progressive disease，PD），这样就延长了索拉非尼的使用时间。TACE 术前使用索拉非尼有助于肿瘤血管的正常化，提升 TACE 疗效。联合应用有助于 TACE 治疗次数的减少，保护肝功能，延长病人的疾病进展时间（time to progression，TTP）。该研究是世界首个索拉非尼联合 TACE 取得阳性结果的研究，同时该研究提出采用至 TACE 进展时间（time to TACE progression，TTTP）作为 TACE 相关的 TTP，采用 TACE 相关的 PFS 和 TTTP 作为 OS 的替代指标是此类研究合理的设计。同时，对于伴有微血管侵犯和门静脉癌栓高危复发风险因素的病人，索拉非尼可作为术后辅助治疗的选择之一。2019 年 ESMO Asia 公布的荟萃分析纳入 589 例 HCC 病人，分析结果显示术后接受索拉非尼治疗的病人，相较于手术组能够显著降低肿瘤复发率，延长病人总生存期。索拉非尼目前被推荐用于Ⅱb 期 ~ Ⅲb 期的 HCC 病人，位列《原发性肝癌诊疗规范（2019 年版）》一线系统治疗的首位，作为经历了 10 年历史的进展期 HCC 的一线药物，地位仍然无法撼动。

2. 仑伐替尼　仑伐替尼是另一个具抗血管生成活性的多靶点酪氨酸激酶抑制剂，也是血管内皮生长因子受体 1-3、成纤维细胞生长因子受体 1 ~ 4、血小板衍生生长因子受体 α、RET 及 KIT 的口服抑制剂（图 8-2）。仑伐替尼批准用于不可切除 HCC 的治疗，包括晚期 HCC 或局部治疗后疾病进展的病人。REFLECT 研究是 10 年来第一个试验结果为阳性的Ⅲ期、全球、随机、开放标签、非劣效性研究。最终研究结果显示，仑伐替尼组病人的中位生存期为 13.6 个月（95%CI：12.1 ~ 14.9），索拉非尼组为 12.3 个月（95% CI：10.4 ~ 13.9），研究达到非劣效终点（$HR = 0.92$，95% CI：0.79 ~ 1.06），亚组分析中，观察到一致的研究结果。

（二）分子靶向药物二线治疗进展

1. 瑞戈非尼　瑞戈非尼是一种口服多靶点酪氨酸激酶抑制剂，可抑制 VEGF 受体、血小板衍生的生长因子受体 β 和成纤维细胞生长因子受体 1 等血管生成激酶以及 KIT、RET 和 B-RAF 等突变的致癌激酶。全球 RESORCE 研究结果显示，瑞戈非尼用于索拉非尼治疗后出现进展的 HCC 病人，可以显著改善病人的 OS（mOS 10.6 个月 vs 7.8 个月，$P < 0.0001$）。与对照组相比，瑞戈非尼组病人死亡风险显著降低 38%，且安全性良好。索拉非尼-瑞戈非

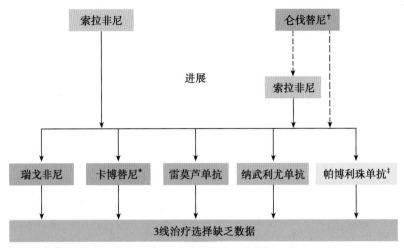

*可能的3线药物,但缺乏2线治疗出现进展后优选序贯治疗的数据。

†目前没有数据明确仑伐替尼治疗出现进展后的优选治疗。

‡美国FDA基于Ⅱ期试验(KEYNOTE-224)加速了审批。然而,确证性试验(KEYNOTE-240)未能显
 示总生存期和无进展生存期有显著改善。

图 8-2 晚期 HCC 一线分子靶向药物进展选择

尼组自索拉非尼治疗开始的中位总生存期优于索拉非尼-安慰剂组(26.0 个月 vs 19.2 个月),这一结果表明接受一线和二线系统治疗病人的中位生存期可超过 2 年。瑞戈非尼作为首个获批用于索拉非尼治疗中出现影像学进展的不可切除性 HCC 二线治疗的药物,可显著改善病人的总生存期。

2. 卡博替尼 卡博替尼是一种以 c-Met、VEGFR2 和 AXL 为靶点的小分子 TKI(图 8-2)。CELESTIAL 试验结果显示,该药物可显著改善病人的总生存期,已被美国 FDA 批准用于索拉非尼不可耐受/索拉非尼治疗中出现疾病进展的 HCC 病人。

3. 雷莫芦单抗 雷莫芦单抗(ramucirumab)是一种抗 VEGF 单克隆 IgG 抗体。也是第一个被批准基于生物标志物选择的 HCC 病人群体的系统治疗药物,该药物对于甲胎蛋白(AFP)≥400ng/ml、索拉非尼不耐受/影像学进展的不可切除性 HCC 病人具有生存获益。其不良事件特征良好,剂量减少及停药的发生率低。美国 FDA 已批准雷莫芦单抗用于经索拉非尼治疗后且 AFP≥400ng/ml 的 HCC 病人。这也是美国 FDA 批准的首个生物标志物驱动的 HCC 疗法。AFP≥400ng/ml 的病人的中位总生存期为 7.8 个月,对照组为 4.2 个月。相比之下,AFP<400ng/ml 的病人中雷莫芦单抗组中位总生存期为 10.1 个月,而安慰剂组为 11.8 个月。

(三) 分子靶向药物疗效个体化评估及预测

瑞戈非尼治疗组比安慰剂治疗组的 AFP 应答的比例更高(46% vs 11%);在瑞戈非尼治疗组,AFP 应答与更长的 OS 相关(HR=0.72)。在瑞戈非尼治疗组,有/无 AFP 缓解的病人的影像学客观缓解率相似,但无 AFP 缓解的病人疾病进展比例更高。AFP 缓解作为 HCC 治疗转归的潜在预测因子,仍需要进一步研究。

另外在分子靶向药物遗传药理学领域的探索,基因的多态性与分子靶向药物的疗效以及副作用密切相关,有待进一步深入研究及临床转化。

（四）HCC 分子靶向药物发展前景

TGF-β 抑制剂、TGF-β 信号通路在 HCC 存在不同，甚至相反的作用机制。在肿瘤早期主要是抑制肿瘤细胞增殖。在晚期则促进肿瘤细胞的侵袭，血管生成、EMT 转变和耐药。另外 TGF-β 信号通路通过 T 细胞排斥，降低免疫检查点抑制剂疗效。现已经开展 Galunisertib（LY2157299，TGF-β 受体 1 抑制剂）单药和联合索拉非尼在 HCC Ⅰ～Ⅱ期的研究。

另外还有 MET 抑制剂 tepotinib、capmatinib 应用于 HCC 的探索性研究。FGFR4 抑制剂 BLU9931 阻断 FGF19/FGFR4 信号通路，在 FGF19 高表达的 HCC 病人中进行 Ⅰ 期研究。相信随着基础与临床研究深入，未来 HCC 病人将有更多的分子靶向药物可供选择，如图 8-2 所示。

二、HCC 免疫检查点抑制剂

免疫逃逸是肿瘤的基本特征，T 淋巴细胞表面免疫检查点是其逃逸的主要途径，其中程序性死亡蛋白 1（PD-1）和细胞毒 T 淋巴细胞相关抗原 4（CTLA-4）是研究热点。肝脏是一种"免疫特惠"器官，来自肠道的多种抗原汇集于门静脉，必须经过肝脏代谢，为了避免过度免疫反应，肝脏中的免疫细胞不及其他组织器官活跃，加之慢性病毒性肝炎使得肝脏免疫系统处于耐受状态，这为 HCC 细胞发生免疫逃逸提供了天然的环境。

（一）HCC 免疫检查点抑制剂二线治疗的进展

1. 纳武利尤单抗　2017 年 9 月美国 FDA 正式批准其二线治疗晚期 HCC 适应证。基于 Ⅰ/Ⅱ 期 CheckMate-040 试验中经过索拉非尼治疗的 154 例病人，按 RECIST 1.1 标准评价，客观缓解率（objective response rate，ORR）为 14.3%，缓解持续时间（duration of response，DOR）为 3.2~38.2 个月，随访还在继续进行；mOS 分别为 15.6 个月（扩展组）和 15 个月（剂量递增组）。

CheckMate-459 为第一个发表的免疫检查点在晚期 HCC 一线治疗的 Ⅲ 期研究；研究未达到预设的具有统计学意义的 OS 主要终点，但是数据显示，纳武利尤单抗一线治疗晚期 HCC 具有改善 OS 的趋势，同时 ORR 和完全缓解率（complete response，CR）较高。纳武利尤单抗组 mOS 为 16.4 个月，而索拉非尼组 mOS 则为 14.7 个月（$HR=0.85$，$95\%\ CI$：$0.72~1.02$，$P=0.075\ 2$）。PD-L1 不同表达状态亚组及其他预先设定的亚组观察到的 OS 获益一致。接受纳武利尤单抗治疗病人的生活质量提高。

2. 帕博利珠单抗　基于 Ⅱ 期临床试验 KEYNOTE-224 的研究结果，2018 年 11 月帕博利珠单抗获得美国 FDA 批准用于索拉非尼治疗失败后的 HCC 病人。

随后，随机、对照三期临床研究 KEYNOTE-240 探究帕博利珠单抗和最佳支持治疗对接受过治疗的进展期 HCC 病人的疗效和安全性。结果显示，相比于安慰剂组，帕博利珠单抗组得到了 3 个月的 OS 延长获益（13.9 个月 vs 10.6 个月，$HR=0.78$，$95\%\ CI$：$0.611~0.998$，$P=0.023\ 8$）；病人 PFS 方面也获得了改善（3 个月 vs 2.8 个月，$HR=0.718$，$95\%\ CI$：$0.570~0.904$，$P=0.002\ 2$），但可惜的是 OS 和 PFS 的差异无统计学意义（分别 0.017 4 和 0.002）。帕博利珠单抗组和安慰剂组的 ORR 分别为 18.3% 和 4.4%（$P=0.000\ 07$）；帕博利珠单抗组的疗效持久，中位 DOR 为 13.8 个月（1.5~23.6 个月）；安全性较好，包括肝炎和其他免疫相关的副作用（immune-related adverse events，irAEs）的发生率，与先前报道的帕博利珠单抗研究基本一致。不同区域 OS 分析显示，亚洲病人的获益优于欧美病人。KEYNOTE-394 是一项帕博利珠单抗联合 BSC 对比安慰剂联合 BSC 作为二线治疗,用于既往接受过系统治疗的亚洲晚期 HCC 受试者的随机、双盲Ⅲ期研究,期待后续的结果报道。

3. 卡瑞利珠单抗 卡瑞利珠单抗已正式获得国家药品监督管理局(NMPA)批准,用于 HCC 领域的治疗,获批适应证为接受过索拉非尼治疗和/或含奥沙利铂系统化疗的晚期 HCC 病人的治疗,为既往经过治疗的中国晚期 HCC 病人提供了一种新的安全有效的治疗选择,也是我国第一个在 HCC 领域获批的 PD-1 免疫治疗药。

卡瑞利珠单抗获批 HCC 二线适应证是基于其临床Ⅱ期研究的结果。纳入病人的基线情况较差。AFP≥400ng/ml 的病人占 51%,82% 的病人有肝外转移,83% 的病人为 HBV 感染者,23% 的病人接受过两个或更多线既往系统性治疗。这更符合我国 HCC 病人的特征和国情。根据盲态独立中心评审(BICR)评估结果,ORR 达到 14.7%(95% CI:10.3~20.2),DCR 为 44.2%(95% CI:37.5~51.1),12 个月的 OS 为 55.9%(95% CI:48.9~62.2)。进一步亚组分析结果显示,158 例索拉非尼经治人群中,ORR 为 17.1%(95% CI:11.6~23.9),6 个月 OS 为 75.8%(95% CI:68.3~81.7)。在安全性方面,病人对于卡瑞利珠单抗的耐受性良好,仅 15% 的病人因治疗相关不良事件(treatment-related adverse event,TRAE)需要暂停用药,仅 4% 的病人因 TRAE 停药。最常见的 TRAE 为反应性皮肤毛细血管增生症(reactive cutaneous capillary endothelial proliferation,RCCEP,67%),均为 1 或 2 级。结果分析 RCCEP 的发生与抗肿瘤疗效具有密切的相关性,因此,有可能成为与疗效相关的生物标记。

4. 信迪利单抗 为重组全人源 IgG4 型 PD-1 单克隆抗体。临床前研究显示信迪利单抗与 PD-1 受体结合具有高亲和力和缓慢的解离速率,PD-1 受体的高占位导致了更好的抗肿瘤免疫效应。临床药效学测试显示信迪利单抗在晚期实体瘤病人体内 PD-1 受体持续占位率平均高于 95%,抗药抗体和中和抗体的低发生率和抗药抗体的低效价表明信迪利单抗的免疫原性风险低。信迪利单抗联合贝伐珠单抗生物类似药对比索拉非尼用于一线治疗晚期 HCC 的Ⅱ/Ⅲ期研究(ORIENT-32,CTR20182545)正在进行,目前已经完成入组。

5. 替雷利珠单抗 是一款由百济神州自主研发的人源化 IgG4 型抗 PD-1 单克隆抗体药物,在 HCC 领域替雷利珠单抗注射液已经开展了多项临床研究,已有两项包含 HCC 的多瘤种研究公布了初步结果,初步证实了替雷利珠单抗注射液在晚期 HCC 中的有效性与安全性。

目前,帕博利珠单抗和纳武利尤单抗在国外获批 HCC 二线治疗适应证。相比较于 HCC 二线其他治疗选择如瑞戈非尼、卡博替尼、雷莫芦单抗等,帕博利珠单抗和纳武利尤单抗在临床研究中获得了更高的 ORR(约 20%),较长的 OS,安全性良好。但 KEYNOTE-240 未达到预设的主要研究终点。这也提示为进一步提升免疫检查点抑制剂在 HCC 治疗中的价值,需要探索更为有效、安全的联合治疗模式。

(二) HCC 免疫检查点抑制剂一线治疗的进展

CheckMate-459 研究结果显示,与索拉非尼相比,纳武利尤单抗在主要终点总生存期并未达到统计学显著性($HR=0.85$,95% CI:0.72~1.02,$P=0.0752$),即纳武利尤单抗对比索拉非尼未能显著改善病人的总生存期。由于 HCC 是一种高度异质性肿瘤,免疫微环境复杂,导致免疫检查点抑制剂单药治疗失败,联合免疫模式应当是未来的方向(表 8-1)。

表 8-1　HCC 一线联合免疫方案汇总

免疫治疗+抗 VEGF		
阿替利珠单抗+贝伐珠单抗 （IMbrave 150；Ⅲ期） 抗 PD-L1+抗 VEGF	纳武利尤单抗+仑伐替尼 （Ⅰb 期） 抗 PD-1+TKI	信迪利单抗+贝伐珠单抗生物类似药 （ORIENT-32；Ⅱ/Ⅲ期） 抗 PD-1+抗 VEGF
阿替利珠单抗+卡博替尼 （COSMIC-312；Ⅲ期） 抗 PD-L1+TKI	纳武利尤单抗+索拉非尼 （Ⅱ期） 抗 PD-1+TKI	avelumab+阿昔替尼 （VEGF Liver 100；Ⅰb 期） 抗 PD-L1+TKI
帕博利珠单抗+仑伐替尼 （LEAP-002；Ⅲ期） 抗 PD-1+TKI	帕博利珠单抗+瑞戈非尼 （KN-743；Ⅰb 期） 抗 PD-1+TKI	spartalizumab+索拉非尼 （Ⅰb 期） 抗 PD-1+TKI
卡瑞利珠单抗+阿帕替尼 （Ⅲ期） 抗 PD-1+TKI	索拉非尼+帕博利珠单抗 （Ⅱ期） 抗 PD-1+TKI	avelumab+瑞戈非尼 （Ⅰ/Ⅱ期） 抗 PD-L1+TKI
两种免疫检查点抑制剂联合		
纳武利尤单抗+伊匹木单抗 （CheckMate-9DW；Ⅲ期） 抗 PD-1+抗 CTLA-4	度伐利尤单抗±tremelimumab （HIMALAYA；Ⅲ期） 抗 PD-L1+抗 CTLA-4	relatlimab±纳武利尤单抗 （Ⅰ/Ⅱ期） 抗 LAG3±抗 PD-1
其他联合方案		
卡瑞利珠单抗+FOLFOX （Ⅲ期） 抗 PD-1+化疗	度伐利尤单抗±贝伐珠单抗+TACE （EMERALD 1；Ⅲ期） 抗 PD-L1±抗 VEGF+TACE	纳武利尤单抗+TACE （Ⅰ期） 抗 PD-1+TACE

注：VEGF：血管内皮生长因子；PD-1：程序性细胞死亡受体-1；PD-L1：程序性细胞死亡配体-1；CTLA-4：细胞毒性 T 淋巴细胞相关蛋白 4；TKI：酪氨酸激酶抑制剂；TACE：经导管肝动脉化疗栓塞术；LAG3：淋巴细胞活化基因 3。

（三）免疫检查点抑制剂个体化疗效评估及预测

HCC 的起源是体细胞基因组和表观遗传改变累积的结果。随着全外显子组测序（whole-exome sequencing，WES）及单核苷酸多态性（single-nucleotide polymorphism，SNP）等技术的广泛应用，HCC 基因的全景图了解越发清晰。根据 HCC 主要的基因改变，国际上已将 HCC 分为增殖型和非增殖型两种分子亚型。其中增殖型的基因组特点是：基因特点与不良预后明显相关；*TP53* 基因突变；染色体不稳定。临床特点：HBV 感染；肿瘤细胞分化差；AFP 高表达；预后差。非增殖型的基因组特点：*CTNNB1* 突变；免疫排斥；基因表达与正常肝细胞类似。临床特点：HCV 感染和酒精性肝硬化；肿瘤细胞分化良好；很少侵犯血管；预后良好。所以我们国家的 HCC 绝大部分归为增殖型。免疫类型为：免疫浸润 M2 细胞增加，免疫耗竭。根据 HCC 微环境免疫状态的免疫分类，分为免疫反应类、免疫过渡类和免疫排斥类（图 8-3、图 8-4）。不同的免疫状态类型与免疫检查点抑制剂疗效的相关性还有待进一步探索。

1. 肿瘤微环境　在 HCC 中，间质细胞（库普弗细胞、树突状细胞、肝内皮细胞和肝星状细胞）和免疫抑制性细胞因子（例如 IL-10 或 TGF-β）可能有助于免疫抑制环境，而 PD-1/PD-L1 通路在 HCC 免疫抑制微环境的发展中起着重要作用。HCC 肿瘤微环境有极其复杂的细胞组成及相应差异蛋白表达。如 PD-L1 蛋白表达，肿瘤突变负荷（TMB），IFN-γ mRNA 表达，微卫星不稳定性（MSI），肿瘤相关抗原特异性细胞毒性 T 淋巴细胞，肿瘤浸润淋巴细胞（TIL）等。

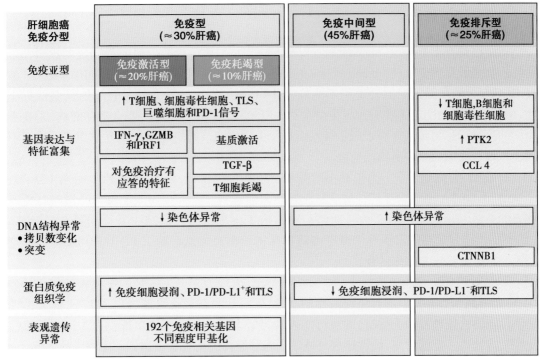

IFN-γ:干扰素γ;GZMB:颗粒酶B;CCL:C-C基序趋化因子配体;PD-1:程序性细胞死亡受体-1;PD-L1:程序性细胞死亡配体-1;TLS:三级淋巴结构;TGF-β:转化生长因子β;PKT:蛋白酪氨酸激酶

图 8-3 依据 HCC 微环境免疫状态分类

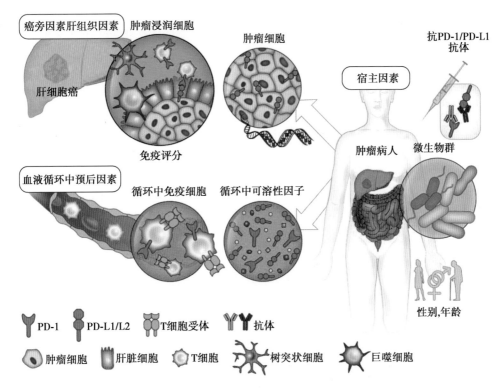

图 8-4 HCCPD-1/PD-L1 抑制剂疗效预测可能标志物概览

PD-1/PD-L1 抑制剂疗效预测标志物探索和鉴定,在 HCC 免疫治疗个体化精准治疗中发挥重要作用。

对免疫检查点抑制剂(immune checkpoint inhibitors,ICI)疗效的研究最广泛的预测性生物标志物是肿瘤突变负荷(tumor mutation burden,TMB)和 PD-L1 表达。但 TMB 作为 ICI 治疗 HCC 疗效的预测指标的价值仍不明确,PD-L1 表达作为连续变量是有用的预测性标志物,但并不能帮助决定哪些病人应接受抗 PD-1 治疗。在基于免疫的联合治疗时代,需要更全面的生物标志物研究方法来展示肿瘤微环境中免疫调节网络的复杂相互作用以及具有不同免疫调节作用的单个药物的疗效。

2. 血清学/循环因子 为了减少对肿瘤活检病理的依赖,液态活检技术,分析 CTCs 或 ct-DNA,ct-mRNA 也是非常具有前景的疗效预测标志物。进一步深入了解信号通路与免疫状态的关系,如高表达 PTK2 信号通路与肿瘤内 T 淋巴细胞浸润减少密切相关。β-catenin(CTNNB1)信号通路的激活与 T 淋巴细胞排斥密切相关等也有助于 PD-1/PD-L1 抑制剂疗效预测标志物探索和临床转化。

3. 假性进展 是免疫治疗中的一种应答情况,表现为先发生病灶的增大或新病灶的产生,可能被判断为 PD,但随着免疫治疗的继续,靶病灶和新病灶可能会出现缩小,病人出现缓解。当淋巴细胞浸润肿瘤时,肿块可能表现为增大或者新病灶的出现。由于达到适应性免疫反应需要一定的时间,假性进展可能表现为肿瘤持续增长直至达到一定程度的缓解。

(四) 免疫检查点抑制剂副作用(irAEs)研究进展

随着临床上免疫药物的广泛使用,我们对 irAEs 管理的理解仍在发展。肝硬化和 Child-Pugh 改良分级评分的影响值得在 HCC 中进行深入研究,因为早期临床试验的结果表明,与其他类型的肿瘤相比,使用基于 ICI 的药物组合治疗时,HCC 病人的肝脏相关不良事件可能增加。回顾性观察发现发生 irAE 的病人具有更好的抗肿瘤作用,表明诱导抗肿瘤免疫和自身免疫反应之间存在共同的机制。阻断免疫检查点通路减少对免疫系统抑制作用,激活抗肿瘤的免疫反应,这种免疫活化作用会降低自身免疫耐受性,从而导致 irAEs 的发生。这类 irAEs 通常是低级别的副作用,但严重或危及生命的 irAEs 也有发生,会导致 1%~2% 的病人死亡。

irAEs 的常见靶器官包括皮肤、胃肠道、肝、肺、内分泌器官,心脏、肾脏、神经、眼的 irAEs 相对少见。尽管 irAEs 的发生时间不同,大体在 1~6 个月内发生,但是大部分 irAEs 可逆。联合治疗(免疫、化疗、抗血管)毒性发生率高于单药治疗。长半衰期造成靶点的持续抑制和占据,可能导致免疫检查点抑制剂发生 irAEs。开发半衰期短且保持理想抗瘤活性的免疫检查点抑制剂,是更好管理 irAEs 的有效策略。大多数 irAEs 可以通过暂停给药±类固醇皮质激素得以控制,且可以逆转。肝脏副作用发生率不高,但免疫治疗引起的肝炎通常为无症状性免疫相关性肝炎,表现谷丙转氨酶(ALT)、谷草转氨酶(AST)升高,合并或不合并胆红素升高,伴有发热。发生时间:出现转氨酶升高的中位时间为免疫治疗后 6~14 周。KEYNOTE-001 研究发现,曾有胸部放射治疗史的病人使用帕博利珠单抗后,较无胸部放射治疗史者更易出现治疗相关的肺损伤(13% vs 1%)。其他潜在的危险因素可能有基础肺部疾病、吸烟等。5 级肺炎:发生率为 0.1%。免疫性心脏毒性发生率:6/10 000,分析发生严重心肌炎的 101 例病人,其中 46 位死亡。发生时间:中位 27 天,76% 在 6 周内出现,最短 5 天。RCCEP 即反应性皮肤毛细血管增生症(reactive cutaneous capillary endothelial proliferation),常见于卡瑞利珠单抗单药治疗的病人,是一种免疫相关性副作用。RCCEP 程度轻且具有自限性,任意级别发生率 74.1%,3 级以上发生率仅 0.6%,在发生的 RCCEP 中 1 级占大部分(60.1%)副作用可控,不影响生命安全;RCCEP

的中位发生时间为0.9个月,持续的中位时间4.6个月,用药6个月,部分病人可自行缓解和消退,并不留下明显瘢痕。卡瑞利珠单抗具有独特的PD-1结合表位,可能与引发独特的皮肤免疫反应有关。在抑制免疫逃逸的同时,可能激活了CD4⁺T细胞,释放IL-4,刺激具有促血管生成作用的M2型巨噬细胞的分化,最终导致血管内皮细胞的异常增生。卡瑞利珠单抗联合化疗或阿帕替尼治疗,可以明显降低RCCEP的发生率。

(五) HCC 免疫治疗开发展望

随着该领域研究的不断深入,未来还有更多HCC免疫治疗靶点药物出现(图8-5)。

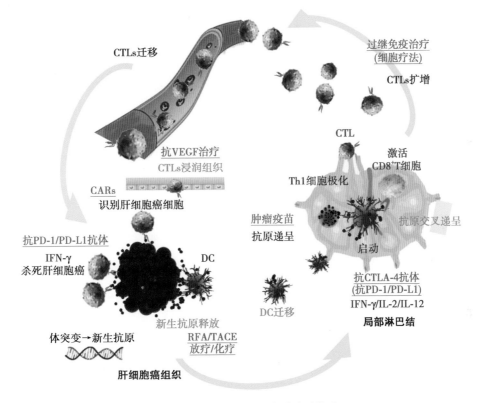

图 8-5　肿瘤免疫循环及免疫治疗靶点

HCC细胞产生多种肿瘤相关抗原(tumor-associated antigens,TAA)。肿瘤免疫的起始环节是抗原递呈细胞,如树突样细胞(DCs),获取TAA和肿瘤抗原,DCs迁移至区域淋巴结,将处理的抗原递呈给CD4⁺T细胞,从而激活CD4⁺T增殖,诱导IFN-γ、IL-12和type I IFN,相关抗原因子在DCs的作用下促进抗原特异性CD8⁺细胞毒性T淋巴细胞(cytotoxic T lympho-cytes,CTLs)的增殖活化。当CTLs聚集在HCC肿瘤组织内,这些抗原特异的CTLs通过分泌颗粒酶B穿孔素就会发挥抗肿瘤作用。局部治疗和系统化疗治疗通过肿瘤坏死可以起到暴露释放肿瘤抗原和TAA的作用。肿瘤疫苗可以促进抗原递呈。抗CTLA-4抗体主要在起始阶段促进Th1极化和激活CD8⁺T细胞。免疫细胞治疗(chimeric antigen receptor T-cell im-munotherapy,CAR-T)可增加外周血抗肿瘤免疫细胞的数量。

HCC免疫治疗的病因学视角,根据不同病因导致的HCC采用不同的免疫治疗策略。不同病因HCC的局部微环境中免疫细胞的差异是采用不同免疫治疗的基础,尽管这个领域还存在许多的未知,需要进一步的探索(图8-6)。

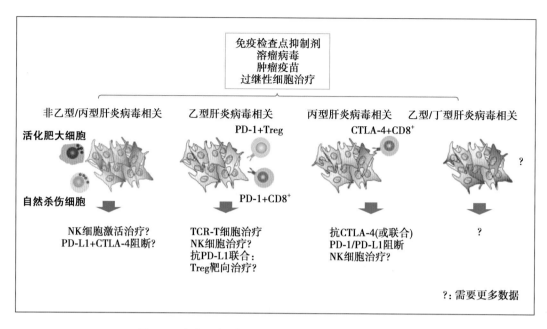

图 8-6   未来 HCC 免疫治疗开发策略——病因学视角

根据 HCC 的病理免疫分型,探索免疫治疗的策略也是重要方向。最近的全肿瘤免疫基因组分析揭示了肿瘤内的 6 种免疫情况,它们与特定的免疫逃逸机制有关。作者分析了 6 种免疫模式在 HCC 样本中的分布如图所示(图 8-7)。在 HCC 中,簇 1 和簇 2 并不常

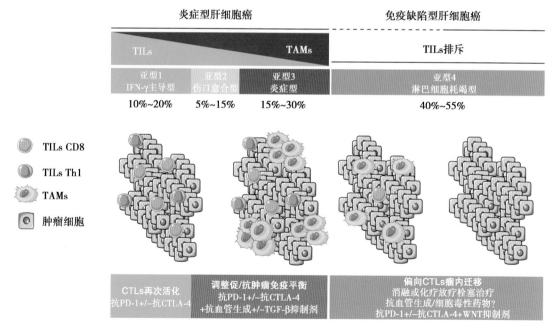

TILs:肿瘤浸润淋巴细胞;CD8:白细胞分化抗原8;Th1:辅助性T细胞1;TAMs:肿瘤相关巨噬细胞;CTLs:细胞毒性T淋巴细胞;TGF-β:转化生长因子β;PD-1:程序性细胞死亡受体-1;CTLA-4:细胞毒性T淋巴细胞相关蛋白4;IFN-γ:干扰素γ

图 8-7   未来 HCC 联合免疫开发策略——基于免疫学分型

见。簇 1 与血管生成基因的表达升高有关,支持在这些病人中使用血管生成抑制剂。与其他亚型相比,簇 3 与更好的生存率显著相关。簇 4 是最常见的,没有明显的有害预后影响。在 HCC 中,簇 5 和簇 6 的代表性较弱。有趣的是,预测的新抗原数量与 CD8$^+$T 细胞的数量呈正相关。高新抗原量在簇 2 和簇 3 中更为常见,与其他簇相比,CD8/Treg 比值更高。

三、HCC 免疫检查点抑制剂联合治疗进展及前景

HCC 免疫检查点抑制剂联合治疗是目前研究的前沿领域,目前已存在多种联用方案,免疫与局部治疗的联合,如放射治疗、手术、介入;免疫与系统治疗的联合,如全身化疗、靶向抗血管治疗;以及与其他免疫检查点抑制剂的联合。其中免疫联合分子靶向治疗是热点(图 8-8)。

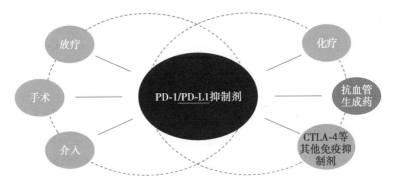

图 8-8　HCC 免疫检查点抑制剂联合治疗

(一) HCC 分子靶向药物+免疫检查点抑制剂的应用进展及前景

毋庸置疑,目前该领域是联合治疗最具前景,也是正在进行临床研究最多的领域。近几年,每年开展的研究数量都在迅速增加,相信未来会有更多的联合应用组合进入 HCC 治疗一线、二线领域(图 8-9)。

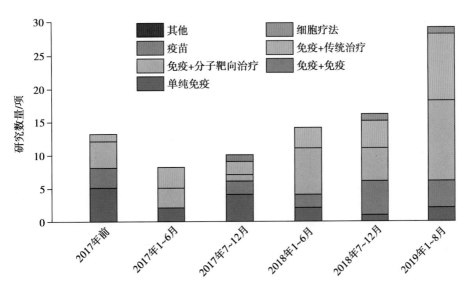

图 8-9　HCC 的免疫联合靶向临床研究数量

（二）HCC 分子靶向药物+免疫检查点抑制剂联合应用的分子机制

　　Shigeta K 等人使用 HCC 的原位移植模型或诱导鼠模型揭示了免疫靶向与分子靶向联合治疗的作用机制：在 HCC 中，双重 PD-1 和 VEGFR-2 阻断疗法，不仅可促进血管正常化，而且可增强抗肿瘤免疫应答。免疫与靶向联合的疗法重新编程了免疫微环境，通过增加 CD8⁺ 细胞毒性 T 细胞浸润和活化，改变肿瘤相关巨噬细胞的 M1/M2 比例，减少 HCC 组织中的 T 调节细胞（Treg）和 CCR2⁺ 单核细胞浸润来实现。在这些模型中，VEGFR-2 在肿瘤内皮细胞中选择性表达。研究发现：内皮细胞中 VEGFR-2 被阻断时，HCC 细胞以旁分泌方式诱导 PD-L1 表达，部分表达经干扰素 γ 表达诱导；VEGFR-2 阻断还会增加肿瘤浸润 CD4⁺ 细胞中的 PD-1 表达。

　　研究还发现，在抗 VEGFR-2 抗体的抗血管生成治疗中，加入抗 PD-1 治疗可使 CD4⁺ 细胞发挥促进正常血管形成的作用。双重抑制 PD-1 和 VEGFR-2 通路，延长生存时间达 1 倍。肿瘤微环境的细胞通过释放 VEGF，TGF-β 和前列腺素 E2（PGE2）等因子进入循环，发挥全身性的免疫抑制作用；细胞因子降低抗原递呈细胞引发 T 细胞的能力，从而降低效应 T 细胞的抗癌反应；增加骨髓来源抑制细胞（myeloid-derived suppressor cell，MDSC）和调节性 T（Treg）细胞（图 8-10~图 8-13）。

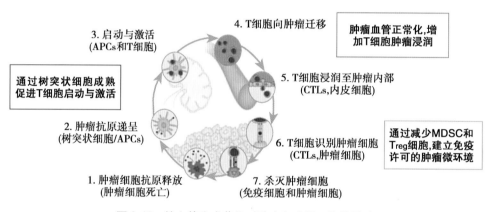

图 8-10　抗血管生成药物对肿瘤免疫微环境的影响

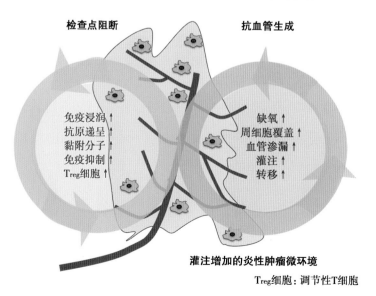

Treg细胞：调节性T细胞

图 8-11　免疫检查点抑制剂与抗血管生成联合肿瘤微环境重塑

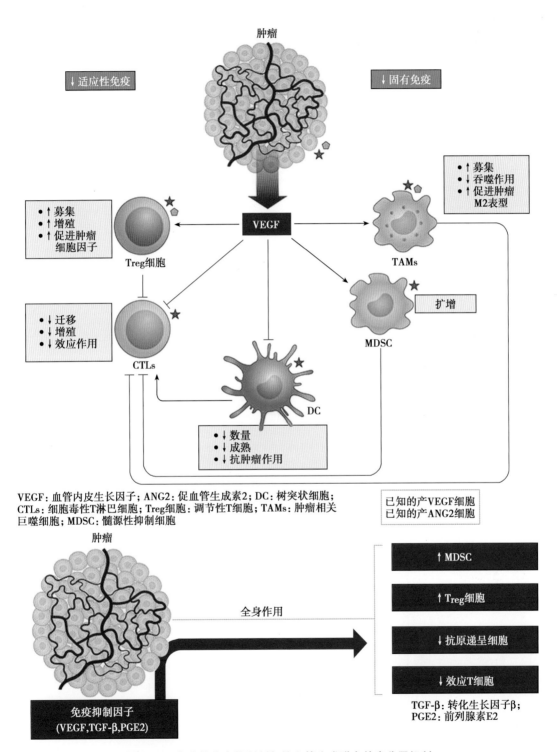

VEGF：血管内皮生长因子；ANG2：促血管生成素2；DC：树突状细胞；
CTLs：细胞毒性T淋巴细胞；Treg细胞：调节性T细胞；TAMs：肿瘤相关
巨噬细胞；MDSC：髓源性抑制细胞

已知的产VEGF细胞
已知的产ANG2细胞

TGF-β：转化生长因子β；
PGE2：前列腺素E2

图 8-12 免疫检查点抑制剂与抗血管生成联合效应分子机制

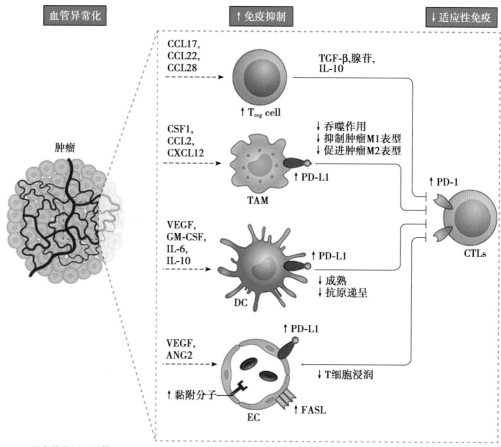

CCL：C-C基序趋化因子配体；CSF1：巨噬细胞集落刺激因子1；CXCL12：C-X-C基序趋化因子配体12；VEGF：血管内皮生长因子；GM-CSF：粒细胞-巨噬细胞集落刺激因子；IL：白介素；ANG2：促血管生成素2；DC：树突状细胞；CTLs：细胞毒性T淋巴细胞；EC：内皮细胞；TGF-β＝转化生长因子β；PD-1：程序性细胞死亡受体-1；PD-L1：程序性细胞死亡配体-1；Treg cell：调节性T细胞；TAM：肿瘤相关巨噬细胞；FASL：Fas抗原配体

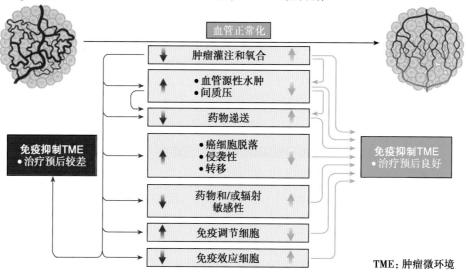

图8-13　血管异常化介导免疫抑制的微环境-血管正常化免疫抑制环境转变为免疫支持环境

作为小分子细胞因子,VEGF 释放可以引起肿瘤微环境的免疫抑制状态改变。VEGF-A 可以引起 MDSC 的扩增、调节性 T 细胞的增殖与分化,并且抑制树突状前体细胞的成熟,最终导致 NK 细胞和 T 细胞的功能下降。更多研究表明,免疫调节作用与分子靶向抗血管生成的药物的剂量有关,低剂量更能发挥其局部诱导激活的效应。

（三）HCC 分子靶向药物+免疫检查点抑制剂联合应用的模式探讨

不同的分子靶向抗血管生成药物作用机制不同,对免疫微环境的调节及分子机制也存在差别,如何采用合理的联合治疗模式仍有待进一步深入探讨（图 8-14）。免疫检查点抑制剂在联合小分子 TKI 需要关注:

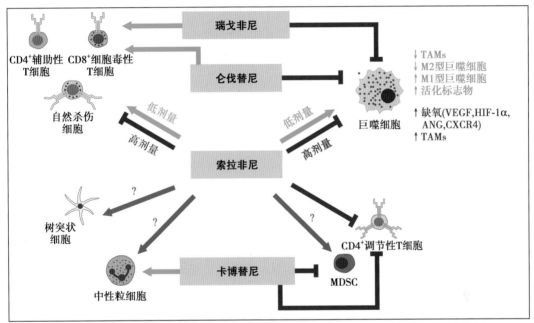

TAMs:肿瘤相关巨噬细胞;VEGF:血管内皮生长因子;ANG:促血管生成素;HIF:缺氧诱导因子;CXCR4:C-X-C 基序趋化因子受体4;MDSC:髓源性抑制细胞

图 8-14　不同分子靶向抗血管生成药物对免疫微环境分子调节机制

1. 靶向抑制通路不同,对免疫细胞效应不同。

2. 不同剂量对免疫细胞的效应不同,索拉非尼的作用可能是剂量依赖性的:较低的剂量更可能诱导血管正常化,减少缺氧并提高抗肿瘤免疫力（有益作用）。相比之下,更高的剂量可能反常地增强缺氧并促进免疫抑制（有害作用）。其他多激酶抑制剂（瑞戈非尼,仑伐替尼和卡博替尼）的剂量作用值得进一步研究。

3. 免疫检查点抑制剂如何采用序贯、间断、持续的联合模式。

4. 阐明 TKI 在免疫联合治疗中的作用,需要阐明 TKI 的抗 VEGFR 作用之外的免疫相关抗肿瘤机制,另外优化 TKI 的免疫有效剂量。

5. 其他关键免疫介质的分离鉴定对于更全面使用合理的联合治疗模式至关重要。

（四）HCC 分子靶向药物+免疫检查点抑制剂应用前景

在一些早期研究中,免疫治疗与抗血管生成治疗联合已经带来 ORR 的进一步提高。最近两年在此领域多项研究取得突破性结果,显示两者有机联合前景广阔。2018 年 7 月阿替利珠单抗与贝伐珠单抗联合用药被美国 FDA 授予突破性疗法认定,用于晚期或转移性 HCC

的初始治疗。其主要依据来自 GO30140 Ⅰb 期研究数据。研究比较了阿替利珠单抗联合贝伐珠单抗与阿替利珠单抗的疗效,证实联合疗法使得疾病恶化或死亡风险降低 45%($HR=$ 0.55,80%CI:0.40~0.74,$P=0.0108$)。2019 年 11 月发布的 IMbrave150 研究是一项全球随机多中心开放性Ⅲ期研究,在共同主要终点 OS 和 PFS 两方面都取得了阳性结果。结果证实阿替利珠单抗联合贝伐珠单抗与目前的标准治疗索拉非尼相比,显著改善了 OS 和 PFS。研究中确认的 ORR 达到了 27%。安全性方面,阿替利珠单抗+贝伐珠单抗联合给药安全性和耐受性良好。IMbrave150 研究的中国人群分析显示:阿替利珠单抗联合贝伐珠单抗的 mOS 和 mPFS 均优于索拉非尼组,与主要研究结果一致。IMbrave150 是第一个在 HCC 一线治疗中取得阳性结果,证实优于索拉非尼的Ⅲ期研究。在中国人群中,对比索拉非尼,阿替利珠单抗联合贝伐珠单抗治疗使得病人报告生活质量的恶化明显延迟,这些发现与全球人群中的发现一致。

2019 年 7 月,美国 FDA 授予帕博利珠单抗与仑伐替尼组合疗法突破性疗法认定(breakthrough therapy designation,BTD),用于一线治疗晚期不可切除的 HCC 病人。获批基于开放标签、单臂、Ⅰb 期仑伐替尼联合帕博利珠单抗治疗晚期 HCC 的临床试验 KEYNOTE-524 的研究结果。在 ESMO 会上新近更新的数据截至 2019 年 6 月 30 日,共囊括 67 例病人。两药联合后,独立影像评估中心根据 mRECIST 标准评估的 ORR 达到 46.3%,而 PFS 达到 9.7 个月,mOS 达到 20 个月。并且联合方案未出现不可预期的副作用,病人的严重副作用处于可控、可耐受的范围内。这项研究成为 HCC 治疗领域前所未有的突破性进展,展现了仑伐替尼联合帕博利珠单抗在 HCC 中优异的抗肿瘤疗效。仑伐替尼联合帕博利珠单抗对比仑伐替尼一线治疗晚期 HCC 病人的随机、双盲、多中心、Ⅲ期临床研究(LEAP-002)正在全球 102 个试验中心中开展,计划招募 750 名 HCC 病人。该试验旨在评价仑伐替尼联合帕博利珠单抗对比安慰剂联合仑伐替尼一线治疗晚期 HCC 病人的安全性和有效性。试验的主要研究终点为 OS 和 PFS,次要研究终点为 ORR、DOR、DCR、TTP 以及安全性,预计于 2022 年试验结束,结果值得期待。仑伐替尼联合帕博利珠单抗以及 TACE 对比 TACE 的Ⅲ期、多中心、随机双盲对照试验 LEAP-012 同样正在开展。该试验计划入组 950 例晚期无转移灶的不可切除 HCC 病人,结果同样值得期待。

卡瑞利珠单抗(SHR-1210)联合阿帕替尼治疗晚期 HCC、胃癌或胃食管结合部癌:一项开放标签的剂量递增和扩展研究在 16 例可评效的 HCC 病人中(4 例 125mg,11 例 250mg,1 例 500mg),ORR 和 DCR 分别为 50%(8/16)和 93.8%(15/16),62.5%(10/16)的病人治疗期间靶病灶缩小。在 250mg 剂量组,ORR 达 53.8%(7/13)。卡瑞利珠单抗联合阿帕替尼对比索拉非尼一线治疗晚期 HCC 是国内首个 PD-1 抑制剂的随机、对照、开放、国际多中心Ⅲ期临床试验,试验对象随机分为两组,一组使用卡瑞利珠单抗 200mg,Q2W +阿帕替尼,250mg/d,另一组使用索拉非尼 400mg/d。研究的主要终点是 OS 和 PFS。该研究已于 2019 年 4 月在上海正式启动,期待让更多 HCC 病人得到高质量生存获益的研究结果。

相信在该领域未来可能有更多临床研究结果将会发布,期待更多的"组合"给广大 HCC 病人带来更安全、更长的生存获益。

（五）HCC 免疫检查点抑制剂+免疫检查点抑制剂联合应用前景

目前也是免疫检查点抑制剂联合应用的热点领域之一。其中双免疫检查点联合(PD-1+ CTLA-4,CheckMate-040 研究):纳武利尤单抗(Nivo)+伊匹木单抗(IPI)联合用于 HCC 二线治疗,美国 FDA 授予 Opdivo 与 Yervoy 免疫组合疗法(简称"OY"组合)用于治疗既往已接受索拉非尼治疗的晚期 HCC 病人的突破性药物资格。此次补充生物制剂许可(sBLA)基于Ⅰ/Ⅱ期 CheckMate-040(NCT01658878)研究的 OY 队列结果。这是一项正在进行的开放标签、多队列研究,在先前未接受过索拉非尼治疗(索拉非尼初治)、对索拉非尼不耐受或在接受索拉非尼治疗期间病情进展、存在或不存在病毒性肝炎的晚期 HCC 病人中开展,探讨 NIVO 或基于 NIVO 的组合疗法的疗效和安全性。

NIVO+IPI 联合治疗既往接受过索拉非尼治疗的 HCC 病人可带来强力且持久的缓解,联合治疗的 ORR(各组 ORR>30%)均高于 NIVO 单药治疗(14%),无论基线 PD-L1 状态如何均有缓解。CheckMate-040 研究中 NIVO+IPI 治疗带来的持久肿瘤缓解和可控的安全性表明 NIVO+IPI 或许可作为接受过索拉非尼治疗的进展期 HCC 的一种新的治疗选择。基于 NIVO+IPI 良好的疗效与安全性,该联合治疗模式可在 HCC 病人中作进一步的探索。

四、HCC 局部+系统治疗模式及展望

虽然外科依然是 HCC 的首选治疗方法,由于大多数 HCC 病人存在基础肝病,HCC 起病隐匿,在早期没有显示出典型的症状或体征,在确诊时大多数已达中晚期,能获得手术的机会为 20%~30%。

HCC 降期转化治疗:即通过局部或者联合系统治疗等手段降低分期,将不可切除手术的中晚期 HCC 病人转化为可手术切除的早中期 HCC,或者通过相关治疗手段将姑息性切除转变为根治性切除。大量研究表明,降期成功标准为米兰标准,移植成功率为 55%~78%。并且超米兰标准成功降期至米兰标准内行肝移植的病人与在米兰标准内行肝移植的病人,在移植后 5 年生存及复发情况相当。有研究表明 HCC 病人,局部治疗后行二期切除 1 年生存率为 77.0%~91.4%,3 年生存率为 55.0%~77.1%,5 年生存率为 52.0%~69.6%。

随着介入技术、放射治疗技术的快速发展,目前常用的降期手段如 cTACE、DEB-TACE、HAIC、RFA、TARE、内放射治疗、外放射治疗等局部治疗的手段或联合应用等,通过减轻肿瘤负荷、降低分期,使超出肝移植或肝切除标准的病人重新获得肝移植或手术切除的机会。

已有较多研究表明,局部治疗导致的肿瘤坏死有利于增强联合肿瘤免疫治疗效果。释放肿瘤抗原并引发与损害相关的分子诱导免疫原性细胞死亡,从而促进抗肿瘤免疫。TACE 诱导的肝肿瘤细胞坏死增强了 AFP 特异 $CD4^+T$ 细胞的应答。一项纳入 21 例 HCC 病人的临床研究显示:TACE 后,AFP-特异 $CD4^+T$ 细胞含量增加且对 TACE 有临床应答的病人,AFP 特异 $CD4^+T$ 细胞含量都较高。研究表明 TACE 可明显提升肿瘤相关抗原(tumor-associated antigen,TAA)特异的 $CD8^+T$ 细胞的反应,TACE 与 CPI 的联合具有合理性:①减少肿瘤负荷;②CPI 将在高免疫原性的肿瘤微环境中发挥作用,增强肿瘤免疫治疗效果;③联合应用表明具有激活抗肿瘤免疫效应。RFA 增强 HCC 相关抗原特异性 T 细胞应答。有研究结果显示 62.3% 的病人检测到肿瘤相关抗原特异性 T 细胞增加,RFA 后观察 T 细胞表型的改变。近距离放射治疗联合免疫治疗减少 MDSC 细胞的局部聚集,改变免疫抑制微环境。

纳武利尤单抗单药与纳武利尤单抗+伊匹木单抗治疗可切除 HCC 病人的随机、开放标签的围手术期的Ⅱ期研究未发生新的有关免疫相关不良事件,6 例病人出现了≤3 级毒性反应(联合治疗约为 27%)手术切除安全,无延迟或并发症,病理完全缓解(pCR)达到 25%。

局部治疗前开始免疫治疗的研究探索,Tremelimumab 是一种 CTLA-4 抗体,这是一个介入联合免疫的可行性研究。于用药后第 36 周进行介入治疗。主要终点是联合治疗的可行

性。总 TTP 中值为 7.4 个月;6 个月 PFS 57.1%,12 个月 PFS 33.1%;mOS 12.3 个月;安全性良好,无剂量限制性毒性。纳武利尤单抗+DEB-TACE 治疗中期 HCC 的 II 期临床研究-NCT03143270 研究设计,2017 年 5 月启动,仍在入组招募中,有待结果进一步的公布。

可切除 HCC 联合免疫治疗预防术后复发的研究也在进行中,该研究是一项围手术期免疫联合手术切除的 II 期随机对照研究(NCT03222076),纳武利尤单抗联合伊匹木单抗术前用于可切除 HCC,入组 9 例病人已有 3 例获得 pCR,病理证实与肿瘤局部 CD8$^+$ T 细胞浸润显著相关。与分子靶向治疗相比,免疫治疗联合其他治疗方式不仅显著延长病人的总生存期,远期生存率也获益。帕博利珠单抗在早期 HCC 中的试验也有开展。例如,KEYNOTE-937 试验,是一项 III 期、双盲、平行对照试验,旨在评估 HCC 病人术后或射频消融后帕博利珠单抗辅助治疗的安全性和有效性,病人最长接受 1 年术后辅助治疗。该试验计划入组 950 例病人,目前正在病人入组当中(图 8-15)。

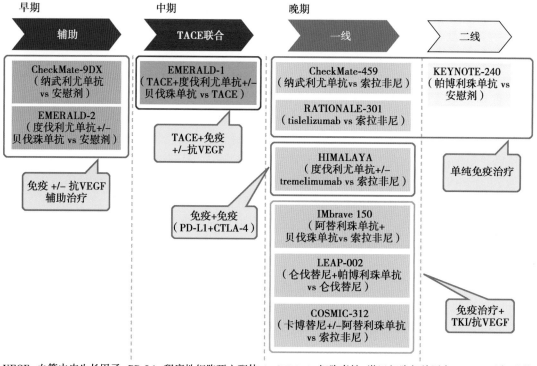

VEGF:血管内皮生长因子;PD-L1:程序性细胞死亡配体-1;CTLA-4:细胞毒性T淋巴细胞相关蛋白4;TKI:酪氨酸激酶抑制剂;TACE:经动脉化疗栓塞术

图 8-15 早中晚期 HCC 联合免疫治疗三期临床研究汇总

五、小结

随着分子靶向及免疫检查点抑制剂药物的快速发展,HCC 局部加系统治疗模式已逐步进入临床实践。深入进行 HCC 的多组学研究,确立 HCC 的不同分子分型、免疫表型,以实现个体化的精准诊断和治疗。Bio-marker 驱动的联合治疗临床研究,包括 PD-L1、TMB、MSI 和 TIL 等,积极探索疗效及安全性分子标志物,指导临床研究,从而制定个体化的整体治疗方案。创新优化以精准外科为核心的综合治疗新模式,快速提升我国 HCC 整体 5 年生存率,将从梦想转变成现实(图 8-16)。

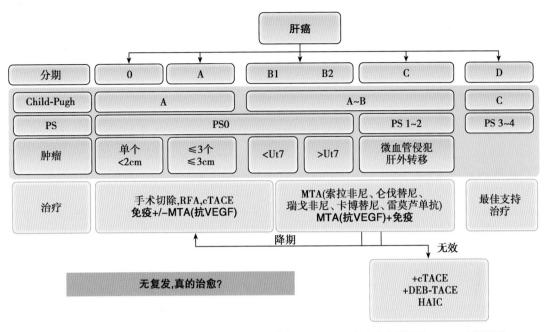

PS：体力活动状态；Ut：Up7标准；MTA：分子靶向药物；VEGF：血管内皮生长因子；RFA：射频消融；cTACE：常规经动脉化疗栓塞术；DEB-TACE：药物性洗脱微球-经动脉化疗栓塞术；HAIC：肝动脉置管持续化疗灌注

图 8-16　HCC 治疗未来蓝图

（董家鸿　张琳）

参考文献

［1］　NAULT J C，CHENG A L，SANGRO B，et al. Milestones in the pathogenesis and management of primary liver cancer［J］. J Hepatol，2020，72（2）：209-214.

［2］　CHENG A L，KANG Y K，LIN D Y，et al. Sunitinib versus sorafenib in advanced hepatocellular cancer：results of a randomized phase III trial［J］. J Clin Oncol，2013，31（32）：4067-4075.

［3］　JOHNSON P J，QIN S，PARK J W，et al. Brivanib versus sorafenib as first-line therapy in patients with unresectable，advanced hepatocellular carcinoma：results from the randomized phase III BRISK-FL study［J］. J Clin Oncol，2013，31（28）：3517-3524.

［4］　CAINAP C，QIN S，HUANG W T，et al. Linifanib versus Sorafenib in patients with advanced hepatocellular carcinoma：results of a randomized phase III trial［J］. J Clin Oncol，2015，33（2）：172-179.

［5］　ZHU A X，ROSMORDUC O，EVANS T R，et al. SEARCH：a phase III，randomized，double-blind，placebo-controlled trial of sorafenib plus erlotinib in patients with advanced hepatocellular carcinoma［J］. J Clin Oncol，2015，33（6）：559-566.

［6］　ABOU-ALFA G K，SHI Q，KNOX J J，et al. Assessment of treatment with sorafenib plus doxorubicin vs sorafenib alone in patients with advanced hepatocellular carcinoma：phase 3 calgb 80802 randomized clinical trial［J］. JAMA Oncol，2019，5（11）：1582-1588.

［7］　KUDO M. Proposal of primary endpoints for tace combination trials with systemic therapy：lessons learned from 5 negative trials and the positive tactics trial［J］. Liver Cancer，2018，7（3）：225-234.

［8］　KUDO M，FINN R S，QIN S，et al. Lenvatinib versus sorafenib in first-line treatment of patients with unresectable hepatocellular carcinoma：a randomised phase 3 non-inferiority trial［J］. Lancet，2018，391（10126）：

1163-1173.

［9］ DUFFY A G,ULAHANNAN S V,MAKOROVARUSHER O,et al. Tremelimumab in combination with ablation in patients with advanced hepatocellular carcinoma［J］. J Hepatol,2017,66(3):545-551.

［10］ KUDO M. Immuno-Oncology Therapy for Hepatocellular Carcinoma:Current Status and Ongoing Trials［J］. Liver Cancer,2019,8(4):221-238.

［11］ TADA T,KUMADA T,HIRAOKA A,et al. Safety and efficacy of lenvatinib in elderly patients with unresectable hepatocellular carcinoma:A multicenter analysis with propensity score matching［J］. Hepatol Res,2020,50(1):75-83.

［12］ HIRAOKA A,KUMADA T,KARIYAMA K,et al. Clinical features of lenvatinib for unresectable hepatocellular carcinoma in real-world conditions:Multicenter analysis［J］. Cancer Med,2019,8(1):137-146.

［13］ TSUCHIYA K,KUROSAKI M,KANEKO S,et al. A nationwide multicenter study in patients with unresectable hepatocellular carcinoma treated with lenvatinib in real world practice in Japan［J］. J Clin Oncol,2019,37(4_suppl):364-364.

［14］ CHEN S,CHAO Y,CHEN M,et al. Lenvatinib for the treatment of HCC:A single institute experience［J］. J Clin Oncol,2019,37(suppl):e15611.

［15］ KUDO M,UESHIMA K,CHAN S,et al. Lenvatinib as an initial treatment in patients with intermediate-stage hepatocellular carcinoma beyond up-to-seven criteria and Child-pugh a liver function:a proof-of-concept study［J］. Cancers(Basel),2019,11(8):1084.

［16］ ZHU A X,KANG Y K,YEN C J,et al. Ramucirumab after sorafenib in patients with advanced hepatocellular carcinoma and increased alpha-fetoprotein concentrations(REACH-2):a randomised,double-blind,placebo-controlled,phase 3 trial［J］. Lancet Oncol,2019,20(2):282-296.

［17］ JOSEP M L,CHIA-JUI Y,RICHARD S F,et al. Ramucirumab(RAM)for sorafenib intolerant patients with hepatocellular carcinoma(HCC)and elevated baseline alpha fetoprotein(AFP):Outcomes from two randomized phase 3 studies(REACH,REACH2)［J］. J Clin Oncol,37,15:4073.

［18］ QIU L,QIN S K,SHANZHI G,et al. Apatinib in Chinese patients with advanced hepatocellular carcinoma:A phase II randomized,open-label trial［J］. J Clin Oncol,2014,32(15_suppl):4019-4019.

［19］ SUN H C,ZHU X D,ZHOU J,et al. Effect of postoperative apatinib treatment after resection of hepatocellular carcinoma with portal vein invasion:a phase II study［J］. J Clin Oncol,2020,38:514.

［20］ BRUIX J,REIG M,MERLE P,et al. Alpha-fetoprotein(AFP)response in patients with unresectable hepatocellular carcinoma(HCC)in the phase 3 RESORCE trial［J］. Ann Oncol,2019,30(suppl_5):v253-v324.

［21］ DE MATTIA E,CECCHIN E,GUARDASCIONE M,et al. Pharmacogenetics of the systemic treatment in advanced hepatocellular carcinoma［J］. World J Gastroenterol,2019,25(29):3870-3896.

［22］ FAIVRE S,RIMASSA L,FINN R S. Molecular therapies for HCC:Looking outside the box［J］. Hepatol,2020,72(2):342-352.

［23］ LI D,SEDANO S,ALLEN R,et al. Current treatment landscape for advanced hepatocellular carcinoma:patient outcomes and the impact on quality of life［J］. Cancers,2019,11(6):841.

［24］ YAU T,PARK J W,FINN R S,et al. CheckMate 459:A randomized,multi-center phase 3 study of nivolumab(nivo)vs sorafenib(sor)as first-line(1l)treatment in patients(pts)with advanced hepatocellular carcinoma(aHCC)［J］. Ann Oncol,2019,30(suppl_5):v851-v934.

［25］ FINN R S,RYOO B Y,MERLE P,et al. Pembrolizumab as second-line therapy in patients with advanced hepatocellular carcinoma in keynote-240:a randomized,double-blind,phase iii trial［J］. J Clin Oncol,2020,38(3):193-202.

［26］ DENG L,LIANG H,BURNETTE B,et al. Irradiation and anti-PD-L1 treatment synergistically promote antitumor immunity in mice［J］. J Clin Invest,2014,124(2):687-695.

［27］ KUDO M,LIM H Y,CHENG A L,et al. Phase III study of pembrolizumab(pembro)versus best supportive care(BSC)for second-line therapy in advanced hepatocellular carcinoma(aHCC):KEYNOTE-240 Asian subgroup ［J］. J Clin Oncol,2020,38(4_suppl):526-526.

［28］ QIN S,REN Z,MENG Z,et al. Camrelizumab in patients with previously treated advanced hepatocellular carcinoma:a multicentre, open-label, parallel-group, randomised, phase 2 trial［J］. Lancet Oncol, 2020, 21 (4): 571-580.

［29］ WANG J,FEI K,JING H,et al. Durable blockade of PD-1 signaling links preclinical efficacy of sintilimab to its clinical benefit［J］. MABS,2019,11(8):1443-1451.

［30］ ANDREW X,RICHARD S,JULIEN E,et al. Pembrolizumab in patients with advanced hepatocellular carcinoma previously treated with sorafenib(KEYNOTE-224):a non-randomised,open-label phase 2 trial［J］. Lancet Oncol,2018,19(7):940-952.

［31］ TODD S. Nivolumab(nivo)in sorafenib(sor)-naive and-experienced pts with advanced hepatocellular carcinoma(HCC):Check Mate 040 study［J］. J Clin Oncol,32017,5(15_suppl):4013.

［32］ VILLANUEVA A. Hepatocellular Carcinoma［J］. N Engl J Med,2019,380(15):1450-1462.

［33］ SIA D,JIAO Y,MARTINEZ-QUETGLAS I,et al. Identification of an immune-specific class of hepatocellular carcinoma,based on molecular features［J］. Gastroenterology,2017,153(3):812-826.

［34］ JILKOVA Z M,ASPORD C,DECAENS T. Aspord and t. decaens,predictive factors for response to pd-1/pd-11 checkpoint inhibition in the field of hepatocellular carcinoma:current status and challenges［J］. Cancers,2019,11(10):1554.

［35］ NISHINO M,RAMAIYA N H,HATABU H,et al. Monitoring immune-checkpoint blockade:response evaluation and biomarker development［J］. Nat Rev Clin Oncol,2017,14(11):655-668.

［36］ LLOVET J M,MONTAL R,SIA D,et al. Molecular therapies and precision medicine for hepatocellular carcinoma［J］. Nat Rev Clin Oncol,2018,15(10):599-616.

［37］ WANG Q,GAO J,WU X. Pseudoprogression and hyperprogression after checkpoint blockade［J］. Int Immunopharmacol,2018,58:125-135.

［38］ WEINMANN H. Cancer immunotherapy:selected targets and small-molecule modulators［J］. Chem Med Chem,2016,11(5):450-466.

［39］ SASIKUMAR P,SHRIMALI R,ADURTHI S,et al. A novel peptide therapeutic targeting PD1 immune checkpoint with equipotent antagonism of both ligands and a potential for better management of immune-related adverse events［J］. J Immunother Cancer,2013,1(Suppl 1):24.

［40］ SHAVERDIAN N,LISBERG A E,BORNAZYAN K,et al. Previous radiotherapy and the clinical activity and toxicity of pembrolizumab in the treatment of non-small-cell lung cancer:a secondary analysis of the KEYNOTE-001 phase 1 trial［J］. Lancet Oncol,2017,18(7):895-903.

［41］ MOSLEHI J J,SALEM J E,SOSMAN J A,et al. Increased reporting of fatal immune checkpoint inhibitor-associated myocarditis［J］. The Lancet,2018,391(10124):933.

［42］ JOO-HO L,SOO Y O,JIN Y K,et al. Cancer immunotherapy for hepatocellular carcinoma［J］. Hepatoma Res,2018,4:51.

［43］ MIZUKOSHI E,YAMASHITA T,ARAI K,et al. Enhancement of tumor-associatedantigen-specific T cell responses by radiofrequency ablation of hepatocellular carcinoma［J］. Hepatology,2013,57(4):1448-1457.

［44］ HILMI M,NEUZILLET C,CALDERARO J,et al. Angiogenesis and immune checkpoint inhibitors as therapies for hepatocellular carcinoma:current knowledge and future research directions［J］. J Immunother Cancer,2019,7(1):1-13.

［45］ CHENG A,HSU C,CHAN S L,et al. Challenges of combination therapy with immune checkpoint inhibitors for hepatocellular carcinoma［J］. J Hepatol,2020,72(2):307-319.

[46] SHIGETA K, DATTA M, HATO T, et al. Dual programmed death receptor-1 and vascular endothelial growth factor receptor-2 blockade promotes vascular normalization and enhances antitumor immune responses in hepatocellular carcinoma[J]. Hepatology, 2020, 71(4): 1247-1261.

[47] MOTZER R J, POWLES T, ATKINS M B, et al. IMmotion151: a randomized phase iii study of atezolizumab plus bevacizumab vs sunitinib in untreated metastatic renal cell carcinoma(mRCC)[J]. J Clin Oncol, 36(6_suppl): 578.

[48] ANDREAS P, DOMINIK W, AXEL H, et al. Synergies of targeting tumor angiogenesis and immune checkpoints in non-small cell lung cancer and renal cell cancer: from basic concepts to clinical reality[J]. Int J Mol Sci, 2017, 18(11): 2291.

[49] FUKUMURA D, KLOEPPER J, AMOOZGAR A, et al. Enhancing cancer immunotherapy using antiangiogenics: opportunities and challenges[J]. Nat Rev Clin Oncol, 2018, 15(5): 325-340.

[50] CHEN D, MELLMAN I. Oncology meets immunology: the cancer-immunity cycle[J]. Immunity, 2013, 39(1): 1-10.

[51] LIN Y Y, TAN C T, CHEN C W, et al. Immunomodulatory effects of current targeted therapies on hepatocellular carcinoma: implication for the future of immunotherapy[J]. Semin Liver Dis, 2018, 38(4): 379.

[52] AYARU L, PEREIRA S P, ALISA A, et al. Unmasking of alpha-fetoprotein-specific CD4(+)T cell responses in hepatocellular carcinoma patients undergoing embolization[J]. J Immunol, 2007, 178(3): 1914-1922.

[53] XU J, ZHANG Y, JIA R, et al. Anti-PD-1 Antibody SHR-1210 Combined with Apatinib for Advanced Hepatocellular Carcinoma, Gastric, or Esophagogastric Junction Cancer: An Open-label, Dose Escalation and Expansion Study[J]. Clin Cancer Res, 2019, 25(2): 515-523.

[54] KASEB A O, VENCE L, BLANDO J, et al. Immunologic Correlates of Pathologic Complete Response to Preoperative Immunotherapy in Hepatocellular Carcinoma[J]. Cancer Immunol Res, 2019, 7(9): 1390-1395.

第三节　肝癌大数据全程管理的发展前景与展望

一、我国肝癌病例资源丰富,为肝癌大数据的发展奠定可靠基础

全球每年新发肝癌病例85.4万例,中国46.6万,约占全球的55%。肝癌是世界范围内男性第2位、女性第6位的癌症死因。无论在病因、流行病学特征、临床表现分期、分子生物学行为还是治疗策略上都具有高度异质性。我国原发性肝癌与欧美地区有所不同,在我国,发病率最高的当属江苏启东地区和广西扶绥,在国外,非洲撒哈拉以南和亚洲太平洋沿岸地区的发病率相对较高。发病年龄以40~49岁为主,男女发病比例为(2~5):1。病毒性肝炎感染和/或饮酒是主要发病因素,占70%~80%,并以HBV感染为主。肝胆疾病给我国带来了巨大的社会和经济压力,在未来一段时间内仍会持续增加。

随着大数据技术及人工智能(artificial Intelligence, AI)技术的发展,肝胆肿瘤诊疗领域的智能应用已具雏形,有望全面进入大数据时代。近来, *Nature*、*JAMA*、*Science* 等权威医学期刊连续刊登用AI解决医疗问题的文章,尤其是2019年1月 *Nature Medicine* 史无前例地同期刊登8篇论文,更是将大数据和人工智能在医学领域的运用推向了崭新的高度。可以预见,AI辅助医疗服务将成为未来医疗的一个有前景的解决方案。在肝脏肿瘤疾病诊疗领域,利用卷积神经网络等人工智能技术在病灶侦测、病变鉴别评估、肝脏分割及重建、弥漫性肝病评估与分型、诊疗规划与疗效预测方面发挥了较为积极的作用。如Konda等使用SVM学习

了肝癌病人超声影像的特征,构建的诊断模型对判别良性肝占位、肝癌、转移性肝癌的准确率分别达到 84.4%、87.7%、85.7%。

但在发展肝癌大数据方面,我们还存在着诸多不利因素。我国肝癌病人众多,却缺乏能够利用的有效数据,同时缺乏对临床诊疗情况的全面认识,在诊疗规范化、标准化、专业化方面都与国际水平存在一定差距。此外,肝癌临床分期的精确性和分型的可靠性将直接影响肝癌病人的近期疗效和远期生存。目前国内外有不同肝癌分期系统,均存在建模病例量较少、指标数目少等不同程度缺陷,而肝癌病人的预后难以依靠少数非标准化样本及几项参数来实现精准评估。只有建立充分考虑上述因素的多样化、标准化数据样本库及多模态指标,方可全面、精准地反映疾病全貌,从而对病情转归和病人生存进行定量评估,故制定兼顾多种类因素同时又具备较强操作性的肝癌智慧分型系统是当前肝癌诊治领域面临的紧迫使命。

二、我国原发性肝癌数据库的建设及应用情况

国外的医学数据库研究起步较早,已形成大量多中心数据库,如 ASCO CancerLinQ 已拥有超过 100 万份癌症病例,Flatiron Health 数据库拥有超过 150 万份癌症病人信息。因为这些数据库完全共享,故数据来源众多,数据量极大,无论是对于临床参考或者探索疾病的发展规律,都有着重要意义。健康医疗大数据已成为国家创新发展的战略性资源,愈来愈受到重视,国家层面连续出台了包括《进一步改善医疗服务行动计划(2018—2020 年)》《关于进一步推进以电子病历为核心的医疗机构信息化建设工作的通知》《国家健康医疗大数据标准、安全和服务管理办法(试行)》在内的系列重要政策。我国肝癌病人和肝病人群基数庞大,非常有利于发展肝癌大数据。迄今,从政府、学会机构、企业和专家学者层面,已建立了多种大数据平台,类型包括综合性、专科专病型和专题型等,有些以管理型为目的,有些以研究为目的,而内容则包含电子病历数据、组织样本、影像数据和基因数据库等,均在不同层面有力地推动了我国肝癌诊疗进程。

(一) 数据库建设

1. 医院质量检测系统(hospital quality monitoring system,HQMS) HQMS 数据上报系统是原卫生部医管司为开展医疗服务监管而发展起来的数据库,其在国内较早综合运用计算机与网络技术,对医院内所产生的医疗信息,尤其医疗质量指标进行上报审核。数据来源包括住院死亡指标、重返类指标、医院感染类指标、手术并发症类指标、病人安全类指标、医疗机构合理用药类指标、医院运行管理类指标。该系统早期的工作重点是自动对接病案首页数据,要求各中心自行实现数据自动获取,确保医院评审评价数据的真实性。HQMS 研究中心负责向全国三级医院开放数据对接功能和协助完成数据对接任务。该数据库独有的优点是自动、及时、完整、真实、持续、无人为干预地,完成数据对接工作,并将系统对接情况纳入三级医院考评指标。HQMS 于 2019 年已逐渐开始对相关文本、检验、检查信息进行整合,稳步推进数据库信息的完整性,进一步发展有可能作为病种数据库应用。但在数据库质量方面还存在早期各地数据对照不一致、数据缺失等问题;同时,虽然连接范围多达 2 000 多家三级医院,但尚未能实现乡-镇-县-地市级以上全覆盖的数据上报网络,数据代表性不足,限制了其广泛应用。

2. 中国原发性肝癌临床登记调查(CLCS) 该数据库聚焦于肝癌的真实世界研究。既往循证医学强调 RCT 研究,需要具备严格的入组、排除标准,样本量一般较小且研究结论难

于泛化应用。而开展基于大数据的原发性肝癌真实世界研究,能够更好地指导临床实践。CLCS 正是基于上述目的而建立的疾病全样本数据,包括人口信息、诊疗措施、疗效以及安全性等。49 家临床医学中心参与,已纳入 14 478 例原发性肝癌的病人,预计 2021 年将覆盖亚太地区 200 多家医院。中期分析显示,乙型病毒性肝炎感染是最常见的肝癌发病因素,而最常见的病理类型为肝细胞癌,病人入院时多为中晚期,手术治疗是肝癌诊疗中最常用的治疗方案,而 TACE 是最常见的联合治疗方式。研究提示,在当前肿瘤诊疗过程中,更加强调在综合治疗的基础上增加各个学科的引领,更好地加强学科间的整合以及跨学科间的沟通协作,积极争取更多的临床医生、专家学者积极参与,从而为病人提供最佳的全身治疗方案。

3. 原发性肝癌大数据(PLCBD)及国家肝癌样本库　PLCBD 大数据系统由中国人民解放军海军军医大学第三附属医院、福建医科大学孟超肝胆医院及 92 家肝病医联体单位构建,其数据来源包含了电子病历系统、医院信息系统、实验室信息管理系统、医学影像存档与通讯系统及样本库等肝癌临床数据。数据库初步纳入原发性肝癌病人 33 709 例,包含人口信息学、病史、诊断等 17 个子库,1 421 条维度。有治疗记录的病人 31 571 例,包括手术、局部治疗(射频消融、介入治疗、放射治疗等)、系统治疗(分子靶向治疗、化疗、中医药、免疫治疗)等。随访资料完备,最长随访时间 18 年。PLCBD 还为国家级赛事"大数据医疗—肝癌影像人工智能诊断"赛题提供 1.1 万例肝癌影像模拟数据。肝癌样本库则由国家肝癌科学中心、中国人民解放军海军军医大学第三附属医院、南方医科大南方医院和贝瑞基因成员企业共同发起,为全国多中心、前瞻性万人队列肝癌极早期预警标志物筛查项目,初步研究显示,在特异性 100% 的情况下,肝癌的检测灵敏度超过 97%,这一结果标志着肝癌早筛项目成功构建了基于第二代测序(NGS)的肝硬化、肝癌的分类模型,能够准确筛查出发生癌变的肝硬化病人,有望应用于肝癌早期筛查。

4. 复旦大学附属中山医院数据库　该肝癌基因临床研究数据库基于中山医院丰富的肝癌病例资源和大量公共数据的收集,使用单样本数据解析算法和统一的信息标化、数据存储来实现数据整合,目前数据库已积累了 3 500 多例肝癌病人和对照人群的表达层面公共数据。肝癌基因临床研究数据库目的在于更深层次地理解基因对于肝癌的发生、发展以及药物等其他信息之间的关系,从而在肝癌的早期干预和预防、个性化诊疗方面起着重要的推动作用。

5. 肝胆肿瘤多维 MDT 大数据平台　该大数据平台致力在国内打造出最有影响力的肝胆肿瘤治疗研究的协作体系,服务于肝胆肿瘤领域专家和管理者。MDT 大数据平台的决策知识库主要来源于临床指南和参考文献,而最大一部分的底层数据则来源于医院的数据库,包括了全国 35 家医院和 2 万多肝癌病人的数据库,这也是平台的基石。利用该肝胆肿瘤整合数据库中的病人临床数据、16S 测序数据、胆汁酸和炎性因子数据,已有肝内胆管细胞癌肿瘤标志物的高质量研究成果发表在 *Hepatology*,为进一步研究 ICC 致病机制及寻找有效治疗靶点提供了新的思路,极大地提高 ICC 的临床诊断效率。该大数据平台包括临床辅助决策系统和 MDT 会诊平台,能让大医院医生 80% 的诊治水平和能力体现到基层医院医生身上,亦可帮助建设新药临床试验基地,改进新药临床试验模式,缩短新药研发周期。

6. 零氪科技肿瘤数据库　该大数据平台已建立覆盖肺癌、胃癌、肝癌、乳腺癌等 50 余种真实世界肿瘤数据库,并对临床病历进行标准化和结构化,从标准度、互联度、更新度、丰富度等维度定义了高质量数据,变革了传统电子数据采集系统(EDC)病历的处理方式,建立了

Hubble 智能随访系统,对 40 万肿瘤病人开展全流程管理。于 2016 年发布了"中国首例肿瘤患者就诊迁徙图",使国人第一次在中国地图上俯瞰几十万肿瘤病人的就诊迁徙路线。广州医科大学附属第一医院和福州大学均有基于该系统的大数据合作研究,分别获得病历结构化分析和肝胆脏器病灶识别技术的 ASCO Merit 大奖和 2019 数字中国创新大赛中分领域冠军。未来发展重点在于单病种诊疗全流程覆盖,包括早筛、辅诊、治疗和方案推荐、疗效评估、风险预测、预后分析和病人随访等全程管理。

7. 湖北省肝胆胰恶性肿瘤数据中心　由华中科技大学同济医学院附属同济医院陈孝平教授于 2017 年发起建立,形成覆盖全省 6 000 多万人口以及周边相关省份肝胆胰恶性肿瘤样本库,肝胆胰恶性肿瘤省内就医有望实现信息共享和互认。大数据中心以同济医院肝脏外科中心为主体,将对接全省 200 多家县级以上医疗机构,收集各医疗机构肝胆胰恶性肿瘤病人相关数据。医疗机构可利用互联互通的大数据信息平台,信息共享和互认,提供电子病历、健康档案、远程医疗等健康服务,提升了湖北省肝胆胰外科的整体诊疗水平。在此基础上,又于 2018 年 5 月 25 日成立中国肝胆胰专科联盟,并全力推进肝胆胰疾病医疗信息化建设,旨在为了实现肝胆胰肿瘤医疗健康数据资源的互联互通。未来将在肝胆胰医疗领域内规范行业标准,通过传递国内外新进展、新动态,实现信息互通互联;促进资源共享与合理配置,建立全国的肝胆胰疾病大数据中心,提高我国肝胆胰专业科学研究的整体水平。

8. 人类数字肝脏数据库　人类数字肝脏数据库是由青岛大学附属医院与复旦大学附属儿科医院、中国医科大学附属盛京医院、浙江大学儿童医院、首都儿科研究所、上海交通大学附属新华医院、华中科技大学同济医学院附属同济医院等全国 16 余家医院合作,联袂打造的全球首个以及最大的人类数字肝脏数据库开放平台。数据平台收集各合作医院 1 260 例各年龄段人类正常肝脏的增强 CT 原始 DICOM 文件,导入由青岛大学附属医院董蒨教授与海信集团合作研发的计算机辅助手术系统(Hisense CAS)进行三维重建,得到数字化肝脏模型。该平台对不同年龄组大数据量的人类正常肝脏及主要肝胆胰疾病的数字模型进行三维展示,结合肝脏数据的案例详情和标注,以全方位角度静态数字肝脏图片及模拟动画的方式将数字肝脏清晰完整地在数据库开放平台中体现。人类数字肝脏数据库已初步满足数字肝脏数据的开放需求,面向医生、医学生、普通互联网用户免费开放,未来将逐渐发展成医学影像数据开放平台。

9. 卫健委肝胆标准数据库　2019 年 12 月,我国首个系统性疾病标准化大数据库建设项目正式启动。北京清华长庚医院牵头承担了国家卫健委肝胆标准数据库建设任务,将建设胆管癌、肝癌等主要肝胆病种的临床影像数据库,并开展基于电子病历的肝癌智慧分型及基于多模态影像组学的肝段结构、功能和病理特征研究。已拥有 51 家大型三甲中心的建设成员单位,依托清华大学精准医学研究院建设的临床大数据中心,旨在搭建我国目前规模最大、最具代表性的肝胆疾病标准数据共享平台。该项目建设将强化基础性平台和核心技术攻关,着力建立健全健康医疗大数据质量标准、开放共享、数据安全保障法规制度体系,用大数据驱动精准医疗、药物研发和人工智能医疗器械的研发和评价,用大数据推动智慧医疗、数字医疗、医保支付、商业保险等领域的革新发展。

（二）肝癌大数据建设和应用中存在的问题

虽然肝癌大数据显示出诱人的前景,但发展相对缓慢,在实现健康医疗数据互联互通和科研应用场景落地中,尚存很多瓶颈问题有待突破。

1. 数据库开发模式和研究支持模式层面　目前国内各家肝癌数据库多为单独开发,相对独立,缺乏诸如美国监测、流行病学和结果数据库等国家级数据库。此外数据库建库数据建设过程缺乏透明度,数据多采用手抄笔录,缺乏溯源性和可信性。因此建设全国层面、泛代表性、诊疗全流程、生命全周期的原发性肝癌大数据显得尤为迫切。

对于相关研究的应用支持层面,学术界和产业界均有迫切需求并拥有庞大的市场,包含了大量的药物临床试验,也包括了由研究者发起的临床研究,还有大量医工 AI 产品的器械注册研究。无论何种类型,均需要完成病例报告表(case report form,CRF),内容包括入组筛选、合格标准、排除标准、定期随访和结局信息等。CRF 需要严格填写、长期保存并可按需溯源。目前该项工作大多由相关专业人员团队负责,工作模式基本上由人工录入,执行 double check 程序,并定期录入随访数据。此种模式存在效率相对低下,“源”数据不足,人工错误明显等不足,与高质量临床研究的要求和医疗信息化程度存在差距。

2. 数据标准与数据共享层面　我国电子病历格式尚未实现专病、专科规范在全国层面的统一,因而造成病历量大、数据非结构化、业内无统一标准、随访困难等问题,导致其价值挖掘与应用不充分,目前只有少量数据应用于临床研究。不同地区、不同中心,甚至同一中心不同部门一样可能存在信息不兼容、数据无法融合的问题。此外,中国地域辽阔,各地的语言习惯和思维特性不同造成了病历描述上的非标准化,无法实现临床数据“拿来即用”。

数据共享技术层面尚无健康医疗数据专网和传输加密技术,对于数据安全管理及共享互联造成较大困难。此外,尚需探索数据平台的高效运行与数据按需授权的共享机制。如果能够建成肝癌电子病历的国家规范及国家标准数据集,既能够提供统一质量标准的临床数据,又能为肝癌 AI 产品研发提供统一的检测依据,将有望打破目前大数据和人工智能发展的困局。

3. 信息规范与数据隐私层面　国内外民众和监管机构对于数据隐私非常重视。如谷歌的“夜莺计划”,在没有病人知情的情况下收集了数百万美国人健康数据,虽无数据滥用,依然引起舆论哗然,问题的焦点在于病人隐私是否得到保护。医疗信息安全在各家医院均为“一号首长”工程而被高度重视,但因缺乏国家层面和权威部门对于“脱隐私、去标识”的规范和医学数据伦理的规范,以致对于“互联互通”,不但“不敢”而且“不能”。因此在法律法规建设方面,我们还需要建立肝癌大数据的相应使用标准和安全边界,解决医疗大数据使用过程中的“不敢”,应用加密专有通道和智能化手段,解决安全使用上的“不能”,进而完成健康医疗数据安全获取和应用效率上的革命性提升。

三、肝癌大数据与肝癌诊疗全程管理互为促进

近年来,我国肝癌在外科手术、分子靶向治疗、免疫治疗等方面都取得了飞速进步,在新版《原发性肝癌诊疗规范(2019 年版)》里还纳入了许多新进展,包括早期诊断新技术、中医药治疗对于减少复发和延长生存的支持。由于肝癌病人总体生存时间越来越长,晚期病人亦从早期七八个月到现在已可延长存活到 20 个月以上。伴随着上述治疗手段的增多、综合疗效的提高和生存时间的延长,肝癌的全程管理问题就显得愈发重要,这在《原发性肝癌诊疗规范(2019 年版)》中亦得到强调。健康医疗大数据在对影响病人健康的各个维度,包括高危人群监测和筛查、早诊早治、康复指导等“全程式、全链条”的肝癌供给侧医疗服务体系中,均能发挥重要作用。全程管理模式的概念最早于 20 世纪 80 年代末期由美国提出,其强调自患病开始至康复全过程的关注和管理。生存的延长同时意味着对于肿瘤治疗方式和策略的转变,肿瘤治疗的目标已不仅仅局限于彻底消灭肿瘤,还要包括在减少不必要死亡和其

他并发症的前提下,尽可能提升病人的生活质量。

对于原发性肝癌病人而言,最为核心也要优先考虑的"全程"应该是指"全病程",即病人的整个诊疗过程。和其他肿瘤一样,肝癌也被认为是一种全身性疾病,越来越强调以外科手术为中心的多学科综合治疗。外科手术也包括术前评估、诊疗策略制定、治疗方式选择、手术技能、术中方案调整、术后管理、并发症防治和药物副作用控制、复发预防,甚至包括病人营养状态和精神状态调整等诸多管理细节。多学科诊疗模式使得肿瘤病人实现利益最大化的同时,也对诊疗肝癌的医生提出更高的要求,不仅要关注诊疗活动本身,还需关注病人生活质量、治疗相关的副作用等众多环节和大量医疗数据,因此高效的大数据管理对于全程管理策略的贯彻必不可少。

肝癌的全程管理还要求医疗服务提供方能够提供"无缝"和"连续"的健康服务。在肝癌防控领域,国内外均有很多具体的目标和要求,如世界卫生组织(WHO)提出到 2030 年消除肝炎危害的目标,它已成为全球肝病防治领域的"一号课题"。1992 年,我国将乙型肝炎病毒(HBV)疫苗纳入国家计划免疫管理,现 18 岁以下人群的 HBV 感染率已<1%,已取得显著进步。中国肝病防控形势对实现这一目标来说举足轻重,这就要求我们积极探索融医疗、康复、保健、预防于一体的全链条服务模式,而肝癌大数据在这一防控阶段将能发挥重要作用。当前,描述疾病特征及分型(包括临床特征、分子特征、全局特征)、阐述疾病生物学机制(表达网络、转录组、蛋白质组及基因组与药物代谢组)、筛选疾病及疾病亚型生物学标志物(多基因、多特征的生物标志物)均为医疗大数据的主要应用方向。

具体到肝癌治疗环节,尽管肝切除术是肝癌的首选方案,但由于切除术后早期复发率高,远期预后差,如今的肝癌治疗已全面步入了综合治疗时代,包括术前精准预测、外科精准手术、术后精准评估、内科精准分子靶向治疗等一系列手段,对改善病人的整体预后均有重要意义。开发应用临床决策支持系统也是大数据医疗的重要应用方向之一,例如通过大数据和人工智能技术将术后病理学特征能与术前影像学特征配准并融合,实现影像学精准预测,将对于指导肝癌的手术预案和精准诊治具有重要价值。对于首次诊断为不可切除的肝癌病人,强调延长生命的同时,兼顾生存质量、经济-身心-社会可承受能力和提高疗效三个维度来综合考量,应尽力为病人争取最佳的生存获益。进而通过多学科联合诊疗促进各亚专业的交叉碰撞,加速推动中晚期肝癌放射治疗、靶向及免疫药物综合治疗的发展,为中晚期肝癌病人赢得更多生存机会。肝癌一线分子靶向治疗药物有索拉非尼和仑伐替尼,二线分子靶向治疗药物有瑞戈非尼和卡博替尼,近年更有 TACE 联合索拉非尼、TACE 联合仑伐替尼使肝癌降级,转化为可切除肿瘤并成功行根治性手术的病例报道。肿瘤免疫治疗有望将处于免疫豁免状态的"冷肿瘤"转化成更敏感的"热肿瘤",也是目前肿瘤治疗领域最具颠覆潜力的新兴理念,有可能改变中、晚期肝癌病人的治疗结局。在上述 MDT 诊疗过程中,大数据医疗的精髓在于应用海量的医疗数据信息和医疗大数据平台分析每一位病人的数据特征,在不提高医疗成本的前提下,为病人提供最佳诊断意见和治疗标准。此外,大数据还将是理想的副作用监测工具,同时亦将能发挥较好的真实世界疗效评价作用。

全程管理还要求健康医疗服务的连续性不能中断。我们既往的关注点一直聚焦在"在院治疗",诊疗结束后并不太关心病人的流向。比如在 A 医院做的手术,有可能到 B 医院去复查,而在 C 医院发现复发后做了后续治疗,这种流动就医模式,意味着病人接受的是碎片化的健康服务,经常辗转于不同科室、专家、医疗机构,甚至是不同的疗法。有可能招致的是无谓重复的检查、治疗及医疗质量的下降,不利于病人病情的康复和连续监测。而介于历次就诊之间的"间隙"过程以及不同医院间的诊疗详情,对于常规的病历管理系统就显得捉襟见肘,而建立能够共享的标准化肝癌大数据平台就显得更为重要。

四、肝癌大数据发展前景与展望

肝癌大数据本身来源广泛,涉及临床诊断、治疗用药、疗效观察、影像采集参数及实验室检测数据,可达成千上万种众多领域的数据信息,极具复杂性和多样性。因此需要开发全国性健康医疗数据科研平台,实现全国肝胆垂直专科联盟多中心、多样性、多源化肝癌数据的采集、清洗、标注、管理和溯源,采用诸如医学自然语言识别、基于深度学习的多模态影像识别等先进技术,建立大规模医学术语库和肝癌基本知识库,结合语境与本体的电子病历非结构化文本信息理解,联合新型影像特征谱的识别和筛选,最终实现自由文本和多模态影像一体化的数据知识体系,进而通过新型多方安全互联及计算技术,建立大规模且具有国家代表性的原发性肝癌大数据共享平台,支撑我国原发性肝癌的预防、筛查早诊、规范诊疗、精准医疗、临床研究,这将是未来我们的主要发展方向。还需指出,肝癌大数据建设不是仅靠一个机构就可以完成,需要国家相关部委指导与支持,需要全国多中心的倾力合作,需要临床医学、预防医学、大数据、人工智能等跨领域、多学科专家协调配合,才能将我国肝癌大数据事业建设成为国际领先、医研企融合的健康科技创新平台,服务于原发性肝癌的全程管理,最终实现肝癌病人的最大化获益!

(冯晓彬　董家鸿)

参考文献

[1] SIEGEL R L,JEMAL A,WENDER R C,et al. An assessment of progress in cancer control[J]. CA Cancer J Clin,2018,68(5):329-339.

[2] TANAKA M,KATAYAMA F,KATO H,et al. Hepatitis B and C virus infection and hepatocellular carcinoma in China:a review of epidemiology and control measures[J]. J Epidemiol,201,21(6):401-416.

[3] LIU Z,WANG S,DONG D,et al. The applications of radiomics in precision diagnosis and treatment of oncology:opportunities and challenges[J]. Theranostics,2019,9(5):1303-1322.

[4] ZHOU M,WANG H,ZENG X,et al. Mortality,morbidity,and risk factors in China and its provinces,1990-2017:a systematic analysis for the Global Burden of Disease Study 2017[J]. Lancet,2019,396(10243):26.

[5] DOCHERTY A B,LONE N I. Exploiting big data for critical care research[J]. Curr Opin Crit Care,2015,21(5):467-472.

[6] YAU T,TANG V Y,YAO T J,et al. Development of Hong Kong Liver Cancer staging system with treatment stratification for patients with hepatocellular carcinoma[J]. Gastroenterology,2014,146(7):1691-700,e3.

[7] BRUIX J,REIG M,SHERMAN M. Sherman,Evidence-based diagnosis,staging,and treatment of patients with hepatocellular carcinoma[J]. Gastroenterology,2016,150(4):835-853.

[8] WANG L N,ZHANG Z. Mendelian randomization approach,used for causal inferences[J]. Zhonghua Liu Xing Bing Xue Za Zhi,2017,38(4):547-552.

[9] American Society of Clinical Oncology. The state of cancer care in America,2017:A report by the american society of clinical oncology[J]. J Oncol Pract,2017,13(4):e353-e394.

[10] TOWLE E L,BARR T R,SENESE J L. Senese,The national practice benchmark for oncology,2014 report on 2013 data[J]. J Oncol Pract,2014,10(6):385-406.

[11] 王垒,郭鹏飞,杨远,等. 原发性肝癌大数据建设初步探索[J]. 中华肝胆外科杂志,2019,25(9):

695-698.

[12] 陈凤秋,周骏群,刘逸敏,等.肝癌样本库的信息安全管理[J].中国数字医学,2015,10(3):86-88.

[13] JIA X,LU S,ZENG Z,et al. Characterization of gut microbiota,bile acid metabolism,and cytokines in intrahepatic cholangiocarcinoma[J]. Hepatology,2019,71(3):893-906.

[14] LIANG X,BI S,YANG W,et al. Epidemiological serosurvey of hepatitis B in China—declining HBV prevalence due to hepatitis B vaccination[J]. Vaccine,2009,27(47):6550-6557.

[15] 曾勇,廖明恒.从加速康复与多学科协作探讨肝癌的全程管理[J].中华消化外科杂志,2019,18(4):316-320.

[16] 姜晓峰.医疗大数据在临床医学中的应用现状[J].中华临床医师杂志(电子版),2018,12(8):427-431.

[17] 陆春吉,李军莲,郭进京,等.医疗人工智能与临床医学术语标准[J].医学信息学杂志,2018,39(5):8-11,24.

索　引